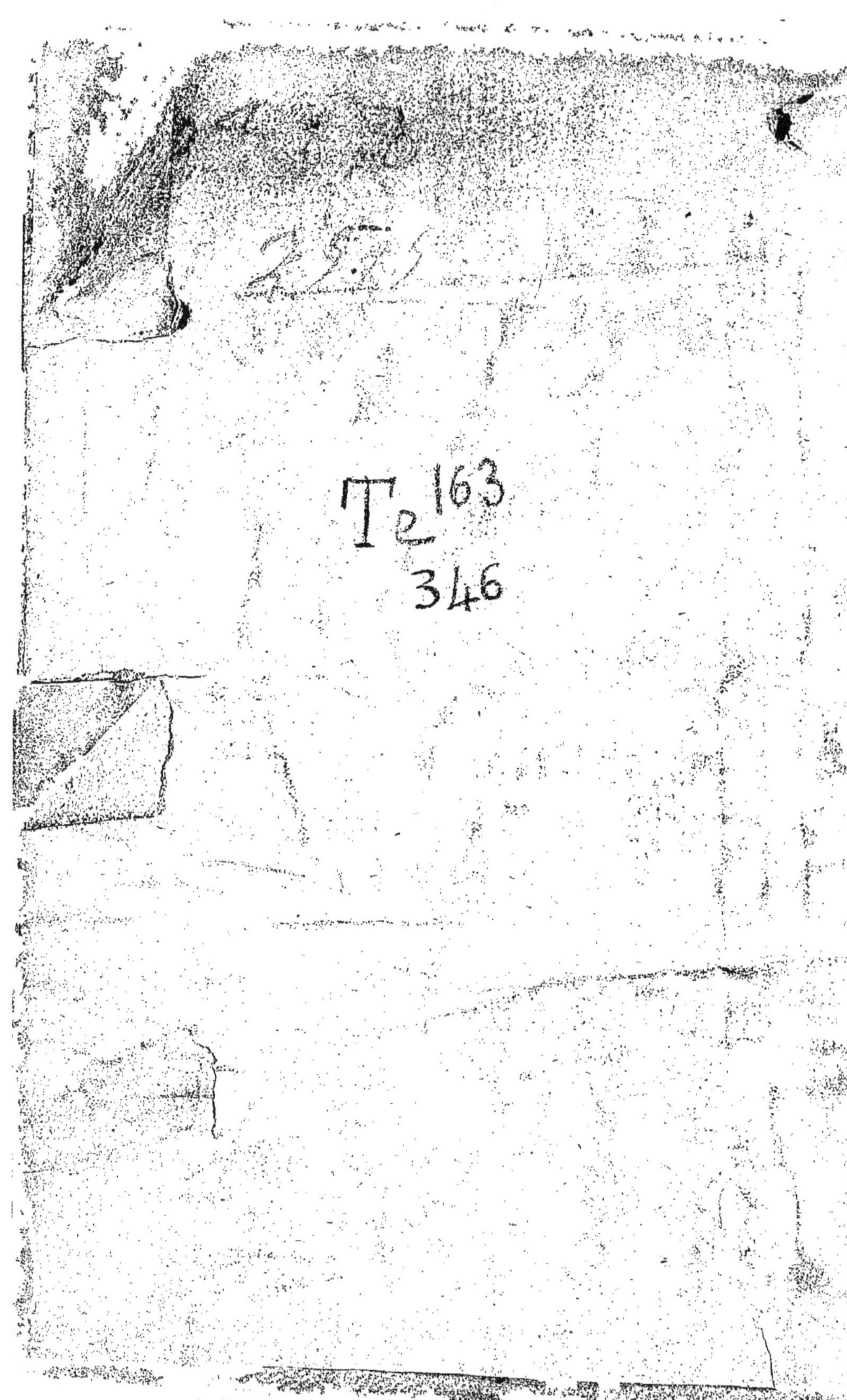

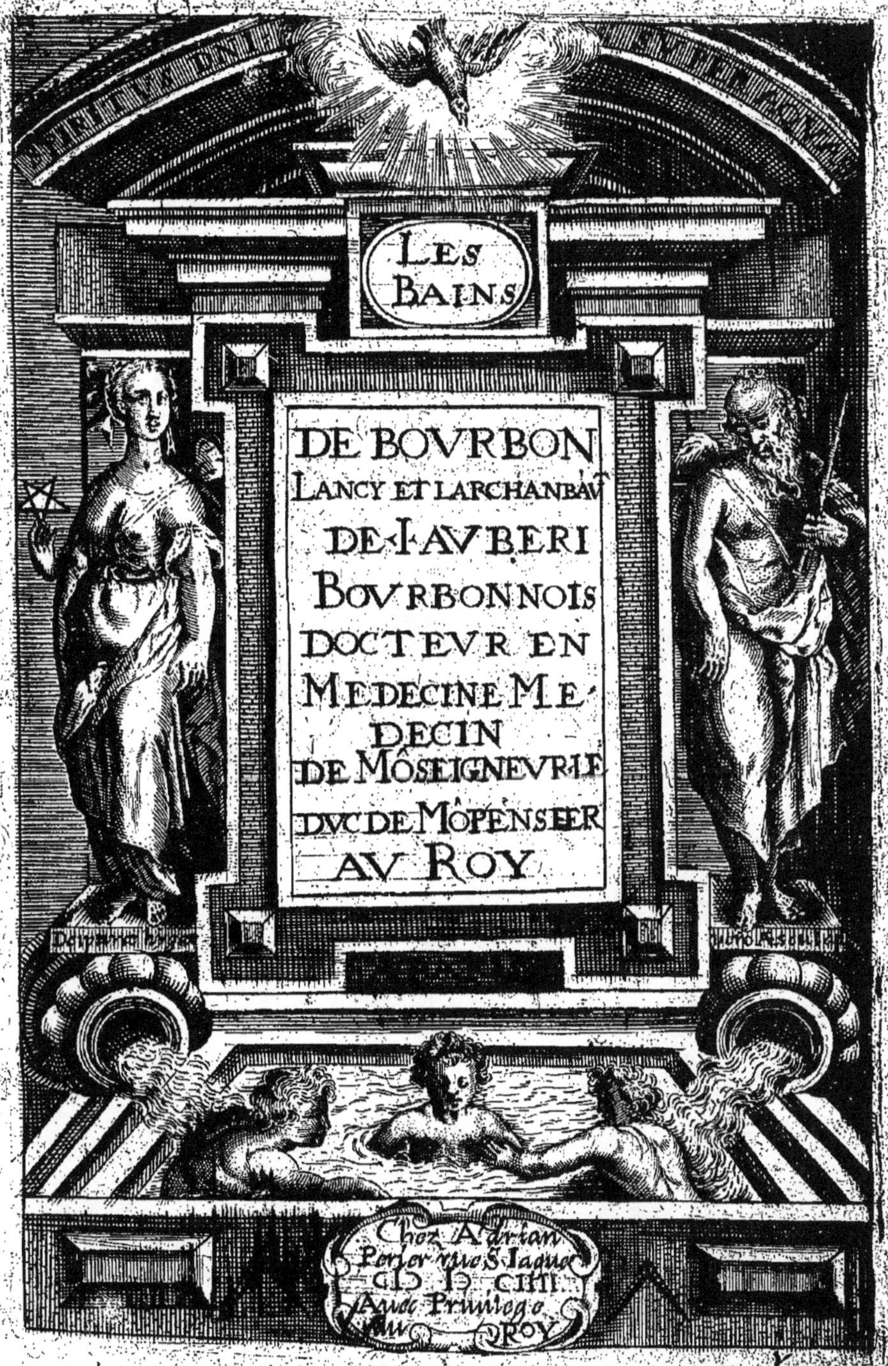
LES BAINS
DE BOVRBON
LANCY ET LARCHANBAV
DE I. AVBERI
BOVRBONNOIS
DOCTEVR EN
MEDECINE ME
DECIN
DE MÔSEIGNEVR LE
DVC DE MÔPENSIER
AV ROY
Chez Adrian
Perier rue S. Iaque
CIↃ IↃ CIIII
Avec Privilege
du ROY

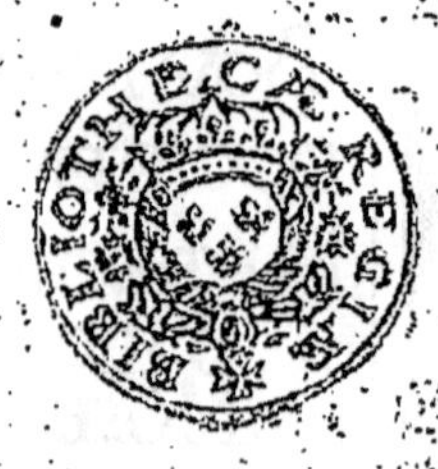
BIBLIOTHECA REGIA

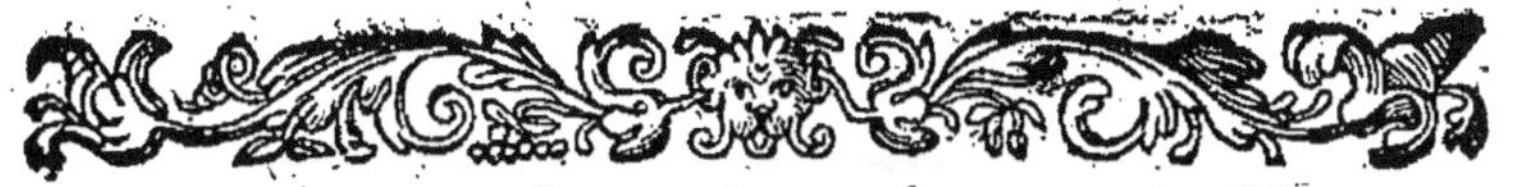

LES BAINS DE BOVRBON.

AVEC vn ample & fidele discours de l'excellence, & singularité des Eaux chaudes-minerales, de l'Antiquité, Structure merueilleuse, & Situation des Bains de Bourbon Lancy, & Larchambaud: leur compositiõ, Qualitez, & Facultez Naturelles, & Diuines. Le Nõbre & diuersité de leurs parties, les Cõditions, Preuoyãces, & moyens particuliers d'en vser aux maladies simples & composées, premierement en gros, selon l'adresse des indications de la Medecine, & puis en détal aux Maladies designées par vn Indice general, recognües pouuoir estre gueries par nos Bains: Ioinct la decision des Controuerses plus importantes pour l'vsage des Bains en certaines Maladies deplorées des autres Remedes.

DEDIE' AV ROY.

Extraict du Priuilege du Roy.

P*Ar grace & Priuilege du Roy, il est permis à Adrian Perier, marchand Libraire en l'Vniuersité de Paris, d'imprimer ou faire imprimer, & exposer en vente ce present Liure, intitulé*, Les Bains de Bourbon Lancy & Larchambaud, de Iean Aubery Bourbonnois, Docteur en medecine, &c. *Et deffences sont faites à tous Libraires, Imprimeurs & autres, d'imprimer ou faire imprimer, vendre ny distribuer lesdicts Liures, d'autre impression que celle dudict Perier, ou de son consentement, iusques à six ans finis & accomplis : sur peine de confiscation desdicts Liures & d'amende arbitraire, comme plus amplement est contenu & declaré par Lettres sur ce données: Faict à Paris, ce xxvj. Iuin, mil six cens quatre.*

Par le Roy en son Conseil.

Signé, GOGVIER.

AV ROY,

SIRE,

A QVI mieux dois-ie voüer ces Ruines qu'à vostre MAIESTÉ, à laquelle elles appartiennent par succession, & par droict de conqueste : le Ciel confirme en vous la sacrée suitte des Roys vos deuanciers, la conqueste de vostre Estat vous les acquiert, & vostre Nom Auguste recognu pour Genie tutellaire du BOVRBONNOIS, (ou gist le precieux depost des Cendres des Grands BOVRBONS) vous les approprie, auec le succez merueilleux de vostre Valeur qui seule a releué les mazures de ce Royaume Ruiné, pour en former la plus entiere & puissante Monarchie du monde. C'est donc en toute façon que ces Ruines des BAINS de BOVRBON vous doiuent estre offertes : l'orgueil de leurs masses entr'ouuertes par les Ans, leurs enrichissemens, fusils marbrez, & iaspez ont supporté la sappe & les secousses du Temps pour auoir cest honneur d'estre restablis par vous : digne ouurage des Cesars, qui dans leurs medailles qu'ils y ont laiſſées, reſpirent encore ceſte longue renommée, meſme l'eternité recherchée par l'Eſpée, & par leur liberalité: & puis que vous auez remis en ſon ancien hõneur la gloire des Armes, en faueur de ces Guerriers Romains, affermiſſez leur nom menacé d'eſtre enſeuely ſouz les prochaines Ruines de leurs ſtructures, ainſi Ceſar aſſeura ſes Statües en conſeruant celles de Pompée: c'eſt vne acte de pieté inimitable, par vn meſme bienfaict donner la vie aux morts en renouuellant leur memoire, viuifier les langueurs des malades, & maintenir les ſains. Oeuure qui peut donner autant de ſplendeur à voſtre MAIESTÉ, qu'elle a receu de gloire par les armes, vous faiſant par la poſterité reclamer Pere du Peuple, auſſi bien que Grand Conquerant & Victorieux, vous engageant le Ciel, par l'obligatiõ de la Terre, en laquelle Dieu vous vueille aduentager d'vne ſanté & durée de vie, qui ſoient eſgales à vos autres Merueilles.

DE V. MAIESTÉ,

Le tres-humble & tres-affectionné ſujet & ſeruiteur IEAN AVBERY, BOVRBONNOIS.

A MONSIEVR AVBERY MEDECIN DE MONSEIGNEVR le Duc de Monpensier, sur ses Bains de Bourbon.

SONNET.

Vand Aubery descrit auec tant d'ornement
La vertu de ces Eaux, & quelle est leur essence,
Ie pense que le Feu perdra sa preseance,
Et que l'Eau deuiendra le premier Element.

Ceux qui peignent en l'Eau trauaillent vainement,
Mais les Bains de Bourbon ont si grande puissance
Qu'Aubery dans leurs eaux depeint sa suffisance
Et l'eau peut affranchir son nom du monument.

Pauures Corps affligez par Sort ou par Nature.
Allez dedans ces Bains despoüiller vostre ordure,
Visitant Aubery pour vn plus grand repos,

Car si apres ces eaux comme apres le Deluge
Quelque mal serpentin restoit dedans vos os,
Cét Apollon François sera vostre refuge.

C. PIARD St. D'INFRAINVILLE.

AV MESME.

STANCES.

IMaginer, iuger, voir d'vn œil de Lyncée,
L'eau sortant du Bitume, & sa cource estancée
Des Gouffres ensouphrez boüillonnante de feux,
Recognoistre les sels, ce qui leur est contraire,
Qu'elle est leur difference, il n'appartient qu'à ceux
Qui cheris d'Æsculape ont Phœbus pour leur pere.

Les vers, les Mineraux, cét Art de Medecine
Que tu tiens d'Apollon (Ame belle, & diuine)
Esleuent tes Lauriers, animent ton renom,
Et recherchant ce feu qui dans ces Mines brusle,
On le verra bien tost eterniser ton Nom,
Et t'esleuer aux Cieux comme vn second Hercule.

L'Alum qui se dissout dans ces Eaux escumeuses,
Et le Souphre allumant ces flames onctueuses
Sont fournis par le soing des Nymples de ces Bains,
(Vestales de Nature) en ces lieux establies,
Afin qu'en conseruant ces braziers souterrains,
L'Homme peut reparer ses vertus affoiblies.

Aussi dans ces Lauoirs, toute Ame languissante,
Qui traine quelque temps sa despoüille impuissante
Peut rajeunir ses ans comme vn second Æson
Peut treuuer la santé aux foments de ceste onde,
Par moyens incognus aux yeux de la raison:
Mais estant inspirez du seul Esprit du monde.

Par Billard de Courgenay Bourbonnois.

AV MESME SONNET.

QVand de ce Medecin si bien venu par eau
I'oy bruire dans Paris la doctrine exaltée,
Ie croy voir d'Apollon la race transportée
D'Epidaure dans Romme encor dans vn bateau,
Aussi le peut-on dire Æsculape nouueau,
Sans crainte toutesfois que sa mort soit hastée,
Pour rendre par ses eaux icy ressuscitée,
La vie qu'il luy plaist qui sort e du tombeau.
Car la mesme vertu des eaux surnaturelles,
Par qui reuiure il fait maint Hypolite en elles,
Rend si verts ses lauriers Grecs, François, & Romains,
Dont contre le trespas, sa vie est maintenuë,
Que quoy que Iupiter tonne dedans la nue,
Il est inuulnerable aux foudres de ses mains.

LA VALLETT RYE.

AV MESME. SONNET.

TV te baignes aux Bains de la diuine essence
(Diuin Esprit) donnant des Remedes aux corps,
Animant par tes Bains les hommes demi-morts,
C'est aller au delà de l'humaine puissance.
Quel miracle en mourant de reprandre naissance,
C'est de nostre Nature accroistre les efforts,
Et tes doctes discours randent tes Bains si forts,
Qu'en touts maux nous pouuons esperer allegeance.
Ceux d'Encausse & Barege & Baigneres sont bons,
Que la Gascoigne voit, mais nos Bains des Bourbons,
Et de nom & d'effet emportent la Couronne.
On a veu leurs effects, en maint corps peu zelé
Au seruice du Roy, de qui le cœur gelé,
Ores pour son honneur, & sa gloire bouillonne.

E. BOVRNIER BOVRBONNOIS.

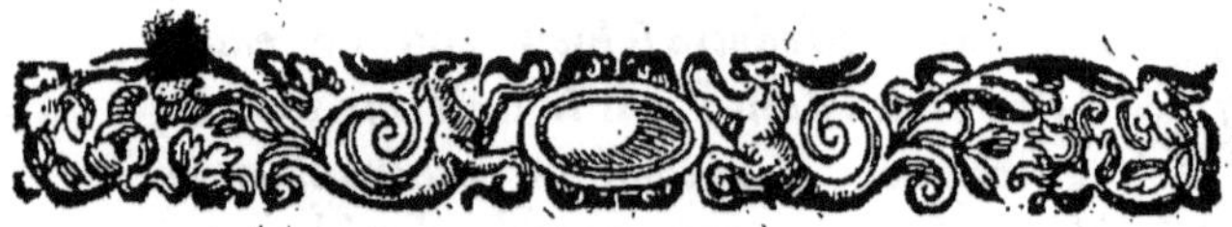

AV MESME

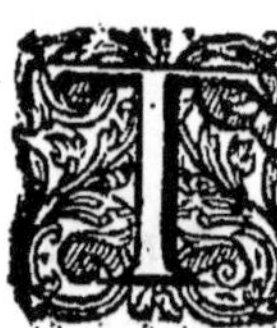

On Esprit, Aubéry, tous les hommes convie
De se croire obligez, plus à toy qu'à tes Bains:
Veu que c'est ton discours qui leur donne la vie,
Et leurs sources ne font que la rendre aux humains.

L'Esprit qui leur donna ces vertus nonpareilles
Preuoyant tes desseins fit ce riche proiect:
Et sçachant que ton liure auroit tant de merueilles
Voulut egalement en remplir le subiect.

De ces Bains merueilleux la viue pourtraicture
T'apporte plus de loz, que n'en a leur pouuoir:
Car les corps maladifs y prisent la Nature,
Mais les plus sains Esprits y prisent ton sçauoir.

Cest'Eau t'esleue au Ciel, plus viue que la flame,
Ie faux, ton vif discours l'eleue de ces lieux,
Et comme vn beau rayon du Soleil de ton Ame
Attire la vertu, de cest'eau iusqu'aux Cieux.

Et lors que sans ton Art on cherche sa puissance,
On voit que sa Nature au neant se resout:
Car n'ayant du pouuoir, que par ta cognoissance
Elle n'est que partie, & ton Esprit le Tout.

P. DAVITY.

AV MESME

STANCES.

AINSI (docte Aubery) Venus sortit de l'Onde
Pour auoir comme toy son rang parmy les Dieux:
Ainsi fait le Soleil le clair Astre du Monde,
Qui descẽd sous les Eaux pour mõter sur les Cieux.
Quelle route incognue aux humains veux tu prẽdre,
Dans ces Cachots brulants, & de souphre embrazez?
Si ce n'est toutesfois dans les Enfers descendre,
Pour aller comme Ænée aux vergers Elizez.
Aussi là. d'Esculape eus-tu la cognoissance
De pouruoir à nos maux par de si doux moyens,
Comme d'Anchise Ænée apprint quelle prudance
Il deuoit apporter aux dangers des Troyens.
Tu sceus que la Santé dans ces Bains establie,
Maintient si bien les Vieux qui sont pres du Tombeau,
Que de leurs Iours faillants la chaleur affoiblie
Comme au Soir le Soleil, se repare dans l'Eau.
Et que contre la Mort la Nature nous donne,
Pour secourir nos ans de maladie attaints,
Du secours dedans l'Eau, qui vraye Eau de Dodonne
Peut r'allumer nos iours, quãd ils sont presque étaints.
Tout de mesme apprins-tu que tant de Lits steriles,
Dedans ces tiedes Bains plus feconds deuenus,
Ne laissent les baizers de l'Hymen infertiles,
Monstrant qu'en l'Eau salée a peu naistre Venus.
De là tu sceus encor, que tant de Capitaines
Impuissants par la guerre, ou par vn autre effort,
Reprennent leur vigueur en ces Eaux souterraines,
Qui peurent autrefois randre Achille plus fort.
Mais outre tels secrets, randant inuiolable
Ton nom contre les Ans par vn secret nouueau,
Tu monstres en ce point, par vn effect semblable
Que Glauque s'est peu randre immortel dedans l'Eau.

DE LINGENDES.

AV LECTEVR.

LE vulgaire, qui rend toutes choses indifferentes & vniuerselles, incapable d'en discerner les particularités, presume que tout œuure se doit forger & puis polir l'espace de neuf ans: Ceste longue carriere de temps, ne peut estre denoncée que, ou pour l'vtilité publique, ou celle de l'Autheur: Si en faueur du public les ouurages partent plus elaborés à l'an neufuiesme, l'incommodité sera que long temps on sera priué de leur fruit, qui peut estre raui par in-ondation, embrazemẽt soudain, ou quelque autre surprise, ou que la mort preuenant ce delay, moissonnera auec la vie de l'Autteur ses escrits encore en herbe, & tombants apres entre des mains profanes tous tronqués comme Deiphobe dãs Virgile, tous difformes de cicatrices, ilz sortiront cõme du tõbeau, bref plustost ombres, que corps: Que si l'Auteur est viuant ie ne sçay quel bien peut venir au public de la suspension d'vn œuure licentié par son Genie plus iudicieux que indulgent: tout ce que l'Autheur peut attendre en cet attermoyennent, ce sont quelques discours qu'il a voulu tant limer & polir, qu'il ne leur reste apres que biẽ peu de corps, ou quelques sentences regrattees, tirees par le poil qui ne se peuuent rapporter au droit fil de la piece, qu'elle ne fasse de nouueaux plis & ne la rendent difforme. Pour moy ie tiens qu'vn œuure verifié & congedié par le iugement de l'Autheur, doit paroistre au iour, dés l'heure de son compliment, & ne point craindre de s'exposer aux diuers aduis des Lecteurs, affin que eclairé par tāt de lumieres il recognoisse mieux, quelles choses se iettent hors de leur vray & droit allignemēt, ce qui ētre-baille, pour vne autrefois le r'eddresser, & reioindre. Que l'on ne croye pas que ie vueille authoriser les Auortons, & preferer la vie d'vn Ephemere à celle d'vn Phenix, moins encore reietter le tēps necessaire pour la trampe & pour la pollissure: Mais ie veux dire qu'vn œuure voüé au biē public proiecté par methode, tracé par demonstrations auec cognoissance de la Nature, causes, & effets de la chose conçeue, deuoir estre eclos incontinant & s'emancipper de ceste Loy d'Horace, de peur que l'Autheur ne soit tenu aux interests, et à la souffrance d'vn delay infructueux, au preiudice du public, & d'vn grand desordre au train de sa methode, aux conditions toutesfois de souffrir les touches des Lecteurs, & les pointes de leurs obelisques, & ne rougir de remplir ses reprises, & reformer ses manquements, puisque cest le destin des belles Entreprises de se commancer auec danger, pour estre apres paracheuees auec plus de plaisir & de gloire. Je loüe le desseing d'Appelles, lequel si tost qu'il auoit ebauché vn tableau le presentoit aux passants & escoutoit par derriere les defauts que l'on luy reprochoit, pour apres la nuict suyuant y repasser le pinceau & mettre l'ouurage à sa perfection: I'ay pris le mesme conseil d'estaler *publiquement ce tableau des Bains de Bourbon, longtemps proietté dans mes notions, tracé par frequentes obseruations sur les lieux; ou i'ay appris (cõme dit Platon) la poterie sur le pot, & contribüé les experiances d'autruy auec celles, lesquelles l'espace de douze ans i'ay remarquees. Que si ie pouuois à nos Bains auoir autant de faueur comme i'ay bien l'oser semblable à celuy qu'eut Æsculape, pour r'animer le corps d'Hyppolite en recueillant ses membres disperses & les r'alliant à leurs corps, Ie pourrois esperer que nostre siecle admireroit ces Bains pour prodiges en leur structure, & leurs Eaux pour merueilles: Quoy qu'il en succede, ce desseing a semblé si agreable à mon Genie, si vtile aux malades, & si necessaire aux abus qui se commettent à nos Bains, que le desir que i'ay eu d'assister les vns, & reformer les autres, me la arraché des mains sous mes protestations de le reuoir, & me soumettre au cõtroolle public, puis que ie le voüe à la Sãté Publique: ie ne me suis obligé au goust de touts, Horace n'auoit que trois hõmes à sa table, & il luy faillut trois diuers mets: Il est des Appetits comme des Natures, & causes individuelles des maladies.* Aux sains toutes viandes sont propres & vtiles & les aliments des sains sont poizons aux malades. *C'est aux sais d'esprit & de iugement que i'appareille ce mets: Mon desseing a esté de me maintenir dans le style Didactique, ou tout est d'vne mesme assiette & semblable à soy. Mais au front des merueilles, lesquelles diuinemẽt par fois s'exercẽt en nos Eaux en la reueüe des bienfaits de nos Princes de Bour-*

Hyppocr,

bon, & aux singularités de mon Pays, estre tiede en affection resserré en style, & ne point m'eleuer à telles rēcōtres par vne zellee digressiō, i'ay mieux aymé fouruoyer en mon style, que d'estre ingrat, ou mal affectionné à des deuoirs si preignants, si souuerains, & si legitimes, Et la decence Critique ne peut en telles occasions mettre assés de plomb aux æsles de ma franchise: I'aduouë le secours de mes liures, à l'assēblage de ce bastimēt, & ne veux que l'on me reproche les depouilles des morts, moins la proprieté des viuans: on dit que les moissons des Muses se font par les mains des Graces, qui n'enuiēt point le proffit que l'on en peut glanner en passant, pourueu que celuy à qui le fonds apartient puisse auoir son droit entier, ce que ie fay par les nottes des Autheurs, qui sont ou Hebreux, Arabes, Grecs, Latins, ou François, les trois premiers pour estre moins familiers en ce siecle, sōt par moy fidellement traduicts en nostre langue, ie laisse le Latin auec sa grace & naifueté, lequel en gros ie interprette en la ligne de deuant, ou apres le passage Latin resté en son entier en la faueur des doctes, comme Corneille Celse, Vitruue, les deux Plines, Senecque, ce graue Cassiodore, Ammianus, Lampridius, Lucrece, Virgille, Horace Martial, & tels autres qui ne peuuent sans preiudice parler François, par vn si mauuais truchement que moy. L'aduentage que i'ay en cest œuure, c'est que ie me puis dire comme ce ieune Themistocle auec qui ie confesse n'auoir rien fait de notable parce que ie ne suis point enuié. Les grandes puissances, l'honneur, la gloyre estant les seuls tisons

Plutarque

qui allument ces flammes noires & clandestines, lesquelles ne s'eprennent qu'au Temple d'Ephese & autres grands ouurages: C'est pourquoy asseuré contre toutes ces embuches, & emporté du Zele de proffiter au public, & de l'amour de mon pays, pour manifester & exposer au iour les merueilles de ses eaus minerales.

Virgil. 2 Georg.

Ingredior SACROS ausus recludere FONTES.

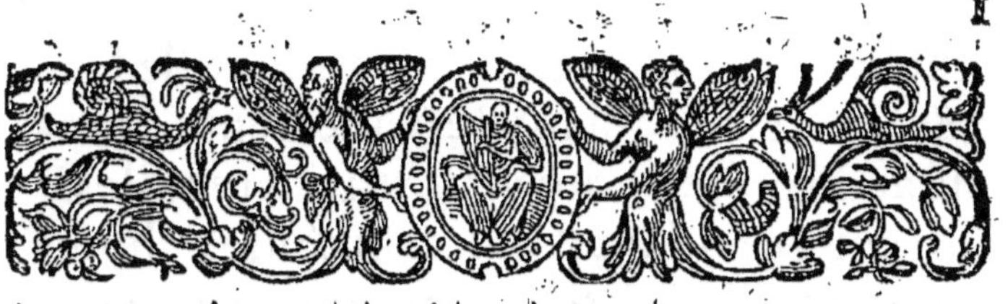

LES BAINS DE BOVRBON.

LIVRE PREMIER.

Qu'il y a des Eaux restauratrices, substituées au Fruict de Vie & au Nectar & Ambrosie des Payens, par lesquelles nostre vie est maintenuë en sa vigueur.

CHAPITRE I.

ENTRE tant de preseruatifs & Antidotes, dõt Dieu remplit les magazins de la Nature, pour estre detallés aux infirmités des hõmes, il n'en est point de si approchant en facultés de ce Fruict de Vie des Theologiens, & de l'Ambrosie & Nectar des Poëtes anciens, pour suppléer à la consommation de l'humeur radicale, & attermoyer la vieillesse, que certaines Eaux, soit en lauement exterieur du corps, soit en breuage.

Aspersisti Aquam, iam rediit animus. *Plaut. in truc.*

Ce qui a faict adorer l'Eau aux Ægyptiẽs, qui souloient par ceremonies voiler vne Cruche, laquelle ils tenoient en hyeroglifique de santé,& de vie. Ce qui mysterieusement fut reuelé au Prophete, qui vit sortir du temple ce Torrent, guerissant & animant toutes choses qui s'y lauoient, *& toute ame viuante, qui rampe & seiourne ou coule le torrent, viura, & les poissons foisonneront ou ces eaus s'arresteront: & toutes choses qui seront baignées de ce torrent serōt gueries & viuifiees, & le torrent sera bordé de tous costez de pommiers qui ne seront iamais effueillés, & leur fruit ne defaudra iamais, pour viande, & leurs fueilles pour la Medecine.*

Ezechiel ch. 47.

Le mesme mystere de la santé, & vie donnee aux Eaus pour les hommes, & comme elles sont enuironnes d'arbres de Vie, & voire la Vie mesme fut exposée à ce Diuin Aigle, pendant ces Angeliques Extases, banny de la terre par les Tyrans, pour estre faict en Pathmos citoyé du Ciel, il parle de ce fleuue d'Eau viue: *Et il m'a faict voir vn fleuue d'Eau viue, clair comme Crystal, qui procedoit du siege de Dieu & de l'Agneau, aux deux riues de ce fleuue croist le bois de Vie, portāt tous les mois du fruict, & ses fueilles sont pour la santé des peuples.* Aussi la bōté & santé de l'eau estoit l'vn des fruicts de la benediction du Createur. *Le Seigneur ton Dieu te fera posseder vne bonne terre, terre de ruisseaux, d'eaux & de fonteines parmy les chāps: de laquelle voire aux sommets des montaignes, coulent & iallissent des fleuues.* Au contraire voulant punir son peuple il le menassoit de luy oster les eaus.

Iean Apoc. ch. dernier.

Deuteron. 8.

Ainsi Dieu se nõme Fõteine d'Eau viue, pour honorer les Eaus, & les attester souueraines pour remedier aux infirmitez des hommes, desquels il se plaint, *Ils m'ont delaissé fonteine d'eau viue, pour se creuser des Cisternes, qui ne peuuent tenir l'eau.* Ieremie 8.

Ils ont desdaigné de puyser
Dans moy, la fonteine de vie, Psalm.
Pour des cysternes se creuser
Dessus les égouts de la pluye.

Inuitant les hommes à ces eaux tant singulieres, *tous qui estes alterez, venez aux eaux* Isaye 49. Ioan 4. par lesquelles il promet la vie, *qui boira de l'eau que ie luy verseray, de luy sortira vne fonteine d'eau viue jallissant en la vie eternelle,* voulant que les graces qu'il espãche sur ses fauoris s'appellassent fleuues, *sa benediction inondera comme vn fleuue.* Ecclesiast. 39. Et pour ne rendre ses parolles & promesses vaines, voyez les preuues qu'il en rend, séellant par les eaux les tesmoignages de sa toute-puissance, en guerissant & sanctifiant les creatures par les eaux du Iourdain, renouuellant en vigueur & teint d'Adolescẽce Naaman Syrien lepreux pour s'y estre sept fois laué. Elisee ch. 5. Ioan. 5. Ceste Piscine enrichie de cinq Porches, pour estre plus capable de receuoir l'affluance des pauures malades, aueugles, boiteux, arides, qui delaissez des autres humains secours, attendoient si longuement l'occasion pour s'y lauer, & apres estre gueris : & ce Nageoir de Syloé, par l'eau duquel nostre Sauueur illumina l'aueugle-né, luy pouuant par sa toute-puissance, & sans autre moyen que par l'Onction du diuin Collyre de sa saliue, donner la clairté: si voulut-il reseruer la perfection de sa guerison au lauement de l'eau de Syloé, *Va t'en, luy dit-il,* Jean. 9. *& te laue au nageoir de Syloé,* Il y alla, se laua, & reuint clair-voyant. L'antiquité infidelle à recogneu le restaurement, la guerison, & la vie que les eaux rendoient au corps humain,

Virg. Æneid.

Interea genitor Tyberini ad fluminis vndas
Vulnera siccabat lymphis corpusque lauabat.

Latone se plaint de ce que se voulãt rafraischir & delasser, on luy interdit les eaux.

Ouide met. 6

Quid prohibetis AQVAS, *vsus cõmunis aquarũ est*
Nec Solem proprium Natura, aut aëra fecit,
Nec TENVES VNDAS, *ad publica munera veni,*
Quæ tamẽ & dictis supplex peto, non ego, nostros
Hic RELEVARE ARTVS LASSATAQVE MEMBRA *parabam*
Sed releuare sitim:

Cassandre possedee de l'esprit prophetique, toute esperduë & defaillante, estoit sur le poinct de tomber en terre, sans l'aspersion d'eau froide, qui fut commandee par Agamemnon luy estre faicte, par laquelle aussi tost elle reuint a elle, & fut comme r'animee,

Senec. in Agamem. Act. 4.

Cur ista vates, corpus effusa, ac tremens
Dubia labat ceruice? famuli attollite
REFOVETE GELIDO LATICE. *Iã cepit diem*
Marcente visu, suscita sensus tuos.

Ainsi fut secouruë Laodamie pasmée sur

le riuage de la mer,

Lux quoq; tecũ abiit, tenebris exanguis obortis Ouid. epist. 13. a.
Et quod spectarem nil nisi pontus erat
Vix socer Iphiclus, vix me grãdæuus Acastus
Vix mater GELIDA *mœsta* REFECIT AQVA.

Outre ces aydes les anciens Hebreux par special epithete & effects de saincteté auoiẽt leurs eaux de vie, & par mystere en leurs sacrifices, leurs eaux de purification & expiation: *il commandera d'immoler l'vn des passereaux sur les eaux viuantes: Ils respandront des eaux viues sur eux*: & encores, *ces puys d'eaux viuantes qui couloient du Liban.* Les Payens les ont suiuis en ceste cerimonie, tant en leurs sacrifices exterieurs, que pour la netteté & pureté des ames, qualifiant tousiours de ce tiltre de vie, ou la fonteine, ou le fleuue dont ils se lauoyent, Leuit. 14. Nombre. 10 Cantic. 4. Virgil. 2. æn.

Tu genitor cape sacra manu patriósq; penates,
Me bello è tanto digressum, & cæde recenti,
Attrectare nefas donec me FLVMINE VIVO
Abluero.

His dea placanda est, hæc tu conuersus ad aras Ouid. 4 fast.
Dic quater & VIVO perlue RORE manus.

Ce qui esmeut ce pontife Romain de reprandre griefuement Sabinus, qui profanement & impudamment se disposoit d'immoler vn bœuf à Diane sans auparauant s'estre laué les mains, d'vn fleuue de vie, *Qu'est-ce ô incestueux que tu entreprens, de sacrifier à Diane, qu'au prealable tu ne sois laué d'vn fleuue viuãt?* On nous raporte que l'eau du fleuue Tit. Li.

Clitumne lauoit & blanchissoit les victimes qui se deuoiét offrir aux Idoles, qui les auoiét plus agreables par ceste blancheur.

Virg. 2. Georg.

Hinc albi Clitumne greges & maxima taurus
Victima, sæpe tuo perfusi FLVMIME SACRO,
ROMANOS *ad tẽpla Deûm duxere triũphos.*

Et outre ces attributs de restaurement, lauement, santé & vie aux eaux, le tout au proffit du corps humain, l'esprit reçoit encore par les eaux des qualitez meilleures, *La parole de Dieu est vne fontaine de Sapience, Il l'a abreué d'vne eau de Sapience salutaire*, Et de la en auãt lẽs Infidelles ont creu que ceux qui beuuoiẽt *l'Eau seulle estoient plus industrieux & inuentifs que les autres, qui vsoient du vin : lequel ils tenoiẽt troubler & obscurcir la sagesse:* mais si nous cõtinuons nos preuues de la santé des eaux froides, & que nous repassions par l'antiquité nous verrons clairement les maladies gueries par les eaux, le renouuellement de la vigueur & de la force, voire iusques au don d'immortalité conferé par les eaux froides, *en Edepse, loin des eaux cõmunes, apparut vn ruisseau d'eau froide, proche de la mer, duquel le breuuage profitit beaucoup aux malades, & au bruit de ces merueilles des personnes y accouroient des pays lointains, pour boire de ceste eau. Ce que obseruans les Capitaines d'Antigone pour mesnager les affaires du Prince, imposerent subsides sur ceux qui boiroient de ceste eau, de laquelle la source se perdit incontinent : loin de deux stades de la ville, il y a vne Fontaine d'eau tres-froide, ombragée d'vne*

Ecclesiast. 1. & 15.

Eubulus.

Æthen. l. 3. & Strabõ. l. 10.

Pausan. in Arcad.

grand Plane, laquelle guarit incontinant de la morsure & autres inconueniens du chien enragé: & par infinis autres merueilleux effects, que l'antiquité cognoissoit s'exercer par l'eau, pour perpetuer leur memoire, & durer dauantage, ils eslisoient leurs sepulchres pres des plus celebres fontaines qu'ils pouuoiét. *Au dessus d'Ismene tu verras vne fontaine sacrée à Mars, pres de laquelle est le tombeau du grand Caanth fils de l'Ocean,* & le mesme: *pres l'eau Oedipiene en Thebaide est le monument des os d'Hector fils de Priam & encore celuy d'Asphodice.* Cerimonie que les Latins ont declaré: *Pausan. in Bœot.*

Conueniant ad BVSTA *Nini lateantque sub vmbra*
Arboris, arbor ibi niueis pulcherrima pomis
Ardua morus erat GELIDO CONTERMINA FONTI. *Ouid. 4. Metam.*

Le restaurement des forces par l'eau commune, est prouué par le Cerf qui couru à force, renouuelle sa vigueur & dilaye les abbois s'y estant laué.

Le Cerf long temps pourchassé, *Psal. 41.*
Fuyant pantois & lassé
Sy fort les eaux ne desire.

De mesme l'homme par le moyen des eaux repréd sa vigueur, retarde la vieillesse, & si i'ose passer auec les anciens Poëtes s'immortalise, ce qui nous est declaré par la forme que teint Venus, pour rendre son Ænée immortel, le lauant dans le fleuue Numicius, pour y deposer les depouilles de sa mortalité, heritée

Ouid. 14. Metam.

d'Anchiſe.

Littus adit Laurēs vbi tectus arundine ſerpit
In freta flumineis vicina Numicius vndis.
Hunc iubet Æneæ quæcunque OBNOXIA MORTI
*A*BLVERE, *& tacito deferre ſub* ÆQVORA *curſu.*
Corniger exequitur Veneris mandata, ſuiſque
Quidquid in Ænea fuerat MORTALE REPVRGAT,
Et RESPERSIT *A*QVIS *, pars optima reſtitit illi.*

La meſme immortalité concedée par les eaux des fleuues & de la mer ſe faict voir à Glaucus qui parloit de ſon immortalité acquiſe par le lauement des Eaux à Circé.

Ouid. 13. Metam.

Ante tamen mortalis eram, ſed ſcilicet altis
Deditus æquoribus tantum exercebar in illis.

Et peu apres

Dij maris exceptum ſocio dignantur honore
Vtque mihi quæcunque ferant, MORTALIA *demant*
Oceanum Thetimque rogant, ego LVSTROR AB ILLIS,
Et purgante nephas nouies mihi carmine dicto
Pectora FLVMINIBVS *iubeor ſupponere cenum.*

Ce qui a faict croire à ces doctes Payens, les eaux eſtre le ſeiour de leurs Dieux, voire les fleuues & les fontaines eſtre des Dieux, ou Deeſſes qu'ils inuoquoiét en leur ſecours. Ces cognoiſſances, les portans à reclamer les fleuues & les fontaines à leurs secours.

Corniger Hesperidũ fluuius regnator aquarũ, Virg. 8. Æn.
Adsis ô tandẽ, & propius tua numina firmes:

Ce que auparauant ce myste Orphée auoit commãcé, en ces sacrez hymnes ou l'on voit l'Ocean pere de la santé, & de l'immortalité.

Autheur de paix & de repos, Orph. en l'Hym. de l'Ocean.
Remede aux douleurs plus chagrines.
Thresor des richesses Diuines.
---Et plus bas:
Entends pere heureux mes prieres,
Grand Dieu des ondes marinieres,
Lauoir, ou les Dieux se plongeants,
Comme en vn bain se vont purgeants.

Toutes ces preuues Chrestiennes ne peuuẽt estre dementies en la declaratiõ qu'elles font de la santé des eaux, du renouuellement & immortalité des corps humains par elles: Reste pour vn dernier tesmoignage prouuer, & conclure en mots expres, les eaux estre ordõnées pour restaurer, guerir, & soulager les hõmes, & vrayement semblables à l'ambrosie des Dieux.

C'est ce clair ruisseau transparant. Hesiode.
Vif surion æternel courant
Aux membres lassés delectable
Et a l'Ambrosie semblable.

LES BAINS CHAVDS DOVBLENT LES FACVLTEZ concedées aux Eaux froides, sont les plus doux, & asseurez Remedes frequentez de toutes les nations.

CHAPITRE II.

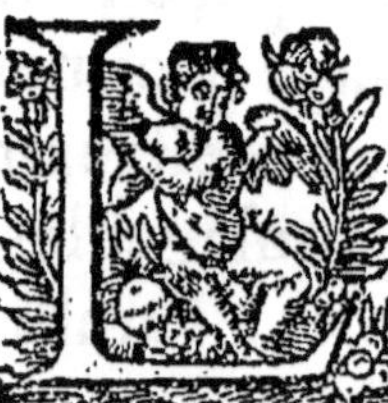

Es merueilles premises de plusieurs Eaux simples & froides, par la Theologie, & tastonnées par les anciens, parmy les tenebres du Paganisme, doiuẽt augmenter leur creance, & proprietez aux Bains chauds, par leur actuelle & viuifiante chaleur, & par l'assortissement de leur mixtiõ minerale, si la Philosophie denie l'action à la froideur, *& si la mort se definit par icelle*, comme la vie par la chaleur: & si les indiuidus sans accouplement sont steriles, & les efforts d'infinies choses sans effect, si elles ne sont melangées auec d'autres, ou cõme mouuans souuerains, ou comme aydes, nous deuons main-

Aristot.
Hyppocr.

tenir la vertu des Bains Naturels, nous estre plus proprement & confidammēt subrogée, au defaut de ce fruict vital, plustost que des Eaux froides, & simples, *Pleistonic Medecin celebre escrit que ceux qui veulent estre soigneux de leur santé, & viure long temps, doiuent prouoquer la sueur, humecter le corps, & le ramollir aux Bains:* Homere en maints endroicts de son Illiade parle de l'eau tiede, qui adoucissoit les douleurs, resoluoit les tumeurs, & estoit propre aux playes, lors qu'il dit que, Eurypile fomentoit ses playes d'eau tiede: il ne faut s'efforcer de rēdre ceste preuue plus forte, sur l'aduantage que les eaux chaudes ont sur les froides, lesquelles, toutes ne sont salutaires, *car pour la santé il importe beaucoup quelles sont les eaux, ou saines, ou mortelles:* ce qu'on ne peut douter des eaux chaudes, qui sont les vrays foments & les aydes de la vie. *Athenr. c. 2.* *Hippocr. l. de aër loc. aq.*

Fons Antenoreæ, vitam qui porrigis vrbi
Fataque vicinis noxia pellis aquis,
ARDENTIS fœcundus AQVÆ, quacunque cauernas
Perforat, offenso truditur igne latex.
Ille pater rerum qui secula diuidit astris,
Inter prima poli te quoque parte locat.
Et FRAGILEM *nostri miseratus* CORPORIS *vsum,*
TELLVRI MEDICAS *fundere iussit* OPES.
Claudian.

Ce que nous eclaircirons, par le fil de ce discours, diuisé en trois sections: En l'vne nous prouuerons les Bains estre les plus gratieux

& fidelles remedes que nous ayons, & comme à ce subiect, dés le berceau du monde, ils ont esté cõtinuez iusques à nous, ou anchrez comme en terre ferme, & de cognoissance, nous descrirons la situation & structure des Bains de Bourbon, auec vn rapport de leurs parties auec les Bains anciens: En la seconde nous ferons les recherches de l'origine de l'eau, des causes de sa chaleur, & de l'entretient d'icelle, de ses mineraux, & qualitez manifestes, occultes & diuines: La troisiesme, cognuë & approuuée par l'instruction & indice des autres, coulant sur l'vsage ancien des Bains Romains, entreprendra en detal chaque partie des Bains: reglera & conditionnera les formalitez & preuoyances que l'on doit auoir, & preuoir auãt, pendant, & apres l'vsage de chaque partie du Bain, & dressera en gros vn bref estat des maladies, qui reçoiuent guarison par les Bains, & par controuerses respondües, resoudra les plus communs & importans doubtes, que l'on a aux Bains sur quelques maladies, se cõformant aux causes indiuiduelles, & aux temps des maladies. L'Antiquité qui par feintes, & ombrages nous à faict toucher la verité, des choses que nous possedons par les bains, appelle communement l'Ocean Pere de toutes choses nõ à raison, de son eau froide & simple, mais pour estre salee, & aucunement tiede, & la proclame, le principe de toutes choses d'ou est procedé le Symbole du Mariage solemnisé par l'eau, & le feu, comme vn argumẽt de fœcondité, & duree de vie.

Ie appelle l'Ocean vn Pere.
Tousiours vif; & qui est tousiours
Ferme, & non pas suject au cours
Des saisons; ainsi que nous sommes:
La source des Dieux; & des hommes.

Orph. en L'himne de l'Ocean.

Que si nous tirõs le rideau de la fable pour verifier la chose, nous trouuerrõs aux bains, ceste fontaine de Iouuance, tant chantée par les anciens: & encore plus, le renouuellement du vieillard Æson par le bain chaud, que Medée luy prepara, & le laua apres.

Terquè senem FLAMMA, *ter* AQVA *ter* SVLPHVRE *lustrat.*

Ouid. vij. met.

Ce qu'ayant aussitost faict, dict le poëte,

----Barba comæque
Canitie posita nigrum rapuere colorem,
Pulsa fugit macies, abeũt pallorq; situsq;.
Adjectoq; cauæ supplentur corpore rugæ,
Membraq; luxuriant.

Que peut estre autre chose, ce feu sacré, gardé si religieusement des Vestales? & en Cartage aussi, par Didon.

Centùm aras posuit, vigilẽq; sacrauerat ignẽ
Excubias Diuum æternas----

Virg. 4. æneid.

Sinon par ceste garde soigneuse represen-ter l'æternité que le feu nous acquiert, ainsi le Phœnix se renouuelle en ieunesse par le feu, ainsi Hercule monte glorieux & immortel dans les Cieux apres s'estre deifié, dans le bucher Oethean, que Philoctete luy dressa &

alluma: ce que luy mesme il assure à sa Mere Alcmene, n'ayant peu trouuer autre remede a la langueur qui le consommoit, & autre voye pour paruenir à l'immortalité.

Senec trag. Herc. œth. Art. V.

Iam parce mater questibus, manes semel,
Vmbrasque vidi, quidquid in nobis tui
Mortale fuerat, ignis inuictus tulit,
Paterna cœlo pars data est, flammis tua.

Ainsi la deesse Ceres rendit son Triptoleme immortel couurant son corps de feu viuant.

Ouid. 4. fastor.

Inq; foco corpus pueri Viuente fauilla,
Obruit, humanum purget vt ignis onus.

Auguste estant vn iour arresté ches Pollió, qui auoit outrepassé les cent ans, luy demãda parquels moyens il s'estoit maintenu si longuement auec vne verdeur, & integrité de forces, & il luy respondit *de vin miellé dedans, & par debors de lauement & vnction d'Huyle* : toutte la ville de Bourbon Lancy deposera auec moy, qu'enuiron quatre ou cinq ans, vn ieune homme encore viuant, à l'aage de vingt cinq, detenu d'vne paralysie complette, vsant des bains de Bourbon, non seullement guerit sa paralysie, mais qui est estrange, le poil de la teste, & de la barbe qu'il portoit fort noir, deuint tout blanc vn temps, & en continuant les bains se remit en sa premiere couleur noire, telle qu'il porte encore pour le present. Les Hespaignols certifient qu'en vne Ile de l'Occident decouuerte de puis peu nommee Bonique, il se treuue des eaux tiedes, qui raieunissent les vieillarts: quelque temps y a qu'en trauaillãt en la reparation des bains de Monfaucon, qui sont aux extremes de l'Italie, pres le fleuue Timaue, fut trouué vne plaine de plomb, sur laquelle estoit escrit en vieil caractere, AQVA DEI & VITÆ, ce qui nous doit leuer l'estonnement du corps d'Achile qui estoit inuulnerable par la trampe de l'eau du Styx que les Poëtes disent estre chaud & bouillant.

Et pour l'occasion de sa chaleur, donner l'impassibilité des playes, & autres infirmites humaines, à ceux qui si trempoient, tenu entre les Dieux en grand respect, s'obligeants par le serment faict par son eau, d'entretenir leurs promesses ou d'estre deuestus de leur immortalité.

Adiuro Stygij caput implacabilè fontis. Virg. xij. Æn.

Ne timeas dabitur, Stygias iurauim[9] vndas. Ouid. 2. met.

Et bien que ce soient fables, si ont elles quelques fondemens & vestiges de la proprieté, & singularité des eaux chaudes & minerales, la douceur desquelles surpasse tout autre remede pour la facilité de leur vsage, & delice de leur action, *Illis à cautibus vnda descendens, & àereâ suâ qualitate succendit, & tactu fit habilis, cum recepta fuerit in lauacris, vnde non tantum deliciosa voluptas acquiritur, quantum blanda medicina confertur, scilicet sinè tormẽto cura, sine horrore remedia, sanitas impunita, balnea cõtra diuersos dolores, cor-* Cassiod. 11. Variar.

poris attributa, quæ ideo Aponum id est sine labore, græca lingua, beneficialis nominauit antiquitas, vt causam tanti remedij æger cognosceret, cum de tali nomine dubium non haberet. Les autres remedes sont particuliers, le Bain est vn anodyn vniuersel, adoucissant les tyrannies des Nephritiques, & Coliques sãs se pouuoir ennuyer de son seiour, veu que les anciens y souloient boire & manger (auec toutesfois, plus de volupté que de santé): en quoy auec les autres relations & proprietés, le Bain aproche de ce fruict de Vie delicieux au goust, & vtile au manger en grace, & pernicieux en l'abus, & en quoy ils different des autres remedes, la nature pour nous montrer combien la santé doit estre cheremẽt gardee ne nous pouuant destourner de nos excés, par les Schelettes Ægyptiens, le fait par la difficulté du rachapt de la santé, qui se faict au prix du fer, du feu, des absintes & rheubarbes: mais bien-heurant certaines contrees par des sources d'eaux chaudes, elle faict voir le Bain estre vn medicament delicieux pour maintenir les sains, fortifier les neutres, & restaurer les malades: ce que cognoissant les Grecs, ils nommerent les fontaines chaudes ἄπονος, qui signifie sans labeur, & encore nommerent le Bain βαλλανιον, qui signifie adoucissant. Que si nous contemplons les materiaux desquels l'eau de nos Bains est cõposee, & le bien qui en reuient aux hommes, si nous fouillons ses sources d'eaux viues, chaudes,

chaudes, & perennelles ces minieres de soulphre, de sel, d'allun &c. ceste fournaise allumee, ce sacré & perpetuel feu de Vesta qui est la Terre, nous verrons vn appareil merueilleux, fermenté de qualités correspondantes & assorties aux principes de nostre vie, lesquels nous confessons deux en nombre, la chaleur naturelle, & l'humeur radicale, & qui entretenus en qualité, & quantité proportionnees, prolongent nos iours, au contraire non egaux en abondance, & pureté substituée, les abregent. A ceste humeur radicale, consommee perpetuellement par l'action de nostre chaleur, (qui ne peut estre oysiue) par la mixtion du Bain egalement temperee est supplee, par l'analogie qu'il a à ces principes : la chaleur du Bain fomente la nostre, tempere la violence de son action, empesche sa touffeur qui l'enflame dauantage, & corrompt les humeurs : ce qu'il faict en euantat, & relaschant les souspiraux du cuir, & deprenant la suye & autres matieres residees souslecuir. Le Bain par ceste suitte, fournit au Magazin de ce baume radical, & le conserue plus longuement, moindrissant par accident l'action du feu qui le consomme : puis les mineraux qui y sont meslez, & dispancez, par la nature, ecoulent ie ne sçay quelles incomprehensibles qualitez, & proprietez, restauratrices de cest humeur premiere, vuident les excremens des alimans, qui retiennent sa reparation, de similitude de substance

Arist. 1. Long. & bre vita.

fortifient les parties solides, ou elle est fixe & adhærente: & bien qu'il semble que ces mineraux composent nos bains, si sont ils vn en nõbre, par vn concours de simples, qui les vnit. Ceste vnité de remede qui est aux Bains est recommandee par Hyppocrate, lors qu'il dict qu'vn remede, ou peu en nombre conuenable aux maladies, est plus à priser que plusieurs: touttes ces proprietez conuiennẽt aux Bains, & sur tout ceste delicieuse douceur de leur vsage, auec leur puissance qui se rend absolüe aux cures des plus rebelles maladies, *Cõtra illam humani generis debellatricem, data sunt oportuna munimina lauacrorum, & quam non edomat ingè decennium, non mille potionum mollit introitus, voluptuosis illic remediis effugatur.* Il nya remede qui soit pourueu de si diuerses, agreables, & eminentes facultez, & lequel tant soit il excellent aye son vsage si vniuersel. La moindre partie des Bains à sõ action, voire iusques aux fanges & aux residances: l'eau exterieurement par le Bain, & interieurement par la boisson faict des effets estranges, & sa vapeur n'est moindre: les, violens purgatifs & la seignee (bien que salutaire) sont raremẽt permises pour les enfãs, & les vieillars, sinon auec vrgente & necessaire occasion, les Bains se permettent a tout age, à tout Sexe, à toute temperature, sous la tutellaire assistance du medecin.

Cassiod. l. x. Variar. Epist. 29.

Quod si forte malus membris exuberet humor,
Languida vel nimio viscera felle rubent,

Claudian.

Non venas reserant, nec vulnere vulnera sanant,
Pocula nec tristi gramine mixta bibũt.
AMISSVM LYMPHIS REPARANT IMPVNE VIGOREM,
Pacaturque ÆGRO LVXVRIANTE *dolor.*

Que si les choses du monde sont æternelles, non par l'existance, & duree des indiuidus perissables & mortels, mais par la succession des especes, nos Bains apres auoir plusieurs fois r'establi la santé perdüe, & subsidiairement suruenu à la disette de ceste humeur radicale, bref allongé la vie aux Indiuidus, ils les disposent encore à l'immortalité, par la feconde & legitime succession de leurs semblables, (s'il est vray que le Pere vit en son fils comme l'ouurier en son œuure) car par leur chaleur actuelle & faculté minerale ils ouurent, desfechent, & fortifient, les matrices resserrees, trop humides par vne sterilité, acquise des intemperies susdittes, & ainsi multiplient les especes, & repeuplent l'vniuers, par la fœcondité de leurs eaux salees: & c'est pourquoy on feint Venus nee de l'escume de la Mer. Donques les Bains plus que nulle autre chose du monde sont semblables aux proprietez, de renouuellement, & de duree de vie, à ce fruict de vie, tant par leur naturelle & specifique faculté que par leur facilité, & delicieux vsage. *Arist.*

L'ANTIQVITE' DES BAINS.

CHAPITRE. III.

DEs la iournee que les Eaux furẽt diuisees de ceste premiere confusion, & recueillies dans le sein de la Mer (seul & commun magazin des eaux) sanctifiees & animees par cest esprit de vie, qui estoit porté sur elles, en tesmoignage de la santé, & de la vie qu'elle nous debuoient communiquer, ie crois que ce grand Createur, debonda les sources des eaux chaudes, en certains, endroicts de la terre, lesquelles depuis recognües par les premiers hommes, les ramasserent dans des piscines, ou lauoyrs pour se lauer à souhait, & iouissant des delices de la nature, amander les deffauts de leurs santez, & se procurer la longue vie, bref requester en ces eaux chaudes, ceste immortalité n'agueres perdüe : les Hebreux enfans aisnez de Dieu, & les sages Caldees commancerent les enceintes de Nagoirs ou Piscines, celle de Siloe & l'autre ditte Probatique furent construittes sous ce grand Salomon. Herodes Tetracha ou Antipas, en Trypoli, Damas, & Ptolemaide fit bastir auec grande somptuo-

Ioseph. Ant. iud. l. 17. C. 8. 9.

ſité des Bains publics, & notãment en Tyberiade qu'il nomma du nom de Tybere pres du lac Genezareth, aux enuirons duquel il y auoit du coſté d'Emmaus beaucoup d'eaux chaudes. Ioſephe faiſant mention, de la maladie atroce de Herode, dit n'auoir peu eſtre ſecouruë par les eaux chaudes de Calirhoë. Par le conſeil des medecins, Herode ſe feiſt porter au delà du Fleuue Iourdain en Callirhoë, ou il ſe lauoit & fomẽtoit dãs des eaus chaudes qui y abondent, leſquelles, outre la force medicinale, ſont treſ-agreables au boire, elles coulent dans vn lac fertile en bitume: & ceſte tant ſaine inuention fut incontinant practiquee par les anciens Perſes, Scythes, Africains ou Cartaginois, Æthiopiens, Grecs, & Romains: pour les Perſes, il eſt remarqué en la vie d'Alexandre qu'il admira les Bains de Darius, & que le meſme Alexandre frequẽtoit fort les Bains pour maintenir par eux ſa vigueur, plus que par ceſte imaginaire Deité qu'il preſumoit auoir eu de Iupiter. Les Scythes tant hommes que femmes, eſtoient fort adonnez a ſe baigner, les hommes en ce faiſant reſpandre de l'eau ſur le corps par leurs femmes, & ſe frottans auec cypres, cedres, & bois d'Encens, les femmes apres s'eſtre bien trampees au Bain pulueriſoient cypres, cedres, & autres bois odorants pour en faire vnguents epois, pour ſe frotter le corps & le viſage: les Cartaginois auoient leurs Bains ſeparés,

Plutarq.

Strabo.

Alex. ab alex. gẽn. dier. l. 4. ch. xx.

Herodot. l. 4.

Alex. ab. Alex. ibid.

les Æthiopiens se lauoient dans la fontaine ditte Macrobe, de laquelle ils estoient restaurés, & randus plus adroits, Thermodoon fleuue de Capadoce reçoit abondance d'eaus chaudes, par lesquelles il est randu tiede & commode au Bain, auquel se baignoient ces guerrieres Amazones, lesquelles en faueur de leurs Bains, ædifierent leur ville ditte Thermiscire, du nom de leurs Thermes, & de leur fleuue Thermodoon.

Diodor. Proper.

Qualis Amazonidũ nudatis bellica mãmis,
Thermodoonteis turba lauatur aquis.

Homere recommande beaucoup vne fontaine d'eau chaude pres de Scamandre fleuue de Troye, laquelle il dit propre à ceder les douleurs, & delasser les membres fatigués, & le mesme encore en la personne d'Vlysse faict mention des Bains qu'il nomme les delices de la vie, & tout au long d'escrit la façon de se baigner pour remettre les lassitudes.

Illiad x.

Tous mouillés de sueur, pour en estre allegés,
Sur le bort de la Mer, dans l'eau se sont plõgés,
Se frottans les genoux, & le col, & les cuisses,
Puis estans nettoyés de toutes immondices
Sont entrés DANS LES BAINS.

in Olymp. od. 13.

Pindare ne peut taire les Bains chauds des Nymphes, & ceux d'Achille tant renommés en Grece, desquels il vsoit fort souuent, pour entretenir le priuilege d'estre inuulnerable, qu'il auoit acquise par la trãpe de l'eau chaude de Styx. Entre les singularités de Troezene pays de Corinthe on remarque quantité

Pausan. in Corinth.

de Bains chauds cõstruits sous le regne d'Antigone fils de Demetrie : cõmunement à Corynthe on treuue des Bains desquels les vns sont publics, construits aux despans d'Adriã Empereur, mais ceux qui sont estimés pour les plus singuliers sont ceux que Eurycles Spartiate a basti, & les a enrichis de pierres: vers Corinthe aussi les Bains d'Æsculape edifiez par Antonin Empereur Romain: les Bains d'Helene vers Corynthe qui estoient chauds & salés: tout ioingnãt Dicæarchie ville des Thirreniens se voyent quantité d'eaux bouillantes, ou l'on a iecté des pierres pour faire enleuer l'eau, & s'en seruir à la santé, vers les Colophoniens il y a vn bocage dedié à Appollon tissu & ombragé de fresnes & contre iceluy les Bains des l'Abediens autãt merueilleux, que salutaires aux hommes: les Teiens ont leurs Bains ou Lauoirs, en la montaigne Macria, desquels quelques vns sont sans structure & artifice, autre que celuy que la nature à baillé au lieu ou les eaus sortent d'vn rocher fort caué : les autres Bains sont enrichis par ostentation des richesses: les Claxomeniens ont leurs Bains fort honorés par eux à cause que Agamemnon si est laué. Les Spartiates & les Ephesiens frequentoient les Bains chauds, mais trop delitieusement: Hercule pour reparer ses forces diminuees aux perilleuses conquestes de ses fameux exploits, vsoit des Bains chauds qui luy furẽt enseignez par Vulcã, & maĩtesfois

Pensan. in arcad.

Pausi. in acha. 1. c.

Alex. ab. alex gen. dier. l. 4. c. 20.

Pisander natural. com. mirt. li. 17. I.

preparés par Mineruc. Les Dardaniens & Illiriens souloient se baigner trois fois solemnellement en leur Vie, le iour de leur naissance, de leurs Noces, & de leur mort, estimâts profane, se lauer si souuent, & craignants d'abuser d'vne si souueraine, & precieuse chose que les Bains: enfin toute la Grece estoit aussi accoustumee au Bain que au manger, & au dormir, & les peuples si iettoient auec si grâde foule, & seiour, que les præfects des Baîs ennuyés, & importunés de ces tumultueuses assemblees iettoient des drogues püantes sur des charbons ardants, pour les deschasser des Bains. Ceste ordinaire frequence des Bains en Grece est cottee par Hipocrate, & les inpositions des noms Grecs aux instruments seruans pour les Bains, comme le mot de Therme, Hypaucauste, Laconic, le Stybiade L'heliocamine, les Baptisteres: Galen qui luy a succedé, & qui comme vn truchement des secrets d'Hypocrate s'est randu par la diffusion de son discours, & par sa conuersatiõ à Rome pres des Empereurs, plus cognu de nous, certifie que les Bains rechaufoient les hommes presque morts, & parlant d'vn Medecin Antiochus, lequel vsant des Bains, vescut en verdeur de corps, & d'Esprit, par delà les quatre vingts ans. Telephe Grammairien qui vescut plus de cent ans, en integrité des sens, en force & roideur de membres, sans aucune plainte de langueur, ou de douleur, iusques à ses derniers iours, se bai-

Ælian. 4.l.variar.

Alex. ab Alex. g.d. l.4. c.20

l.3. de offic. medici.

Gal.5, de san. tuend.

Theoph. l. 9. hist.pl.c.18.

gnoit en Hyuer deux fois au mois, quatre fois l'Esté, & en Automne & au printemps trois fois. Eudemus Chius apres auoit auallé 22. potions d'Ellebore, s'en alla baigner comme il auoit accoustumé, & puis soupper sans aucun dommage (la force de l'Ellebore estant reprimee par le Bain, & reuoquee du dedans au dehors. En Syracuse on auoit la cognoissance & practique d'apaiser & guerir toutes sortes de maladies par le lauement des Bains chauds, qui sont en ceste Ile en grande quãtités sur toutes les natiõs, les Romains cõme souuerains de l'Vniuers, ont recognu l'excelẽce, & les singularités des Bains, pour vnir & perpetuer leurs vies, auec la duree de leurs glorieuses renõmees, ce qu'ils ont tesmoigné, par la sumptuosité & magnificẽce, en la structure & decoratiõ des Bains publics & priués, les ædifiãts es lieux les plus celebres & plus frequẽtés de Rome, cõme ceux de Festus Põpeius sous la pãte du Capitole, ceux d'Agrippa pres du Pantheon, & du chãp de Mars, Neron les siens pres du grand Circque, ceux de Vaspasiẽ ioingnant son superbe Amphitheatre, pour les rendre par ses confins pl⁹ signalés: Que si nous pouuions par le Crayõ de l'histoire nous representer ceste Rome ancienne pour y admirer l'abondãce, voire superfluité des Bains, ou l'orgueil, le luxe, & la santé se querelloient, nous ne manquerions de preuues pour attester leur anciẽneté, & leur excellence, & singulartitez. Car com- Diod.

me vn soleil leuãt deployant ses rayõs accroit sa lumiere & se faict voir à tout le monde, Rome en sa naissance s'estendant par ses victorieuses conquestes se fit voir & redouter de toutes les nations, rauissant & transportãt en vn Capitole, tout ce que l'vniuers auoit de beau, de dilicieux, & de gloire, & se rendant la maistresse de tout le chef, & le miracle du mõde, l'Arsenac & la lumiere des peuples.

Terrarum dea gentiumque Roma,
Cui par est nihil, & nihil secundum.

Ceste Rome conquerante depouilloit les peuples non seulement de leurs cõmodités, mais encores de leurs coustumes, exercices delices, loix, de leurs libertés, & de leurs Dieux, enfermant tout le Ciel dans vn Pantheõ, toutes les loix dans vn Senat, toutes les depouilles dans vn Capitole, tous les exercices dans ses Cyrcques & Amphitheatres, & les libertés en proye de son ambitieuse domination, les delices dans ses Bains, qu'elle nõmoit, *Balnea, Balinea, Therma.* Dõques ces Dõpteurs de l'vniuers, ētre les choses les plꝰ somptueuses & plus cheres, qu'ils ont en imitãt, surpassé beaucoup les natiõs subiuguees, ça esté en l'estandue & grandeur, stucture, quantité, & soing de leurs Bains : ce qui fut remarqué auec estonnement par Constantius faisant son entree à Rome, lequel ebloüy des brillans de tant de merueilles, entr'autres admire la grandeur des Bains construicts en la mode des prouinces *quantum terrena diuinis praecellunt* LAVACRA IN MODVM PRO-

Ammian. l. 16.

VINCIARVM extructa &c.

Et le Poëte Satirique.

Balnea sexcentis, & pluris porticus. Iuuen. 7. Satyr.

Ce sont des depositions de difficile creance, que les Bains Romains surpassoient la grãdeur des villes, & égalloient l'estandue des Prouinces, c'est pourquoy il faut par d'autres tesmoignages rẽdre ceste preuue plus forte, *mirabilem magnitudinem thermarum.* & ne se contentants des delices de la terre s'en alloiẽt au bort de la mer defier les Deitez marines, par l'excessiue grandeur de leurs Bains, qu'ils nommoient estangs chauds, pour y nager plus a souhait, & sans mouuoir les bras & les iambes, l'eau de leurs Bains estant repoussée & enleuée par les flots de la mer, *Qui fundamenta thermarum in mare iaciunt, & delicatè natare ipsi sibi videntur, vbi Calentia stagna fluctu & tempestate feriantur.* Ceste excessiue & vaste grandeur est remarquée de Martial. lib. 9. epigr. *vt Nauigare Tucca balneo poßit,* & Lipse raporte d'Olimpiodore, que *Lauacra publica ingenti magnitudine erant è quibus Antoniana dicta in vsum lauantium habebãt cellas mille sexcentas eásque è marmore polito,* & non seulement tout le Bain estoit fort capable, mais encore chaque partie d'iceluy, comme le Frigidaire, HINC FRIGIDARIA DILATANTVR, *ita vt ministeriorum sese non impediente famulatu tot poßint recipere sellas, quot solij sygma personas.* Martial se gausse de l'ambition de Titius, lequel ne pouuoit se lauer assez spatieusement dans les grands Bains, tant

Caßiod.

Senec. epist. 123.

Sydon. de suo Bal. l. 12. epist. 11.

publics que siens.

Hoc nullo comitante nec molesto,
Thermis GRANDIBVS, & suis lauatur,
Anguste Tytius tamen lauatur.

Que si nous aprochons de l'orgueil & magnificẽce de la structure des Bains Romains, nous confesserons que les sept miracles du monde iadis espars se sont r'amassez & multipliez a milliers aux Bains Romains : desquels les frontispices estoiẽt enrichis de deux statuës de marbre ou de bronze, l'vne consacrée à Æsculape, l'autre à Hygeja sa fille dicte la Santé, l'enceinte ou de ciment, pierre de taille, pierre fusile, briques & marbre, estoit releuée de colosses, colonnes & pyramides, les cornices, frises & architraues de iaspes, porphyres, de tables d'érain, d'argent & d'or, les fenestres & ouuertures vitrées, esmaillées de plusieurs couleurs, le pauemẽt de marbre, de iaspe, & d'érain, voire quelquesfois d'argent, les canaux qui vomissoiẽt l'eau dans les Bains, la plus part d'argent, auec enrichissemens de pierres precieuses. *Vitruue.l.5.*

--Nitidis gemmantia saxis, Balnea. *Statius.*

Tous ces materiaux ont esté à plain exprimez par Martial, qui viuoit en ces temps, parlant de la structure du Bain de Tucca :

L.9.epigr.

Non silice duro, structiliue Cœmento,
Nec latere cocto, quo Semiramis longam
Babylona cinxit, Tucca Balneum fecit,
Sed strage nemorum pineaque compage,
Vt nauigare Tucca Balneo possit,
Idem beatas lautus exstruit Thermas,

De marmore omni, quòd Caryſtos inuenit,
Quòd Phrygia ſiue Affra, quòd Nomas mittit,
Et quod virenti fonte lauat Eurotas,
Sed ligna deſunt, ſubijce Balneum Thermis.

Et outre le prix de tels materiaux, l'induſtrie des plus excellens ouuriers de l'Aſie, & de la Grece donnoit la grace, & le luſtre par diametres, oppoſitions, & diuerſitez de faces, de tailles, & de couleurs, eſtant apellés à Rome, & inuitez par les grands ſalaires qui leur eſtoient ordonnez, ſi leur art pouuoit egaler la nature, ou contenter aucunement la grandeur de leurs deſirs: ſ'eſtant trouué des artiſans auſquels, *ingenium & audacia erat, etiam quæ natura denegauiſſet, per artem tentare*: L'Antiquité me reuele par l'hiſtoire, que tous les Bains de Rome n'eſtoient de meſme grandeur, & d'égale richeſſe en leur ſtructure, ie les reduits en trois eſpeces: Bains mercenaires, apellez *Balnea meritoria*, Bains publics, dits *gratuita*: & Bains nommez, *Balnea priuata*: Les Bains mercenaires dans leſquels on ne ſe baignoit qu'à prix d'argent n'eſtoient autrement ornez: *At olim & pauca erant Balnea nec vllo cultu exornata, cur enim ornaretur res quadrantaria?* Du depuis les Empereurs, & autres Princes Romains pour ſe concilier la grace & faueur du peuple, firent conſtruire des Bains publics ou gratuits: dans leſquels on ſe baignoit ſans rien payer, & deſquels l'vſage eſtoit public. Mœcenas fut le premier, qui pour la commodité du peuple Romain

Tacit.

Plin. Secund. epiſt. 27. l. 2.

Senec. epiſt. 86.

L. 13. §. penult. ff. de iniur.

Dion in Auguſt.

Pline l.36. fit construire vn Bain d'eau chaude. Marc Agrippe pendant qu'il fut Ædile, liberalemẽt & gratuitement donna au peuple Romain cent soixante Bains, fort superbes, qui depuis accreurent à vn nombre infiny. Cleandre *Herodian.l. 1.c.13.* Phrygien, esclaue de l'Empereur Commode, lequel par son maistre se voyant esleué de l'estat de Chambellant, en Capitaine de ses gardes, s'osa bien tant promettre que se faire luy mesme Empereur : pour à quoy paruenir, apres auoir amassé beaucoup de biens, vsa de plusieurs liberalitez enuers la gendarmerie, & le peuple, & entr'autres fit faire des Bains publics, ou chacun se pouuoit aller baigner sans rien payer. Le temps a encor' laissé vne Antique, par laquelle l'octroy des Bains publics au peuple se voit manifestement.

Bar. Brisson. de form. l.8. TERENTIA Q. F. POSTHVMINA. SIBI ET C. VETVRI LVCVMONIS VIRI SVI ET C. VETVRI C. F. POSTVMINI. F. SVI NOMINE BALNEVM, ET LAVATIONEM SOLO PRIVATO GRATVITAM. IN PERPETVVM DEDIT.

Et encore au mesme.

L. CLVVIENVS, L. F. ANICILLO BALNEVM ET AQVAS DEDIT. Ie parleray des Bains gratuits donnez par les Augustes & autres Empereurs au denombrement des bienfaits cõferez par les Bains au peuple Romain, tous *Alex. ab Alex. gen. dier. l.4.c.20* lesquels estoient merueilleux en structure, & iaçoit qu'au commencement il y eut peu de Bains à Rome, & sans ornement, & que les Romains raremẽt ne se lauassent que les bras les iambes fatiguez du trauail, se baignant out le corps aux foires seulement: toutesfois ,pres quelque temps *Balnea & Thermæ* *ublicis vsibus multimodæ fuerunt magna mole & sumptu constructæ Alexandrino & numidico marmore, latis specularibus, mira cœlatura, & arte.* Et depuis la majesté de l'Empire croissant, les Cheualiers, Gentils-hommes, & beaucoup d'entre le peuple, desdaignans la foule des Bains publics, ou plustost recherchans la despence, auoient en leurs maisons priuées des Bains particuliers, ce qui fut premierement permis souz Claude Empereur, ils se nommoient Bains priuez, par-ce qu'ils estoient quelquesfois donnez au peuple par des hommes priuez, apres s'en estre seruis. Ciceron en ses epistres escriuant à Terentia sa femme, & à Quintus son frere, les prie de donner ordre que la cuue soit en ses Bains, & qu'ils le rédét certain en Asie, où il estoit Proconsul, de la diligence que l'on faisoit à bien edifier ses Bains, en sa metairie Arpinate, *Labrum si in Balneo non est, fac vt sit, Balneum calefieri iubebo.* Depuis ce temps semblable chose fut continuée, comme en Pline le ieune, en la descriptiõ de sa maison Laurentine, il louë la selle frigidaire de ses Bains, les baptistaires, l'vnctuaire, l'hypocauste &c. & estoient tellement curieux de leurs Bains, qu'ils auoient des corps de logis affectez à leurs Bains, qu'ils nommoient *Balnearia, sed tamen nihil ei resta-*

Cic. in Attic.

bat præter Balnearia, ambulationem & aluearium. Iam inter Balnearia & Thermas, bibliotheca quoque vt necessarium domus ornamentum expolitur, entr'autres Bains particuliers on recommande celuy de Scipion l'Africain, qui estoit aux champs en sa maison de Linterne, toute bastie de pierre quarrée, *In eo Balneo ille horror Carthaginis, Cui Roma debebat quod semel tantum fuisset capta abluebat corpus laboribus fessum rusticis.* Depuis plusieurs à l'enuy du luxe & de la despence faisoient edifier des Bains dans leurs maisons, non toutesfois sans permission de l'Empereur. *Et Balneum vt desideras extruere & ædificium ei superponere potes, obseruata tamen forma, quâ cæteris super Balneũ ædificare permittitur, id est, vt concameratis super instruas, & ipsum concameres, nec modum vsitatum altitudinis excedas l. 1. c. de pr. ædif.* Que si quelqu'vn auoit arriere soy l'vsage de quelque source d'eau chaude, elle luy estoit conseruée par les Loix, auec permission de reparer ce qui suruiendroit de ruine ou d'empeschement du courant. *Calidarum aquarum vsum maximè tuetur idem prætor, permittit enim eis qui aquarum calidarum vsum habent riuum reficere, specus septa purgare, cuniculum etiam per quem vapor trahatur in Balnearis locis restituere.* La despêce autant pour le delice, que pour la santé, fut tellement relachée à ce peuple triomphant, pour l'ornement des Bains particuliers, que le Tage, le Pactole auec leur sable d'or, & leurs riches ondes, le Gange auec

ses

Cic. ad Quint. frat.
Senec. l. de tranq. vit.
Senec. epist. ad Lucill.
L. 3. ff. de riuis.

ses perles & plus precieuses despoüilles, & tout l'Orient tributaire de ce peuple victorieux, auec les parfums de l'Arabie, ne pouuoient suffire à la débauche de ce peuple Romain. Martial d'escrit ces enrichissemens de pierres precieuses des Bains, parlant du Bain Etruscien.

Nusquam tam nitidum micat serenum Epigr. l. 6.
Lux ipsa est ibi longior, diésque
Nullo tardius è loco recedit.
Siccos pinguis onyx anhelat æstus
Illic Taygeti virent metalla
Et certant vario decore Saxa
Quæ Phryx, & Lybis, altius cecidit.
Et flamma tenui calent Ophytæ.

Et les Poëtes qui sont venus apres, ayãt veu ce mesme Bain, ont dit des merueilles de son ornement & magnificence, & entr'autres de ses canaux d'argent.

Nil ibi plebeium est, nusquã Temesæa notabis Statius in balneo etrusc.
Æra, sed Argento fœlix propellitur vnda
Argentóque cadit, labrísque nitentibus instat
Delitias mirata suas.

Outre ce, les vitres toutes de diuerses couleurs, émaillées, & le lambris de mesme.

Effulgent cameræ vario fastigia vitro, Statius.
In species animósque nitent.

Que si on nous presse de preuuer les pauemens d'argent, & les cuuettes ou l'on se baignoit, oyons Pline, *Iam vero pædagogia ad transitum virilitatis custodiantur argento fœminæ lauentur, & nisi argentea solia, fastidiant, ea-* L. 33. c. 1.

denique materia & probris seruiat & cibis, viderit hac Fabricius, & STRATAS ARGENTO MVLIERVM BALNEAS, *ita vt vestigio locus non sit cum viris lauantium:* Mais il faut conclurre les materiaux & la structure opulante des Bains Romains, par ceste plainte de Senecque, qui ne pouuoit supporter ceste prodigalité: *Pauper sibi videtur ac sordidus, nisi parietes magnis ac preciosis orbibus refulserint, nisi Alexandrina marmora Numidicis crustis distiēta sint, nisi illis vndique, & in picturæ modum variata circūxio prætexatur, nisi vltro condatur camera, nisi Parius & Thasius lapis, quondam rarum in aliquo templo spectaculum* PISCINAS NOSTRAS *circumdederit, nisi* AQVAM ARGENTEA EPISTOMA *fuderint: & adhuc plebeias fistulas loquor: quid cum ad Balnea libertinorum peruenero? quantum Statuarum, quantum columnarum est nihil sustinentium: sed in ornamento positarum & impensæ caussa? quantum aquarum per gradus cum fragore labentium? eo delitiarum venimus vt nisi gemmas calcare nolimus.* Que si les Bains priuez ont esté si somptueux, que deuons nous croire mais plustost que pouuons nous penser, quels ont esté ceux des Empereurs ou ceux qu'ils ont donné au public, ou les leurs particuliers? lesquels ie toucheray pour n'estre ingrat receleur de la gloire que ces inuincibles Empereurs ont pretendu de la posterité, pour la magnifique structure de leurs Bains, repassant sur l'opulance des plus renommez à Rome, pour

Epist. 37.

porter le nom de leurs fondateurs, lesquels se desfians de la decadence des siecles, se sont voulu representer tousiours viuans, par leurs noms, dont leurs Bains estoient signalez, & meriter autant l'effect, que le nom de Cæsars, d'Augustes, de Peres du Peuple. Auguste en la Colonie qu'il erigea des Hispellates donna gratuitemẽt des Bains honorez de son nom, *Balineum Hispellates quibus illum locum Diuus Augustus dono dedit publicè præbent & hospitium.* Neron aussi illustre & sage Prince, aux premiers cinq ans de son Empire, que cruel & tyran, aux huict derniers, construict plusieurs Bains, tant publics que particuliers, desquels les plus somptueux furent nommez de son nom Thermes Neronienes. Plin. 2. l. 8. ep. 8. Eutrop. de Nerone l. 10. hist. Rom.

---Neronianas

Thermas præfero Balneis Cynædi. Martial.

Dans lesquelles par vne prodigieuse despence, ayant oüy recommander les eaux salées, il fit conduire par vne grande suitte de canaux, l'eau de la mer, & qui plus est, estant comblées & abysmées par son malicieux embrazement, les fit reédifier plus somptueuses, qu'elles n'estoient, dequoy Seneque se plaint par Timagene, *Cui Romæ incendia ob hoc vnum dolori erant quod sciret meliora resurrectura quam arsissent.* L'antiquité remarque ses Bains de auoir esté chauds. Lamprid.

Si temperari Balneum cupis feruens
Faustine, quod vix Iulianus intraret
Roga lauet vti rhetorum Sabineum Martial l. 3. epigr. 25.

Neronianas is refrigeraret Thermas.
Et pour raison de ceste chaleur, qu'ils auoiét, furent tenuz les meilleurs & plus excellents.

Martial l.7. pigr.

Quo posset fieri modo, Seuere
Vt vir pessimus omnium Carinus,
Vnam rem benefecerit, requiris?
Dicam sed cito, quid Nerone peius?
Quid Thermis melius Neronianis?

Et pour masquer sa cruauté, aux lieux ou il y auoit des eaux chaudes, pour obliger le peuple, faisoit édifier des Bains, comme il fit en Apone, les ornant de pierres precieuses, *Non immerito authoris sui participans nomen, collega est, cum viriditate gemmarum, vt ipsa quoque vitrei elementi colore perspicua quasdam trementes vndas, quieta commoueat.*

Cassiod. Var. 12. epist. 39.

Les Bains publics & particuliers de Vaspasien, ioignant son Amphitheatre, & ceux aussi de Tite son fils, les Thermes de Trajan, celles d'Adrian, qui se lauant vn iour entr'autres auec ses gensd'armes, & regardant vn viel soldat qu'il auoit autrefois cognu à la gẽd'armerie, qui se frottoit le dos contre les murailles du Bain, apres auoir entẽdu de luy que c'estoit par necessité, luy donna seruiteurs & argent par grande liberalité. Le mesme Empereur separa les Bains pour les hommes & pour les femmes. Les Thermes Antoninianes, tant gratuites au peuple, que particulieres à luy, *Qui ob popularem gratiam Balneum sine mercede exhibuit, cum antè singuli quadrantem expromerent.* Celles de Marc Au-

Lamprid.

Iul. Capitol.

Lamprid.

relle, dictes Aurelianes, desquelles i'ay apris l'inscription: BALNEVM AVRELIANVM EX LIBERALITATE IMP. CÆSARIS, M. AVRELII PII FOEL. AVG. SERVATA INDVLGENTIA PECVNIÆ EIVS, QVAM DOMINVS AVRELIANVS CONCESSERAT; FACTA VSVRARVM EXACTIONE CVRANTE STATIO IVLIANO V. F. CVRATORE REST. REFECIT. Celles de l'Empereur Commode, qui bien qu'il fust incommode à tout le monde, & qu'on luy reproche d'auoir laissé dissiper ce qui estoit de plus precieux pour la santé aux cabinets des Empereurs ses predecesseurs, fit toutesfois édifier vn grand Bain public, fort superbe, dãs lequel il se baignoit sept & huict fois le iour. Les Thermes de Septimus Seuerus, dictes Septimianes: Celles de Caracalla, qu'il voulut rendre fameuses par son nom: desquelles le paué & les sieges estoient si somptueux, que les meilleurs artisans les ont creuz inimitables, les marches estoient de cuiure, & la voute de bronze: les Bains d'Heliogabale, desquels il a si mollement abusé LAVACRVM PVBLICVM IN ÆDIBVS AVLICIS FECIT, *simul & palam populo exhibuit, hic non nisi vnguento nobili & croco infectis piscinis natauit*, Il fit construire autant de Bains qu'il auoit de concubines, & les faisoit demolir apres s'y estre vne fois baigné auec elles, ***momentaneas de Rosato & rosis Balneas instituit multis in locis, ac semel lauisse atque statim destruxisse:*** & en vn autre lieu, *In Balneis*

L. 8. for. Brisson.

Lampr.

Cœl. Rhodig.

Lamprid. in Heliog.

semper cum mulieribus fuit, ita vt eas ipse psylothro curaret, ipse quoque barbam Psylothro accurans : Les Thermes Alexandrines de ce braue & sage Alexandre Seuere, *Qui omnium artium vectigal pulcherrimum instituit, ex eoque iussit Thermas & quas ipse fundauerat, & superiores populi vsibus exhiberi, syluas etiam Thermis publicis deputauit, &c.* Les thermes Gordianes de Gordian, Philippianes de Philippe, Decianes de Decius, Celles de Tacite Empereur, qui ruina sa propre maison pour y edifier à ses despens des Bains publics, les nompareilles de Diocletian, enrichies de tant de portiques, de colones de marbre de couleurs differentes, & d'vne estanduë si spacieuse. Les Thermes de Constantin premier, Maximian, & celles de Seuerus, dictes Seuerianes. Ce qui se recognoist par ceste antique inscription.

Lamprid. in Alex. Seuer.

Crispinian.

Baronius annal. eccl. to. 2.

CONSTANTIVS ET MAXIMIANVS
INVICTI AVGG. SEVERVS
ET MAXIMINVS CÆS'S.
THERMAS ORNAVER.
ET ROM. SVIS
DEDICAVER.

Et plusieurs autres non moins merueilleuses en effects, que riches en structure : apres les Bains Imperiaux, si nous descendons aux autres nous rencontrerons les thermes Agripinienes, d'Agripine, mere de Neron. Celles d'Olympias, les Syriaques, Les Bains fameux de Torquatus, de Vectius Bolanus, de Ma-

Publ. Victor.

mertinus, Antiochianus, ceux de Daphnis, de Varianus, La celebre piſcine de Publius : & par delà le Tybre les bains d'Ampelis, & de Priſcilliane, tous leſquels ſ'égaloient en orgueil de ſtructure aux thermes Imperiales. Que ſi pour comble de ceſte recherche curieuſe des bains Romains, nous voulons faire vn tour par les lieux & ruës de ceſte Rome ancienne, ſouz la guide & fidelle truchement de Publius Victor, il nous fera voir vers Cœlimontium vingt Bains priuez, vers Iſis & Serapis, quatre-vingt bains : vers le temple de la Paix ſeptante-cinq bains, & autant en la Haulte-voye, au mont Viminal ſeptante-cinq autres, vers la Voye large encore ſeptante-cinq, vers le marché Romain ſoixante ſix, vers le Cyrcque de Flaminius ſoixante trois, vers le Palais, quinze, vers le grand Cyrcque, quinze : vers la Piſcine de Publius quarante-quatre : vers l'Auentin ſoixante-quatre, & au delà du Tybre quatre-vingt & ſix, tous fameux & remarquables, qui ſeruent de grands teſmoignages de l'antiquité des Bains, & comme ils eſtoient familiers à ce peuple ciuil & Belliqueux. La derniere enqueſte des bains Romains, eſt le ſoing qu'ils auoient des Bains, ſur leſquels plusieurs officiers eſtoient deputez pour les veiller & empeſcher leur demoliſſement, & fournir à l'entretient d'iceux : tels officiers ſe nommoient *Balneatores*, qui donnoient le Bain, d'autres plus nobles, comme Præteurs, Ædiles, Præ-

De loc. vrb. Rom.

L. 30. § ædil. ff. locat.

fects ou procureurs des Bains, & les Capsaires ou gardeurs de vestemens, *Circa Balnea & sudatoria ac loca Ædilem metuentia:* & encore le mesme, *Nam hoc quoque nobilissimi Ædiles officio fungebantur, intrandi ea loca quæ populum receptabant, exigendique munditias & vtilem ac salubrem temperaturam*, Pour les Procureurs & Præfets des Bains se voit vn Epitaphe antique, recherché par Mercurial.

Senec. c. 7. de beat. vit. & epist. 86.

DIIS.	MANIBVS.	S.
TITO	LIVIO	OLANO ET
SERVO	ET PROCVRAT.	BALNEI
T.	FLAVI	AVG.

Pour les Capsaires & autres semblables cōmis pour la garde des habits & instrumens seruans au Bain, Vlpian ordonne qu'ils soient extraordinairement punis, s'ils commettent quelque larcin aux Bains, & tels larrons se nommoient *Prædones Balneantium*, qui estoient condamnez aux mines, qu'ils disoiēt *dānati ad metalla*, où à quelque œuure public, que si ils recidiuoient souuent à tels larcins, ils estoient decapitez, tout ainsi qu'aux vols Nocturnes la loy est pl⁹ rigoureuse qu'à ceux qui se commettent le iour. *Quia quo magis delinquendi facultas est, eo maiori pœna, quisque in officio continendus est.* Plaute a bonne grace d'appeller les larronneaux des Bains, ASTVTOS, fins & subtils.

Victor. in var. Aristot. in probl.

In Rudent.

Etiā qui it lauatum in balneis, ibi cum sedulo
Vestimenta seruat, tamen surripiuntur.

Et pour clorre ces offices des Bains, nous

auons à cotter que contre les Capsaires qui à prix conuenu d'argent, gardoient les vestemens, il y auoit vn Iuge ordonné, qui estoit le Prefect des Veilles affin que si cauteleusement ils auoient delinqué en la garde des habits, qu'ils fussēt punis. Mais toutes ces belles ordonnances, tous ces offices commis sur les Bains pour surueillans, ont coulé auec le tẽps. De sorte que il ne reste que les ruines, & mazures de tant de gloire & magnificēce, qui estoient en tous ces Bains, maintenant engloutis dans vn silence terreux, d'ou toutes ces merueilles susdictes, tronquees par la faux de Saturne, & consommees par la roüille des ans, se representent a moy, ainsi que par songe Deiphobe à Hector: ou par l'histoire ie me figure l'idee de tant de belles choses, desquelles, à mon reu[illegible] ie touche la verité de leur aneantissement, & c'est pourquoy tout honteux & confus de ceste triste decadance, fouillant encore dans les ruines de tāt de superbes Bains, ie deplore ceste ancienne Rome, iadis l'ornement & l'abregé du monde, l'honneur de la terre, la faueur du Ciel, les delices & les thresors de la nature en ses Bains. Pour retreuuer, ô Rome, il te faut chercher hors de toy-mesme, & ne te pouuant voir des yeux, ie demande à mes pensees, quelle tu fus autre fois, & quels ont esté tes Bains, leurs ruines montrent bien qu'il ont esté, mais ainsi c'est auec plus de desdain & de reproche, que de gloire, que ſçay-ie meſme ſi la poſterité voudra croire qu'ils ayent eſté ſi amples, ſi riches, & en ſi grand nombre, & apres nous, que par vne ſuitte d'annees, leurs veſtiges reſtants ſeront deuorés, que l'on doute de tes Bains comme auiourd'huy des cent portaux, & autres ſuperbes monuments de Thebes, ou de l'Illion de la grand Troye, dont les ruines ont eſté les baſes de ta grandeur? O Deſſeings du mõde! ô eſperances humaines? qu'eſtes vous, ou fuyez vous par Mer & par Terre? arreſtés vn peu icy: ceſte triomphante Rome, à qui tous les oracles ont promis l'Æternité, qui ne deuoit finir qu'auec les ſiecles

Virg. æneid. 1 *His ego nec metas rerum nec tempora pono.*
Imperium ſine finè dedi.

L'ouurage, le ſoin, & l'amour des Dieux, elle n'eſt plus maintenant & ſi elle eſt, c'eſt dãs le tombeau de ſes ruines, ou nous trauaillõs a tirer des fragmens & veſtiges de ces Bains, dans les mazures de l'Antiquité, & pourtant

Quid non longa dies quid non conſumitis anni.

Mais ces ruines, & caducités Terreſtres ont eſté changees à l'Eternité du Ciel, pour lequel elle a laiſſé la Terre, pour y viure en la verité de ſon Chef, & non en la vanité de ſes Oracles infidelles.

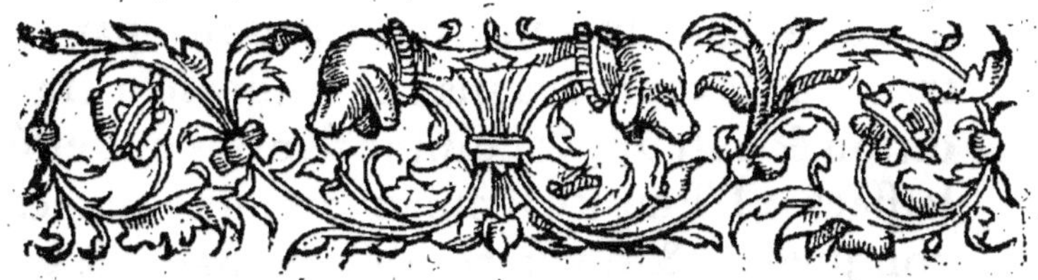

COMME PAR LES ROMAINS L'VSAGE DES Bains à esté porté presque par tout le monde, iusques à nous.

CHAPITRE IIII.

SI nous venõs à suyure la cõtinuation des Bains, & leur accroissement entre les nations, leur ayant esté communiqués par les Romains, & que les conduisiõs par l'ordre, & suitte des siecles, qui nous les ont liberalement enfantés des entrailles de la terre ou ils gisoient thresors cachés, les deposant à la garde & vsage de la posterité: Nous verrons (selon l'opinion commune) comme ils ont esté continués iusques à nous, dans le sein de la Frãce, en vn Climat ou les tutelaires auspices, & l'Auguste nom de BOVRBON les rend aussi fameux, que les merueilles de leurs eaux? lesquels premier que d'expoſer au iour, nous deuons par le train, & le tour des ans, aprendre leur tradition & octroy, & comme ils nous ont eſté laiſſees : L'Empire Romain amplifié par ſes conqueſtes, & quaſi comblé & parfaict en ſa rondeur, ne pouuant dans la capacité des ſept collines loger & contenir ſa magnificence ayant ecrémé tout le monde de ſes treſors, Rome eſtant trop plaine & comme ſuffoquee de ſa propre opulance & grandeur, par vn ſain & neceſſaire reflus, regorgea & deſpartit aux prouinces ſubiuguees auec la Maiſtriſe de ſes loix, ſes mœurs & ſa ſumptuoſité, faiſant, que Rome, qui n'eſtoit qu'vne deſpouille de touttes les Prouinces que toutes auſſi fuſſent Rome par vn reuers de gloire, ce qu'ils firent par tāt le ſeiour que, les Empereurs faiſoient hors de Rome, que par le departement des Proconſuls aux prouinces, roulants auec eux ceſte gloire & opulance Romaine. Auguſte premier fit conſtruire en la Colonie des Hiſpellates les beaux Bains honorés de ſon nom, l'Empereur, Adrian pluſieurs Bains à Corinthe, Maximian en Carthage, & encore à Milan dicts Herculeens : Leurs Lieutenans & præfets cōmis ſur les Pays les ont imités commanceans par l'Italie, comme la plus proche de Rome & notāmant du coſté de Naples, ou elle ſe voit encore releuee & enorguiellie de pyramides, coloſſes, monumēts arcs triōphaux & Acqueducs, mais ſurtout de Thermes merueilleuſes deſquelles la plus part ſōt abyſmees

Sigon. occid. Imp. l. 1. c. 7.

dans l'oubly de la terre & d'autres à demy deuorees par ce vieil Pere, restent pour marques & glorieuses Reliques de l'Antiquité & entre autres les Bains de Baie qui anciennement estoient les plus celebres.

Nullus in orbe locus Baiis prælucet amœnis. Horace

Mais plus amplement Martial.

Littus beatæ Veneris aureum BAIAS,
BAIAS SVPERBÆ BLANDA DONA NATVRÆ,
Vt mille laudẽ Flacce versibus BAIAS
Laudabo digne non satis tamen BAIAS l.x.epig. 29.

Aussi ceste amœnité & douceur de sources, ceste restaurante chaleur des Bains de Baye porterent cest Empereur Caligule à ceste prodigieuse entreprise du Pont de Pierre dans la Mer, pour iouyr plus à souhaict desdicts Bains, mais touts ses Bains delicieux se sont fondus dans leurs mazures, releuees despuis par Federic Roy d'Arragon: apres les Thermes, de Lucques & d'Apone tant fameuses par l'Antiquité pour leur chaleur.

Euganeo si vera fides memorantibus, Augur, Lucan.
Colle sedens Aponus, terris vbi fumiger exit.

En ce lieu d'Apone Neron fit construire sa Piscine ornee de Pierres precieuses, comme i'ay desia dit, & depuis les Bains d'Apone ont esté clos de murailles, & accommodés de maisons, pour la retraicte de ceux qui se baignoient, par Theodoric Roy des Ostrogots: La Toscane dicte Hetrurie fut anciennement honoree des Romains de plusieurs Thermes recherchees par Ferdinand Duc Cassiod.

d'Hetrurie, & depuis restablies par ce grand Cosme de Medicis, auec la cōduicte de l'Eau par plusieurs Canaux, & vn beau logis pour la commodité des baigneurs. Hors l'Italie en Lorraine, & apres la deroute d'Ariouistus, Roy des Allemans aux Allemagnes, en Suisse, & puis en la Gaule Belgique, en Lorraine à Bourbonne-les bains, ou sur vne ancienne Colomne se lict encore auiourd'huy c'este antique.

BORBONI THERMARVM DEO MAMMONÆ CALATINVS ROMANVS IN GALLIA PRO SALVTE COCILLÆ VXORIS EIVS EX VOTO ERE XIT.

En Flandres aussi les Bains appellés AQVISGRANVM d'vn Granus Proconsul sous Nerō en Flandres, lesquels ruinés par la caducité des temps furent remis en leur ancienne splēdeur par d'æternelle memoire Charlemaigne qui se plaisoit beaucoup à s'y lauer. La Gaule Celtique conquise, fut agencee & embellie de plusieurs Bains. Caius Sextius l'an 632. de la fondation de Rome faisant la guerre en Prouence, qu'il soumit à l'Empire, fondant la ville d'Aix dicte de son nom, construit de beaux Bains d'eaux chaudes, appellees Aquæ Sextiæ : & crois le mesme Sextius autheur & fondateur des Bains d'Aist en Sauoye, leur antique structure & l'arc triomphal qui se voit encores, & dans lequel ie remarquay plusieurs caracteres anciens, mais qui ne se peu

Orose. l. 3. c. 20.

uent rallier, pour former quelques enseignemens à la posterité, leur nom d'Aist, auec la longueur du temps que Sextius commanda en ces pays, m'en font soupçonner quelque chose. De mesme en la Gaule Celtique, laquelle par deux fois au bouillon de son courage à triomphé de Rome, Et qui ne pouuoit estre la conqueste que d'vn Iules Cesar, fauorisé de la diuision des princes François (l'esfroy & la terreur de Rome) *namquotiescumque galli exarserunt, toties opibus suis Roma detrita est*, aussi Rome ne s'armoit iamais auec si chaude alarme que contre le tumulte Gaulois, pour lequel repousser, toutes dispances & exemptions de guerre estoient reuoquées non seulement le premier an des mariés, mais iusques au grand Pontife, qui en ce seul cas ẽdossoit le harnois, pour s'opposer aux Torrens de ceste guerriere nation, laquelle subiuguee par le discord des princes Authunois fut gouuernee par Proconsuls ou Præteurs Romains, & François residants sur les lieux, comme il se lit de Titus Labienus amy de Iules Cæsar, qui seiourna longuement à Authun & à Clermont en Auuergne, & ayant depuis pris le party des Pompeiens, en sa place, Decius Brutus fut nommé par Iules Cæsar son Præteur aux Gaulles pendant que Cæsar poursuyuoit Põpee. L. Munatius Plãcus Restaurateur de la ville de Lyon fut aussi Lieutenant aux Gaules, ou Ciceron le gratifie du tiltre d'Empereur designé, Syllanus

Oros. l. 3. c. 20.

Dion hist.

aussi sous Tybere, & apres luy Caius Silius qui commandant plusieurs ans en France deffit Florus, & Sacrouir qui si estoient rebellés, Posthumus, Victorinus, Lollianus, Tetricus, Saturninus, Marius, Magnentius, Maximus, Ærius, & plusieurs autres Gouuerneurs en France, qui tous d'vn commun desseing ce sont efforcez de gratifier ce peuple conquis, qu'ils entretenoient non comme subiugués mais comme Citoyens, les nommant les freres & amis des Romains: fauorisant entre toutes autres nations, la Françoise & notament les Anthunois appellez par eux *Fratres Romanorũ: Orationem principis sequuto senatus consulto primi Heduj senatorum in vrbe ius adepti sunt, & quia soli Gallorum nomen fraternitatis cum populo Romano vsurpant*: & ce qui preuue encore mieux le droit de Bourgeoysie Romaine, octroyé du Senat particulierement aux Authunois & à leurs voysins c'est le mesme autheur. *Primores Galliæ quæ Comata apellatur Ciuitatem Rom. pridem assecuti erant.* Ce que l'Empereur Claude, & toutes les practiques de Messaline ne peurent obtenir du Senat pour ceux de Lyon. Iaçoit que bien meritez & fidelles à l'Empire. De sorte que ces Proconsuls recognoissant l'inquietude des François, au recouurement de leur franchise naturelle, les traictoient le plus humainement qu'ils pouuoient, faisant en toute la Gaulle Celtique & Aquitanique, construire plusieurs Ponts, Amphi-

Prosp.

Tacit. l. 17.

Amphitheatres, Fontaines, Aque-ducs: pour la decoration des villes. *In Theatris, Balneis, fontibus, aquarum ductibus & flexibus vrbium fœlicitas consistit.* Ce qui se voit en Languedoc, Prouence, Lyonnois, Bourgõgne, Bourbonnois, la Marche. Et pour du tout bien faire à ce peuple, trouuant en ces pays la faueur, & les delices de la Nature aux sources chaudes, qui prouocquoient leur grandeur & liberalité, & les inuitoient à la despence, y construirent, & reparerent richement plusieurs Bains qui nous sont encore restez, mais non entiers, & plus en l'Authunois (sous lequel ie comprends le Bourbonnois) comme à Neris pres de Mõtluçon, ou les voutes, les marbres, & les medailles qui si souyẽt marquent y auoir autrefois eu vne belle & grande Ville dicte du nõ de Nerõ: Et par vissicitude ordinaire des choses maintenant vn petit bourg, au milieu duquel sont situez de beaux bains fort-chauds: il y a aussi des Bains à Vichy, & à Enos en Cõbraille, mais les plus somptueux & entiers tant en leurs sources, & Canaux qu'en leur structure, & merueilles de leurs effects sont les Bains de Bourbon, dignes suiects d'vne recerche plus industrieuse que la mienne, ne les voulant separer puis que mesme nom les honore, & mesme sceptre les vnit, mais seulement en faueur de l'ordre & de l'Ancienneté. Ie commenceray par la situation & stucture des Bains de Bourbon Lancy, &

Procop. de adi.

ayant faict le semblable de Bourbō l'Archẽbaud. Ie les r'allieray ensemble en l'origine, composition, qualitez, effects, & vsage de leurs eaux. Et moyennant ce, i'auray fourni la carriere entreprise, à la gloire de Dieu, à la memoire de mes Princes de Bourbon, à l'honneur de ma patrie, & à la commune santé des hommes.

LA SITVATION ET STRVCTVRE DES Bains de Bourbon Lancy.

CHAPITRE V.

SVr les extremes confins du Duché de Bourgongne, au Diocese d'Authun Parlemẽt de Dijon, proche d'vne lieuë Françoise de la riuiere de Loyre (moytoiante entre le Bourbonnois & le Duché de Bourgoigne) en vn pays releué de fertiles montaignes de tous costez hors celuy qui regarde le Bourbonnois, vers ladicte riuiere voisiné de forests, & de bois taillis, & dont le panchant du costé du midy & Septentrion est couuert de vignes, ou se treuuent des veines de terre rouge la plus douce & traictable qui se puisse œuurer pour la Poterie, sur vne croupe de montaigne est assise vne petite Ville, bastie par le dedans à la moderne, enceinte de murailles Antiques, de difficile accés pour l'eminãce de son assiette, nommee Bourbon Lancy, ou bourbon Nancy de quelques vns, non par Ancus Roy des Romains, comme quelques vns opinent non plus que *ab anseribus* fatales aux Gaullois, respoussés du Capitole par l'éclat de leurs sentinelles. Mais bien Bourbon Lancy ou l'ancien, ou ce que plusieurs tiennent par vn mot deriué d'Anceaume. Iean de Bourgongne puis-né de la maisõ de Bourgongne des quatre premiers Ducs, eut deux enfans l'vn nommé Anceaume, auquel pour partage echeut le Bailliage de Bourbon-Lanceaume, prenant le nom de sõ Seigneur pour la differance de l'autre Bourbon. Et ce mot d'Anceaume depuis c'est corrompu en Lancy. L'autre masle fut nommé Archambaud, auquel escheut pour son partage la Seigneurie de Dampierre en Bourgongne, & la Chastellenie de Bourbon en Bourbonnois, qui fut nommé par luy Bourbon-Larchambaud, de mesme que son aisné auoit nommé Bourbon Lanceaume. La ville de Bourbon Lancy est presumee de plusieurs, n'auoir esté que la basse-court d'vn ancien Chasteau qui se presente du costé du leuant, non seullement par la hauteur & epesseur de ses murailles, reuestues de glassis, & inaccessibles a cause de la profondeur & largeur d'vn fossé creusé dans le roc du costé de la ville. Mais encore imprenable sous la fi-

S. Iullien de Baleurre Doyen de Challon sur Saone en ses melanges histor.

delité, prudence & valeur du sieur d'Amazé preuuee par mille braues exploits de guerre: au pied de la montaigne ou est assis le Chasteau, le Bourg Sainct Ligier est situé, nom affecté es lieux ou coulent les eaux medicinales tant chaudes que froides. Et ce Bourg est assez logeable & commode pour les baigneurs: au costé du Chasteau vers le Septentrion est le Bourg Sainct Lazare. Et plus bas au mesme niueau du costé de Loyre le bourg Saict Martin (iadis vne tres-belle Ville) aux enuirons duquel se treuuent tous les iours en fouyant dans les vignes des medailles, & des ruynes de vieilles murailles, des grandes briques la plus part figureés, des marbres antiques en table, colonnes, cornices entablemens, frises, & architraues, & entre autres vn chapeau de colonne d'ordre coynthien enrichi de feuillages, & plusieurs autres fragmens, comme testes, bras, & iambes de statües de marbre que i'ay recueilli pour echantillons de l'antiquité. En la descente desdicts bourgs Sainct Martin & S. Lazare tirant vers le leuant, se voit vn grand chemin encore remarquable par neuf ou dix grandes pierres de taille, posees a plat qui font comme vn portal de ville, & vne muraille à chaque costé du chemin, qui reste encores nonobstant sa ruine, de deux pieds hors de terre, descendant enuiron deux cents pas, & formant le chemin, par lequel les anciens se conduisoient aux Bains: du costé d mydy tout proche des Bains s'eleue vne ſpatieuſe colline, iadis orgueilleuſe en palais, pour les commoditez & delices des Bains, les marbres, les iaſpes, les pauemens à la Muſaique, les cymens marbrez qui ſi treuuent en fouyant, & pandant les rauages des pluyes la quantité d'ærin & de plomb fondu qui roule auec l'eau, & vne ineſtimable foiſon de petites pierres de diuerſes tailles, & couleurs azurees, pourprees, iaunes, vertes, noires & blanches, quarrees, pour la plus part, les vnes plus tranſparantes que les autres, qui ſeruoient d'aſſortiſſement aux figures qu'ils repreſentoient en leurs paués, voutes, & enceintes, leſquelles ie crois auoir eſté ruinees par vn embrazement pluſtoſt que par autre decadance, l'ærin & plomb fondu me le font ainſi croire; ces Confins poſez pour nous faire voye dās le Cyrcque de gloire & l'aſyle des infirmitez, ou flottent nos Bains, ou l'Art & la Nature ſe ſont deffiez tant en leur ſituation, ſtructure, materiaux, que pour les qualitez des ſources eternelles, & viuifiantes autant delicieuſes que ſalutaires; Et parce que la plus part eſt comblee dans ſes ruines, & l'autre eſt cachee ſous les maiſons voiſines ou par vne ſecrette & malicieuſe intelligence, perſonne n'ayant eſté authoriſé en ceſte tant vtile recherché ces threſors demeurent enſeuelis, & crains que le temps ayant pour complice la meſchanſeté & negligence des hommes n'en abyſme la mela memoire; Ie descriray seulemẽt ce que i'ay veu, ce que l'ō peut voir ēcore & ce que les apparances & vestiges me font coniecturer: la situation des Bains est vn lieu bas & du costé qu'ils participent du leuant & du midy, y a vn grand Rocher depouillé de la hauteur de cinq à six toises & de la longueur de quelque cent pas ou plus tirant d'vn bout à vn autre. A l'vn des bouts du Rocher du costé du leuãt vne toise plus bas que l'aire ou paué qui est à present est la grande source d'eau chaude des Bains, sortant dudict Rocher, sous vne caue d'vne maison appellee Millet. C'este eau de la grosseur de la cuisse d'vn homme, tōbe dans vn bassin de pierre de taille bien cymãté, & reuestu de marbre par le dedans, & couuert d'autres pierres de tailles, la figure de ce bassin est ronde, sa hauteur de deux pieds & sa largeur de trois & demi: à vn endroict dudict bassin du costé qui regarde le midy, il y a vn canal de terre cuitte tout rond d'vn pied de rondeur sur touts endroicts, lequel par le dedans est remply d'vn canal de plomb de l'epesseur d'vn doit, & à ledict Canal de lōgueur plus de soixante pas qui s'estend le lōg du Rocher, duquel il est distant d'vne toise: ce canal est enueloppé & entorné comme d'vn estuy d'vne grosse muraille faicte à moulons de chaux & sable de six pieds d'epesseur, & d'hauteur en tout quarré pour empescher tout ce qui pourroit offencer ce canal contenu en icelle. Entre ceste muraille & le Rocher il y a vn canal de pierre de taille de l'hauteur susdicte pour receuoir les eaux pluuiales & autres immondices , qui tombent du Rocher & s'ecoulent autre part que dans les Bains . Dans le premier canal de plomb reuestu de terre cuitte y a sept autres tuyaux de plomb , sortants de ce rocher, qui distribuent à sept fontaines qui sont au dessus. Ainsi Claudian a depeint celuy d'Apone.

Interni fluit vnda calens per viscera montis,
In PATVLAS PLVMBI labitur inde VIAS:
Nullo cũ strepitu MADIDIS infecta FAVILLIS
Despumat NIVEVM fistula cana SALEM,
Multifidas dispergit opes, artemque sequuta,
Qua iussere manus mobile torquet iter.

La premiere & principale des fontaines est nommee du vulgaire , le Limbe , distant de la premiere source de trente cinq pieds, du costé du couchant, delaissant la grande source vers le leuant, c'est vn grand puys rond de trente quatre pieds de tour, & de diametre vnze pieds quatre pouces en œuure, par le dedans circui d'vne mariielle de marbre blanc, au dehors entourée enuiron trois pieds d'vn fort cyment de plusieurs pieces de marbre diuers en couleur, enchassé dans le cyments & faisant croute par dessus de semblable composition & couleur que sont les colonnes de sainct Pierre à Rome, releuees par le Pape Xiste cinquiesme : ceste premiere marijelle de marbre blanc, est hors de terre d'vn grand pied & autant en large ayant par le dessus des trous qui font marque de barreaux de fer posez anciennemẽt, comme gardes tout autour, ou d'vn treillis, duquel ce puys estoit couuert, de mesme que ceux de Bourbon l'Archambaud, vn pied plus bas que c'est anneau de marbre, par dedans le puys y a vne autre fausse marijelle aussi de marbre blanc, qui depuis peu du costé de Septantrion s'est cõme entr'ouuerte de sa liaison, & menace ruine: elle est plus estroitte en rondeur que la susdicte, & aduãce plus par dedans le puys estant consolee & supportee par le dessous de grandes pieces de marbre blanc droittes & fondees sur de grosses pierres non taillees, & iectees en fõds, comme pierres perdües: on tient ce puys auoir esté anciennement paué de marbre, qui estoit à fleur ras; entre les dictes pierres perdües & les consoles le paué percé en diuers lieux, & comme l'eau descendant du Canal de plomb qui la conduict au puis par le dessous du paué n'a moyen de prendre son cours ailleurs, ny refluer, force par la perpetuelle continuité de sa source plus haulte que le fonds du puys, ainsi pressee se souleue en bouillons qui se rompent & disparoissent sur l'eau, laquelle par deux ouuertures à fleur ras de la marijelle plus haute, par vn canal rez de terre faict de pierre de taille & de cyment est portee dans le lauoir, ou Bain, que ie nõme Royal. La vuidange de ce puys se faict par vn gros canal de plomb, qui pisse tout à trauers sous le paué du Bain Royal, & sera desgorger à fleur de terre, dans l'ouuerture qui vuide ledict Bain, ce canal est estouppé d'vne quantité de ceruse & autres immondices qui s'y sont engendrées.

Entre la maistresse source, & ce grand puys y a vne petite fontaine qui reçoit peu d'eau de la source principale, laquelle ayant fourny l'eau necessaire aux autres fõtaines, fait refluer le reste en la superficie qui se cõduit en icelle fontaine, faicte en voute, pauée de brique & de cyment, ayant vn pied & demy de large, & de profondeur demy pied d'eau, qui fluë par vn canal de pierre de taille cymãté, partie se meslant auec le canal du grand puis, & l'autre se cõduisant iusques à la premiere niche, de laquelle elle tombe dans le Bain Royal, ceste fontaine est distante de la source principale du puys de douze pieds, & du rocher vingt-huict.

En continuant le long du rocher se presente vne autre fontaine, dicte Sainct Legier, en forme d'vn puys, dont la structure est tresbelle, d'vne seule grande pierre de taille, en figure Hexagone où à six pans, posée sur vn quarré de pierres de taille, & le fõds d'icelle, paué, percé par le milieu, d'où s'esleue l'eau qui la remplit. Que s'il aduient que par des immondices ce trou soit estouppé, l'eau s'escoule par les ioinctes dudict quarré, aucunement entr'ouuertes : du costé du rocher & du leuãt, ie me suis peiné de la faire espuiser à bras, mais estant paruenu au quarré, l'eau se rẽforça tellement par le fonds & par les ioinctes qu'elle m'osta la veuë du fonds que ie touchay. Le dessus de ceste grande pierre à six pans qui faict la capacité de ceste fontaine, est couronné d'vne cornice de marbre blanc, de demy pied de large, posée sur le cyment & attachée de grands cloux de cuyure qui se voyent encore, & de la en haut vers son comble, s'arrōdit en voute, autrefois toute reuestuë de marbre : ceste fontaine contient en rondeur par le dedans deux pieds & demy en haulteur, depuis le quarré iusques à la voute de cinq à six pieds, l'eau qui y entre vient du mesme canal que celle du puys par vn canal de plomb qui s'ouure par le dessous de son paué percé: à fleur de terre est vn canal de pierre de taille & de cyment qui conduit son eau au Bain Royal, & par le costé qui regarde le Midy, au fonds vn autre canal de plomb qui luy est cōmun & à la fontaine plus proche, par lequel leurs eaux se rendent communes, lors que le canal qui vient de la source est empesché, ou celuy qui porte leur eau au Bain Royal, & pour se vuyder & nettoyer, par la descharge de son eau dans l'autre qui la suyt : pour n'estre ennuyeux de redire souuent mesme chose, & preuuer la communauté des canaux de ces fontaines, ie diray ce que i'ay veu: si l'vn des esgoux qui sōt aux niches du Bain Royal, cesse rendre l'eau de sa fontaine, l'esgout plus proche la reçoit, & double par ceste nouuelle affluance la quantité de son eau, que s'il eschet que la fontaine prenne sa quotité d'eau ordonnée de la source, & que le passage de ſon canal ſoit libre au cours de ſon eau dans le Bain Royal, elle la retire à ſoy, & fluë par l'eſgouſt de ſa niche, ainſi que la commune confuſion des Optiques, qui meſlent leurs eſprits par l'vnion de leurs moëlles poreuſes, ſi la cataracte par le dehors ſ'entremet au rencõtre des deux lumieres exterieure & interieure, ou que la goutte ſerene bouche par le dedans le paſſage de l'vn des Optiques, les eſprits reflechiſſent & ſe vont rendre à l'œil ſain, le font enfler & groſſir par leur cõcours, dilattent ſa prunelle, & le font par renfort de lumieres plus cler-voyant, iuſques à ce que le chemin rendu libre ils reprennent leur premier train.

En ſuyte ſe rẽcontre vers le Midy vne quatrieſme fontaine, de meſme forme, ſtructure, profondeur, & largeur, faite de pierre de taille, en rondeur comme vn puys, auec ſon quarré en fonds, ſon paué de pierre de taille percé comme deſſus, deux canaux de plomb, tous deux regardant le Midy, l'vn pour communiquer ſon eau à la fontaine qui là ſuyt, & l'autre pour ſe vuyder auec les deux fontaines qui la coſtoient, & ſe vont rendre dans vn canal de pierre duquel nous parlerons, ell'a auſſi ſon canal de pierre & de cyment rez de terre qui conduit ſon eau au Bain Royal, les veſtiges paroiſſent qu'elle a autrefois eſté encrouſtée de marbre, ſa voute eſt de moulons. Tout autour de ces fontaines croiſt grande quantité de creſſon, la meſme choſe auoit en Apone eſtonné Caſſiodore, *Ridet Florenti* *Variar. l. 11. epiſt. 39.*

gramine & nasturtio facies decora campestris, quæ etiam ardentis aquæ fertilitate lætatur, miroque modo dum salem generet sterilem, nutriat ac pariter & virores.

En mesme ligne & distance des deux susdictes fontaines, se faict voir vne cinquiesme fontaine, de mesme forme, haulteur, profondeur & enrichissement que les deux precedantes, auec son quarré en fonds, ses deux canaux de plomb, l'vn qui porte l'eau du canal de dessus, & luy despart sous son paué percé, mais moins chaude, pour quelque portion d'eau pluuiale qui s'y mesle, se coulant à trauers quelque ioinctes relaschées par caducité: l'autre tuyau de plomb la vuyde, s'allant ioindre aux autres, qui de mesme mettent à sec les deux precedantes fontaines, & toutes trois deschargent leur eau dans vn canal de pierre de taille, de la haulteur d'vn homme & de la largeur d'vn pied & demy: & trauersant vers le Midy, ayant receu les eaux des susdites trois fontaines, vn pas ou deux plus bas recueille du costé du rocher les eaux pluuiales, par vn echenal de pierre, & continuant vers le Midy va ramasser les esgoux & descharges des deux fontaines plus basses: ceste fontaine a de mesme à fleur de terre son canal de pierre & de cyment qui conduit l'eau au Bain Royal, ell'a mesme distance du rocher & de la precedante, que les deux autres.

Passant outre tout au lõg du mesme rocher vers le Midy se presente vne tresbelle & grãde fontaine, nommée de la liberale reparatiõ faicte en icelle, par Louyse de Lorraine Royne de France, fontaine de la Royne, sa figure est quarrée de six pieds en quarreure, sur chacun sens, faicte de pierre de taille, pauée au fonds d'vn paué de marbre gris, aucunement ruiné, percé aux quatre coings & au milieu dudit paué, voutée à la moderne: ceste fontaine reçoit la sixiesme portion de l'eau de la source principale qui s'espanche le lõg du Rocher: l'eau de ceste fõtaine ruisselle par vn canal de pierre & de cyment dans vne petite Auge de pierre de taille toute descouuerte, & de là va tomber au Bain Royal, se pouuant ladicte eau destourner ailleurs vers les estuues & y conduire ses eaux, ou pour se nettoyer, & ce par deux gros canaux de plomb qui sont couchez à son fonds du costé des anciennes estuues, & se desgorgent dans vn canal de pierre de taille, de la hauteur de cinq pieds, & large de deux, regardant le rocher par l'vne de ses extremitez, & de l'autre trauersant, reçoit les eaux du canal qui vuyde les trois fontaines susdites & les eaux pluuiales, & va aboutir à la grand de Vuidange des Bains: Plus outre vers le Midy, & à deux ou trois pas proche de la fontaine de la Royne y a vne source d'eau chaude maintenant couuerte, autrefois remarquée iecter autant d'eau qu'aucune autre qui y soit, laquelle on croit n'auoir le cours & département de son eau au Bain Royal: Ie prẽdray occasion par ceste ruyne d'aduertir le Lecteur d'vn doubte que i'ay,(authorisé toutefois de cõiectures qui s'ẽsuyuẽt,) qu'il y a en ces endroits quelque autre source chaude q̃ la premiere qui se distribuë aux fõtaines susdites, ou qu'à l'extremité de ce canal de terre cuitte ayãt apané les sept fõtaines, qu'il y a encore vn canal, lequel passant par dessus la fontaine de la Royne, & costoyãt ces deux qui la vuydent, ensemble portent leurs eaux ailleurs q̃ dans le Bain Royal, & ce vers les estuues: ces deux canaux de plõb qui se ioignẽt & qui sont cõme deux coulerines, qui veritablemẽt deschargẽt la fõtaine de la Royne dans le canal de pierre susdict, mais les voir si gros & si capables, n'auoir autre vsage, auquel vn d'eux, voire vn moindre beaucoup suffiroit, outre ce le peu d'eau que la fõtaine de la Royne contribuë au Bain Royal, pour en auoir quantité, l'insupportable chaleur qui se ressent de l'eau de ces deux canaux de plomb, qui flancquent droict à droict les estuues presumées, & puis ceste septiesme fõtaine qui despart son eau ailleurs qu'au Bain Royal, entretient dauantage mon doubte, pour l'employ de ces eaux: qui plus est deux grands canaux de pierre de taille d'vn pied & demy en quarré, que i'ay soigneusement consideré conduire quantité d'eau fort chaude, dans le canal de la Vuidange des Bains: ces eaux chaudes ne prouiennent des fontaines d'escrites, d'autant que les canaux qui les deschargent sont tous bouchez, & les fontaines tousiours plaines d'eau, laquelle à mesure qu'elle est receuë par elles, aussi tost la mesme quãtité est enuoyée par leurs canaux de pierre & de cyment dans le Bain Royal.

DE LA FORME ET STRVCTVRE DE L'AMphiteatre, dit Bain Royal.

CHAPITRE VI.

AV dessous de ces merueilleuses fontaines en distance enuiron de cinq à six pas, se releue le Bain Royal, en forme ronde, lequel vnissant deux aspects, & rassemblant deux hemispheres i'ay nommé Amphitheatre semblable aux arenes de Nismes, & aux antiques Piscines, tant Iudaïques que Romaines: sa Structure est si merueilleuse en ses materiaux, quelle est incertaine & presque incomprehensible à nostre siecle, toute ceste rõde enceinte est construicte de grandes pierres de taille, quelques vnes naturelles, la plus grand part fusiles & materielles recognuës par Martial.

Non silice duro TRVCTILI-VE CÆMENTO. *Epigr. 9. l.*

Ces pierres sont posées par diuerses assiettes, en trauers, en long, d'autres toutes droittes, liées non auec chaux, mais auec cyment & cramponnées de fer, ayant six pieds d'espesseur tout autour: Les choses du monde n'estant que le ioüet & la proye du temps, nous ayant rauy l'inuention des pierres fusiles me portent à vn doubte, sçauoir si la structure de cest Amphitheatre est de seules grãdes pierres de tailles, ou bien fonduës dictes fusiles & cymentaires : de moy ie cõsens à l'opinion de ceux qui ont la cognoissance des materiaux, dont les anciens bastissoient à l'eternité leurs Amphitheatres, aque-ducs, & arcs triomphaux, & qui iugent l'enceincte de nostre Bain de pareille estoffe: & pour n'estre trop facile au dire de tels Pythagores, ie fortifieray leur party par demonstration & experience : qui ne iugera ceste masse de pierre qui est au deuant la maison des Bains n'estre vn rocher naturel ? si toutesfois on met vne portiõ d'iceluy dans la forge d'vn mareschal, en peu de temps on la verra rougir & estinceler, comme vn fer ardant, toute transparante, & par l'arrousement d'vn peu d'eau se reduire & escouler en cendres, dauantage si on remarque la diuersité des parties qui se voiẽt en ceste pierre, ouuerte & rompüe de petits scrupules, des cailloux ronds, longs, enchassez, des apparences de brique & d'ardoise pilées, paistries & liées par vn artifice que i'ignore : de sorte que si ce rocher est pierre fusile & vn reste de materiaux de nostre Amphitheatre, biẽ recognu pour auoir esté fondu & artificieusemẽt destrempé & desseché: que deuons nous estimer de ces grands quartiers taillez à fantaisie, qui font l'enceincte du

Bain

Bain Royal ont ils plus de durté & de liaison que ce rocher artificiel ? & puis est-il vray semblable que les Romains maistres & souuerains de toutes choses, qui auoiét tant trauaillé pour la decoration de ces Bains, qui par leur puissance & industrie planoient les monts & montaignoient les plaines, perçoient les montaignes, tailloient les roches, eussent laissé au front de leurs Bains cest empeschement, & l'importune deformité de ce petit rocher en vne belle & spacieuse place? mais i'ose bien dire, presumât leur ambitieux desseing, qu'ils ont plustost laissé ce roc fusile & artificiel pour vn cartel de défy, ou surprise de la posterité, comme vn rideau de Parrhase ou les trompeurs raisins de Zeuze. Dans l'espesseur de la muraille de nostre Bain Royal, du costé du Couchant, ou du Bain public, six pieds plus haut que le paué du Bain, il y a vn gros canal de cyment plus de demy pied en rondeur, qui reçoit l'eau du grand puys, quâd on la veut destourner du Bain Royal, & se conduit tout le long de la moitié dudict Bain iusques à la niche par laquelle la vuidange du Bain se faict, & passant dans ce canal de cyment, distribue son eau dans le Bain public par des ouuertures qui respondent au milieu des sieges de ce Bain: & encore plus haut vers l'autel ou pied d'estail, sur lequel la statuë estoit posée & dont nous parlerôs en son lieu: ce canal de cyment se voit manifestement, mais vn peu rompu par le dedans du Bain

Royal, ou l'on n'est si tost descendu, que l'on voit douze grandes niches, arrangées par esgale distance & proportion d'enfondremés, anciennement nommées SYGMATA ou SOLIA, & de nous sieges & niches, differentes de couuert, de marches, & d'vsage, les six qui costoyent les fontaines sont voutées par dessus, celles qui leur sont opposées à face sont quarrées, les premieres n'ont que deux marches, l'vne est commune, qui ioinct le paué du Bain, & va tout autour d'iceluy, ayant vn petit pied de hauteur: l'autre plus haute d'vn pied & demy, n'a que deux places, la troisiesme est occupée au dessus par vn esgout, les autres niches ont trois marches, leur premiere est la mesme qui enceinct le Bain à fleur de son paué, & deux autres encore par dessus assez capables pour seoir trois personnes: l'vsage des premieres niches est double, l'vn commun à elles & aux autres, de seruir de sieges & de retraictes aux baigneurs fatiguez de la nage, ou importunez de la chaleur de l'eau ou de la sueur, pour là se rafraischir & se reposer

Sydonius.

Hinc pigras repetunt fessi sudore LACVNAS
Frigora queis longæ damna dedere moræ.

Claudian.

L'autre, qui leur est particulier pour receuoir l'eau des fontaines, qui par vn échenal de pierre fusile aduancé d'vn demy pied, tôbe dans le Bain, & se respand sur telles parties du corps qu'il plaist aux baigneurs assis: des niches qui ont cest vsage la plus haute qui est du costé de la maison des Bains, est pour le present à sec, & n'a aucune voiture d'eau, autrefois comme ie pése dediée pour receuoir l'eau du grand puys, mais son canal est bouché: presque à mesme niueau de son esgout, tirant vers le Leuant se voit tout à trauers de l'enceincte du Bain vn gros trou, qui vomit l'eau qui luy a esté enuoyée du grand puys, & vne portion de celle de la petite fontaine: par l'autre niche qui suyt du costé des fontaines, est versée l'autre portion de l'eau de la susdite petite fontaine, & toute celle de la fontaine Sainct Legier: les trois inferieures niches respandent par les esgouts, les eaux des trois fõtaines qui s'entresuyuent, la septiesme fontaine atterrée n'ayant aucun commerce auec le Bain Royal: Continuant la suitte de ces niches, ayãt outrepassé celle qui sert de descente au Bain des pauures (qui est vn quart du bain Royal) se recognoist celle par laquelle le Bain se vuide par deux endroicts du costé du Midy, l'vn qui est comme vne bonde à fleur du paué d'vn pied de large, & d'vn demy pied de hauteur, & trois pieds plus haut en la mesme niche, presque de mesme forme & dimẽtion que le sousdict est l'autre deschargeoir tousiours ouuert pour esconduire les immõdices qui se peuuent concréer sur la superficie de l'eau du Bain, ou de la crasse des baigneurs, & pour garder vne tousiours esgale quantité d'eau pour ceux qui se baignent, laquelle ayant plusieurs fois faict vuider, pour mieux considerer la structure, les degrez, &

la dimention des niches, tandis que l'on nettoyoit ls murailles & le paué du Bain, ie les remarquay construictes de cyment autrefois encrouté de marbres blanc, gris, & serpentin comme encore, plusieurs fragmens de ces marbres adherans au cyment le tesmoignent: la marche ou plustost le sousbassemēt qui est releué d'vn petit pied en quarré à fleur du paué, & qui rassemble & circuit les deux hemispheres de l'Amphitheatre, est de mesme estoffe que le paué, reuestu de tables de marbre blāc assez remarquables en plusieurs endroicts, & de mesme aux autres marches & sieges qui sont dans la capacité des niches, tout le reste de la muraille, & le fonds des niches est de pierre fusile, couuerte de cyment rougeatre, & ce cyment encrouté de marbres colez sur iceluy, & gramponnez à cloux de cuiure de la longueur d'vn demy-pied ou plus, d'autres plus petits tous fichez dans le cyment, auquel encore paroissent les vestiges: en plusieurs lieux, les marbres estoient attachez par cheuilles de marbre noir & gris, semblables aux pierres Lynx ou Iudaïques, desquelles i'ay veu plusieurs pieces, & des cloux de cuiure & d'érin entiers: la quantité de corniches, de traues, frises, architraues de marbre, iaspe & porphire de plusieurs couleurs differentes: qui se sont trouuées dans les ruines, font croire auoir iadis esté des enrichissemens, qui par certaines & proportiōnées distances, embellissoient ceste enceincte

& remplissoient de plusieurs cernes, le vuide des encrouteures de marbre blanc, de sorte que, & la diuersité de ces ornemēs, & la varieté de leurs formes & couleurs, pouuoient contenter & arrester la pensée & les yeux des baigneurs, pour ne se lasser du profit que receuoit leur santé par le Bain, & au lieu de ces marbres anciens tant dehors que dedans, ledit Bain en plusieurs lieux, pour marques de la santé de ces eaux, & pour enseignes de la vie qu'elles meliorent & prolongent, dans les ioinctes des cyments croist ceste souueraine plante *saluia vita*, conseruant le teinct de sa verdeur au hale de ces vapeurs souphrées, ainsi Claudian s'esmerueilloit de voir les fōtaines chaudes d'Apone reuestues d'herbes.

Quis sterilem non credat humum, fumantia VERNANT
Pascua, luxuriat GRAMINE COCTA *silex.*
Et cum sic RIGIDO *cautes* FERVORE *liquescāt,*
CONTEMPTIS *audax* IGNIBVS HERBA *viret.*

Au plus haut de l'enceincte, se voit vne grosse cornice de marbre blanc, en forme de couronnemēt, & surtout dessus paroissent des enseignes de la continuation d'vne ancienne & riche voute, couuerte au sommet en dome, enrichie de lozenges de porphyre & de iaspe de bijarres couleurs, cōme il s'en trouue appliquées par compartimens: ladicte voute fenestrée en plusieurs lieux, qu'ils appelloiēt *Lata specularia & vitreamina*, qui s'ouuroiēt pour la libre exhalation des vapeurs du Bain. *Vitruue.*

pour l'entrée & reception du Soleil au Bain, & pour le cõtentement de voir l'agreable horisõ d'autour, la diuersité des bois & les croupes des montaignes des enuirons, & se fermoient en hyuer en temps pluuieux ou venteux, les ouuertures d'en-haut respõdant aux niches d'en-bas, auec continuation & suitte des enrichissemens susdits, selon l'attestation que leurs ruines & fragmens nous donnent: ce magnifique Amphitheatre, ou Bain Royal, a de hauteur depuis le paué iusques au dessus bordé de la grande cornice, quinze grands pieds, de rondeur vingt & trois toises, de largeur onze toises, ses niches de douze à treize pieds de hauteur, de six en largeur, & de quatre pieds de profondeur d'eau lors qu'elle est en son plain. Ioignant le Bain Royal du costé du Couchant, s'est depuis peu descouuert vn autre grand Bain appellé par Philander sur Vitruue. *Publicum subdiale lauacrum quod amplè patet ac plus quingentorum hominum est capax*, (ceste estendüe est bien apparente, mais les confins de Philander sont suspects) nous le nommons Bain public, son plan est aucunement quarré, on le dit de douze toises de largeur, & de neuf de longueur, sa capacité est de comprendre en soy ou en ces sieges qui l'enuironnent & trauersent, cinq cens hommes, sa structure n'est moindre en estoffe, que celle du Bain Royal, la figure duquel, l'esleuation de son enceincte, l'enfondrement couuert de ses niches, & de son dome, apportent la difference l'enceincte de ce grand Bain est enuiron de cinq pieds de hauteur, & de deux pieds de largeur, de pierre de taille & de grè reuestües par le dedans de marbre blanc, & enrichies de corniches à fleur d'haire & de terre, & son paué esgal à l'autre: du costé du Bain Royal paroissent six grands sieges à trois marches, toutes de cyment, & reuestuës de marbre blanc, faisant le reuers des niches du Bain Royal, cinq ou six pieds en haut du paué: au dessus de chacun des sieges estoit conduite l'eau du grand puys, par le canal de cyment sus-mentionné, enchassé dans la muraille du Bain Royal, & encore plus haut vers la Ville vn canal de la mesme eau qui tõboit dans le grand Bain, au milieu d'vn petit hemisphere sur vn Autel ou pied d'estail, sur lequel anciennement estoit posée vne Statüe de marbre blanc de deux folastres Baigneurs; deux ou trois pas plus bas vers Midy s'est encores descouuert vne Auge dicte anciennement *Labrum*, couchée & mastiquée sur vne muraille trauersante le grand Bain, haute de quatre pieds, ceste Auge est toute de marbre blanc, longue de quatre pieds, & large de deux, profonde plus d'vn pied & demy. Ce Bain public est ainsi que les Bains de Neris trauersé de plusieurs murailles de pierres de taille, encroustées de marbre par le dessus, & de chaque costé releuées de marches, aussi couuertes de marbre, & ces murailles à fleur du paué sont ouuertes, pour se communiquer les eaux chaudes, lesquelles ie n'ay encore recognu venir dãs ce Bain public d'ailleurs que du canal de cyment, estuyé dãs la muraille du Bain Royal, laquelle il respand, cõme i'ay dit, sur l'autel, & sur les six niches du Bain public. I'ay bien remarqué vn canal de plomb, gros comme la cuisse, qui vient du costé du Leuãt, regardant la fontaine de la Royne, lequel passoit autrefois sur le grand canal de la vuidange des Bains, & se voit encore souz le pressoir du sieur Robert, qui conduisoit l'eau chaude ou dãs le Bain public, ou dãs quelque estuue, comme ie diray cy apres : vers le Septentrion vis-à-vis l'Eglise sainct Legier s'est trouué vn canal de cyment tout reuestu de marbre blãc, ayãt vn pied de hauteur & demy pied de largeur, couché sur le paué du Bain public, lequel ie croy trauerser tout ledict Bain vers le Midy : en nostre recherche ce canal ayãt esté ouuert, on le trouua plein de limon & d'eau tresfroide la plus claire qu'il est possible, & suaue au boire: & du mesme costé trois toises plus bas, s'aduãce vn gros tuyau de plomb de la grosseur du genouil, qui iecte aussi de l'eau froide sur trois ou quatre marches de cymẽt: tout ce grand Bain se vuide & nettoye par deux endroicts, tous deux du costé du Midy, l'vn qui est le plus haut ioignãt le Bain Royal à fleur du paué en forme d'vne écluse, ne meslant son eau dez la sortie auec celle du Bain Royal, mais huict ou dix pas plus auant du costé du Couchant, ayant en ceste estandüe son canal separé d'vne grosse muraille de celuy de la vuidâge cõmune ou apres il se va rẽdre & y mesler sõ eau: le dess⁹ de ces deux grans canaux est couuert de cymẽt rouge, auec des tables de marbre ẽtre les deux cymẽts pour l'affermir d'auãtage, l'autre canal qui vuide le grãd Bain, est vers l'encoingneure du mesme costé du Bain, & ce canal est faict de grandes pierres de taille, ayant en quarreure vn grand pied & demy posé à fleur du paué, & conduict son eau sous le cymetiere, & le iardin du sieur Robert, dans le grand canal de la vuidãnge generale. Aupres la muraille du Bain public du costé du couchãt ou est apresant le grand four, on a faict rencontre d'vn autre Bain, que l'on presume fort grand & capable, duquel les marches sont de cyment rouge, auec deux gros canaux de plomb, atterrés sous le four, & les maisons voisines, au detriment de la santé publique, & nulle vtilité particuliere: plus haut que le Bain Royal vers le midy, & aux enuirons la fõtaine de la Royne, il y a vn grand espace comblé de ruines, ou l'on croit les estuues auoir esté, & que les deux canaux de plomb qui vuident l'eau de la fontaine de la Royne, & la septiesme fõtaine, & autres sources proches de (la soupçonnées par moy pour les raisons plus haut alleguees) fornissoient l'eau pour echauffer les estuues, osant asseurer (par la franchise & fidelité deuë à ma profession) que ces Mazures les atterrẽt: l'employ de tant d'eaux chaudes, qui n'entrent dans les Bains, & qui se vuident par ces deux grands canaux de pierre de taille de ce mesme costé dans la vuidange des Bains, ayant serui aux estuues ioignant desquelles vers le couchant il y a vn petit Bain quarré enuiron de deux toises tout encrouté de marbre blãc auec vn canal de plõb, qui entre en iceluy; & si l'on ma dit que proche ce Bain se sont descouuerts plusieurs petits quarrés fort riches en materiaux en forme de sieges, propres pour les estuues: ceste ruine est plus preiudiciable qu'aucune qui soit nous retrãchant la plus douce partie du Bain.

Le grand canal de la vuidange des Bains, est du tout merueilleux en sa structure, en ses sinuositez, en la reception de diuers canaux, & en son estandüe, & d'autant que peu de personnes abordent ces merueilles pour y vouloir entrer, à raison de l'importune vapeur qui y couue n'estant eventé comme il souloit autrefois par les soupiraux qui sont comblez, pour l'auoir plusieurs fois visitté depuis son commancement iusques aux ouuertures qui sont vers les prez appellés par le vulgaire les rotonditez bien qu'impropremẽt, ie me seruiray toutesfois de ce mot pour confin, & ayant curieusement cõsideré auec des flambeaux les particularitez les plus cachées, ie puis hardiment & veritablement attester n'auoir veu chose si industrieuse, & si magnifique pour l'vsage auquel il estoit construit, sa structure est toute de quartiers de pierre de taille lesquels sont de chaque costé de tant plus longs & larges, que l'on continüe auant son chemin, leur longueur estant le plus communement d'vne toise & leur largeur d'vne demy toise, iusques à la diuision du canal qui se faict enuiron deux cent cinquante pas de son embouchcure au dessous du iardin Robert, tirant vers le couchant & de la plus bas sa structure est partie de pierre de taille, partie de pierres communes quarrees posées comme à la ligne, & liées de chaux & sable, son paué est par tout de pierre de taille, mais son couuert est tout dissemblable: des son entrée enuiron trante ou quarãte pas la couuerture est toute de pierres de taille carrees & couchees à plat, & enuiron cent cinquante pas plus bas de grandes pierres taillees en voutes & de la en hors de moulõs & pierres menües, & pres de la sortie & ouuerture qu'on a faict vers les rotunditez la voute a failli, & n'ya plus que la terre: enuiron soixante pas de l'entree du canal en sa voute, il y a vn grand anneau de pierre de taille en forme de soupirail par lequel aisement vn homme peut descendre, & cinquãte pas plus bas vn autre semblable, mais touts deux à present couuerts de terre, & lesquels estants ouuerts randoient plus accessible & moins estouffante la visitte du grand canal, on peut presumer que en mesme distance il y auoit des soupiraux par toutte la voute: cent cinquante pas de l'entree du grand canal, sa voute est rompuë dans le iardin Robert, & sur ceste ouuerture a esté construit vne estuue, par la liberalité de Mõseigneur de Beau-lieu Conseiller du Roy & Secretaire de ses commandemans. Ceste Estuue est toute ronde voutée, euentée par vn petit souspiral vers le midy, & ouuerte du costé de Septantrion, pour y suer assés commodemẽt, les sinuosités & reflexions de ce grãd canal ne sont de moindre admiration, se recourbant de vingt, trante, & quarante pas au droit desquelles il se dilate & amplifie en quarreure, & par des angles de pierre de taille detourne le cours de son eau: l'vsage de ces anfractuositez & mæandres est pour r'amasser de touttes pars les eaux tant chaudes que froides seruants aux Bains & pour leur decharge et netteté aussi pour distribuer son eau chaude à plusieurs Bains particuliers, ce qui nous sera clair par le fidelle rapport & suitte que ie feray des canaux qui s'y rendent de toutes parts. Ces replis tortueux empeschẽt le parfaict iugement de l'estandüe de ce canal: il est vray que fort loing des Bains vers le couchãt paroissent des ruines anciennes que l'on dit estre des moulĩs à draps & taĩtu reries audroit desquelles ce grand canal est ouuert, son eau à raison de la chaleur & du melange de ces mineraux estant fort propre a fouler les draps, & faire prandre tainture de longue duree comme on veut rapporter de Philander, *vsus earum aquarum multiplex est, vt quæ præter balneas plura præstet tum priuata tum publica opera fullonibus præcipue vtilis*, & ayant forny à ces draperies, Ces eaux se perdoient, ou estoiët conduictes dans des champs, pour les arrouser, comme en Asie, ce que les Iurisconsultes nous confirment *Labeo ait etiam si prætor hoc interdicto de aquis frigidis sentiat tamen de calidis aquis interdicta non esse deneganda, namque harum quoque Aquarum vsum necessariũ esse, nonnuñquam enim refrigeratæ vsum irrigandis agris præstant, his accedit quod in quibusdam locis, & cum calidæ sint irrigandis tamen agris necessariæ, siue vt Hieropoli, constat enim apud Hieropolitanos in Asia agrũ aquacalida irrigari* Vitrum. l. 8. Cap. 3. on ma dit qu'vn bourgeois de Bourbon a des arbres qui tousiours portent les premiers des fruicts tres-bons & sauoureux à cause du grand canal qui passe sous son verger. La lõgueur de ce canal est de trois cent pas ou plus depuis son entree iusques aux rotunditez, & d'icelles pres d'vn quart de lieüe iusques à ces ruines de moulins, la hauteur & largeur n'est egale par tout, nulle part toutesfois plus haut de six pieds, & plus large de deux, & communement plus haut & plus large vers les recoings de ses retours.

Venons au denombrement des canaux qui y entrent: dez que ce grand canal s'eleue de terre il reçoit les eaux du grand puis de marbre, celles du Bain Royal par les édroits desia mantionnées, & tirant vers le couchant à main droitte enuiron deux toises en auant, se faict voir vn grand canal de pierre de taille de figure quarree, d'vn pied & demy d'ouuerture, lequel à fleur du paué conduict l'eau du Bain public dans ce grand canal, presque à l'opposite de l'autre costé qui est du midy on voit vn autre canal d'vn pied en quarré distãt du paué du grãd canal de trois pieds de haut : plus bas vne toise, & demie du mesme costé se presente vn grãd canal de pierre de taille quarré, & dans iceluy vn canal de plomb d'enuiron demi pied de gueule, qui degorge demy pied de haut dans le grand canal. Enuiron vne toise & demie du mesme costé, se voit vn autre canal quarré & fort profond tout paué de pierre de taille, equel reflechissant vers le droict des estuues aporte quantité d'eau aussi chaude que celle du grand Puis, & est esleué de deux pieds du grand canal. Du mesme costé enuiron deux toises se treuue vn autre canal de pierre de taille, ouuert d'vn grand pied & demy en quarreure & qui est le degorgement des deux autres canaux desquels le premier vient en biaizant deuers les estuues & faict couler de luy aussi quantité d'eau fort chaude : l'autre qui se rend dans le susdict vient tout droit par le trauers, comme s'il venoit du midy & n'en sort riẽ, tous deux sont eminans de trois pieds du paué du grand canal.

Du costé droict ou du Septantrion trante cinq ou quarante pas plus bas que l'entrée du grand canal se voit vn petit canal quarré & ouuert plus de demy pied, distant du paué du grand canal de trois pieds, duquel ne sort rien, & regarde le grand Bain ; par ce canal i'ay opinion que l'eau froide portée par le canal couuert de marbre blãc qui trauersoit le Bain public, tomboit dans le canal de la vuidange des Bains.

Deux toises plus bas du mesme costé & à fleur du paué se treuue vn grand canal, en forme de voute tout de pierre de taille, de deux grand pieds d'ouuerture, & d'vn pied & demi de hauteur, par lequel ie presume le Bain public se vuider, veu mesme que vis à vis d'iceluy à esté decouuerte la vuidange du Bain public, ou de celuy qui est au dessous: trois toises plus bas du mesme costé se recognoit vn canal quarré de pierrre de taille d'vn grand pied & demy de gueulle, & haut de deux pieds du paué du grand canal.

Quatre ou cinq toises plus bas, droit à droit de la maison de Berier recourbant vers le leuant, y a vn canal fort grand à fleur de paué faict de pierre de taille en arcade & par les flancs & voute de menües pierres, ayant d'ouuerture trois pieds par le trauers & d'hauteur quatre pieds.

Cinquante pas plus bas du costé du Septétrion on aperçoit vn autre grand canal d'vn pied & demy d'ouuerture, tout de pierre de taille, plus haut que le paué de quatre pieds: par ce canal i'ay opinion les eaux pluuiales auoir esté conduittes dans le canal de la vuidange vniuerselle.

Dans tous les canaux susdicts, & dans les ioinctes de pierres du canal, les fanges s'amassent des vapeurs de l'eau epaissie & croupissant en ces petites retraittes, ou elle adhere, estant de sa nature vnctueuse, & mixtionnee de mineraux, lesquels elle represente par sa couleur rougeatre, grise, iaune, verte, noire: la plus douce & friable que ie touchay iamais, de consistance mediocre, & chaude en sa premiere qualité.

Plus bas enuirõ vne toise & demie du dernier canal, toutte l'eau du grand se mepart en deux egales portions, & du costé du couchant va droit dans vn canal vouté, aussi large, haut, & de pareille structure que le grand, par ce dernier ie crois que l'eau des Bains particuliers qui estoient aux maisons en tout ce quartier estoit distribuée: & le reste de l'eau cy dessus tornant & reflechissant à gauche vers le midy continüe son cours, lequel en tournoyant on peut voir au dessous du iardin Robert vers les rotundités, ou du costé du Septantrion on voit clerement vn canal se rendre à fleur du paué dans le grand, par lequel ie pense les Bains particuliers se vuider: Ceste suitte & denombrement de canaux ne peut estre de la posterité iugee trop curieusement, & le malicieux pourra dire inutilemẽt recherchee par moy, moins leur structure vaine, & sans fruict, que si à la presente consideration, i'adiouste les vestiges & les ruines causees par les iniures des siecles & la malice

lice des barbares leurs partisans, & que nous mettions tout sur le bureau d'vne industrieuse & equitable meditation pour se former par ces echantillons des notions viues de l'ancié estre des merueilles de ces Bains nous serons informés de la verité des choses.

Pour à quoy paruenir examinons c'est espace presomptif des estuues anciennes, iugeons la quantité & le cours des eaux chaudes qui y sont & qui de ce costé se vuident allieurs, la distance depuis la fötaine de la Royne iusques au grand canal de la vuidange des Bains, presque de vingt pas, & tous les enuirons montueux inegaux & comblés de mazures, designées & recognües par la foy publique, & par la verbale tradition, confirmée par la quantité d'eaux chaudes sortät de ces deux gros canaux de plomb, qui les voisinent, ceste abondance d'eau continüe en la fontaine de la Royne & neantmoingts ce peu d'eau qui en sort, & qui encore se destourne vers les estuues, quand on veut. Et de la tirons vne consequence, que ces deux canaux de plomb & ceste septiesme fontaine atterree, nullement contribuable au Bain Royal sont reseruees pour lesdictes estuues, le soupçon que i'ay d'autres sources chaudes outre la nostre grande recognüe m'est confirmé par Philander, *Variis in locis erumpit magna vis aquæ calidissimæ*, & osons encore, par le cours & affluance d'eau tresschaude qui du costé des estuues il va rendre par les deux canaux de pierre dans la vuidange, asseurer, ou que la source principale passe outre la septiesme fontaine, ou qu'elle distribüe par quelques canaux souterrains de l'eau chaude aux Estuues, & à vn petit Bain ioignant, reuestu de marbre blanc: ou bien faut consantir qu'il y a quelque autre source chaude outre celle que nous recognoissons venir du leuant, & sortir du Roc, dispençant à chaque fontaine sa portion: car puisque toutes ces fontaines se tiennent remplies & enuoyent le surplus de leur eau au Bain Royal, que les canaux qui les epuisent sont exactement recognus, & demeurent bouchez, d'ou peut deriuer tant d'eau chaude continuellement versee par ces deux canaux esloignés de deux toises, l'vn de l'autre se dechargeants dans la vuidange il semble que Philander les aye designez, *Itaque prius in caldaria id est sudatorias sellas, aperto per latus alterum canali profluentes, eas calidissimo complent vapore, liberum tibi est vtrouis modo sudare*, mais le confin que Philander posé *in finibus Aruerniæ* et non *Burgundiæ* me faict douter de ce passage, receu par *Baccius* & du Lecteur, s'il luy plaist: dauantage les trois autres canaux qui du costé du midy s'embouchent dans le grand canal & qui ne sont eloignés des Bains que de cent cinquante pas, seront ils desauoüés, & sans office? & si par l'ongle on iuge du lyon, ne deuons nous precognoistre que ceste ancienne muraille qui est du costé du midy à cent pas des fontaines, dans la vigne du sieur Robert, commançant au roc taillé qui se continüe vers le couchant, costoyant la grande vuidange ne fut anciennement vne Auge semblable à celle qui est vers les sources, pour arrester comme vne tranchée, l'impetuosité des torrents, qui se grossissent par les rauines des pluyes & qui tombants sur ceste colline fauorisées de la pante eussent rauagé les Bains.

Ceste muraille ruinée & egalée a la hauteur de l'herbe à present & mesme couuerte en plusieurs endroicts, & ores n'ayant plus ceste vsage, si le sieur Robert n'entretenoit dãs sa vigne vne tranchee fort profonde, & ne faisoit passage aux eaux, les Bains, & sa maison qui leur est contigüe, seroient inondez, à toutes les crües & rauages des eaux pluuiales.

Ces demonstrations posees, disons, que ces eaux pluuiales estoient retenües & recueillies par ceste muraille, qui faict en son fonds vne forme de canal, & qui par deux autres canaux portoit ses eaux dans le grand de la vuidange, ce qui ce voit par deux canaux de pierre de taille en quarré, l'vn desquels i'estime estre le premier, que l'on treuue de ce mesme costé, dix ou douze pas dans le grand canal, & l'autre le plus bas de tous ceux deuers midy plus ouuert beaucoup que le precedant, & tous directement regardants ladicte Coline.

Pour ce tuyau de plomb, amboitté pour sa conseruation & reuestu d'vn canal de pierre de taille quarré, il estoit destiné à autre vsage qu'à la conduicte de eaux pluuiales, & presume qu'il conduisoit des eaux chaudes plus outre que le canal de la vuidange, dans les Bains des maisons particulieres, qui estoyēt vers le Septentrion. Ce grand canal qui se cōtinüe droit vers le couchant diuise l'eau du grand. Trois autres canaux plus haut vers les Bains du mesme costé qui se terminent au grand, & qui ont esté recognus pour seruir aux Bains decouuerts qui se peuuent suffisamment vuider par les canaux declarés, desquels celuy du Bain Royal est tout manifeste, & deux pour le Bain public, l'vn decouuert & l'autre presumé par sa capacité & directe situation au canal qui le vuide. De sorte que les trois restants du mesme costé ne sont sans soupçon, qu'ils n'ayant esté ordonnés pour d'autres Bains publics & particuliers abismés auec la memoire de leurs autheurs. Philander parlant de la distribution des eaux chaudes. *Alias vero priuatæ domus ac diuersoria quæ maxime vicina sunt sibi concipiunt.* Car les eaux pluuiales vers le Septentrion peuuent prandre leurs cours, & se messer auec le ruisseau de Borne qui vient des moulins Amanzé & coule quelque cent pas plus haut que les Bains, s'allant loing de la ioindre auec leurs vuidanges : la disposition des Bains particuliers descrits par Philander.

l'ancienne façon des Romains, & la permission de bastir des Bains en leurs maisons, les vestiges qui s'y sõt trouués, les paués à la musaique, les marbres & cymens aux entours des maisons & iardins Berier & Robert, sept grandes pierres de taille de trois pieds de large, & quatre de long posees & cymentées l'vne sur l'autre en forme d'Autel, & quatre pas plus haut, vers le midy vn vase quarré de terre rouge cuitte qui s'y est treuué, des cymens, marbres, & de grandes briques, sont enseignemens de maisons lesquelles vsant de la commodité & voisinage des eaux chaudes, les cõduisoient dans leurs Bains priués: mais toutes ces œuures admirées par leurs ruines, tous ces Bains atterrés & soupçonnés par tant de canaux, & par l'abondance de tant d'eaux chaudes comme elles n'õt peu auoir leur estre, agencement, & gloire, que par vne entreprise Emperiere, aussi ne se peuuent elles plainement decider & reueler à la posterité sans vne recherche qui soit Royalle & en authorité, & en despance

In tenui labor, at tenuis non gloria.

LA CONFERANCE DES BAINS DE BOVRBON LANCY auec ceux de Rome tant par leurs materiaux, que par leurs parties, & que les Bains des deux Bourbon les surpassent par leurs eaux naturellement chaudes & saines.

CHAPITRE VII.

10. Meth. GAllien fauorisé & honoré des Empereurs de Rome, qui practiquoient les Bains sous sa cõduicte, diuise les Bains Romaïs en quatre lieux separés. *l.2. epist. ad Gallum.* Pline Second s'accommode à ceste mesme diuision, & touts deux deposent que la premiere partie ou Cellule du Bain estoit plus haute, toute pleine d'aer & de vapeur chaude, appellée *Gal.3. de sa tuend.* de l'vn Hypocauste & Laconic, & de l'autre Sudatoire, & de nous Estuue : la seconde appellée par Gallien Baptistere, & de Pline mesme Caldaire ou Tepidaire. La troisiesme Frigidaire : La quatriesme Alyptaire ou Vnctuaire: i'y adioute vne Cinquiesme, dicte Apoditaire, ou Spoliaire : l'Hypocauste est vne sellule ou retraicte, aux entours de laquelle le feu estoit allumé & entretenu par des petites boules composées de poix & de souphre, nommées *Pilæ*, & celuy qui les allumoit *Pilicrepus*, ayant le soing de conseruer le feu des Estuues, *Si vero Pilicrepus superuenit & cepit numerare* PILAS *actum est*, la situation des parties du Bain qui est dans le Vitruue faict mention de ces Piles ou boulettes *suspensuræ Caldariorũ ita sunt faciendæ, vt primum sesquipedalibus tegulis solum sternatur inclinatum ad hypocaustum, vti* PILA *quæ immittitur non possit intus resistere sed rursus redeat ad præfurnium, ipsa per se ita flãma facilius peruagabitur sub suspensione:* le plus souuent les Estuues estoient basties dans les iardins & lieux de plaisir en forme ronde qu'ils nommoient *Sphæristerium*, duquel ils faisoient estime pour la santé *cum Quietus medico suo mãdasset vt in* HORTIS *eius* SPHÆRISTERIVM *&* HIPOCAVSTVM *& quædam ipsius valetudini apta impensa faceret*. De toutes parts de l'Hipocauste, plusieurs canaux tournoyoient & se distribuoient par toute ceste sellule appellee de Celse & de Ciceron *cella assa*, d'ou vient ce que les Iurisconsultes disent *de vaporibus balnearijs*, Et que par les fourneaux & tuyaux ceste vapeur chaude estoit attiree: tels canaux estoient communement de terre cuitte enchassés dans l'epesseur de la muraille, d'ou est procedé ceste interdiction *tubulos seu fistulas fictiles eas habere admotas ad communẽ parietem non licebat inuito socio, quod per eas flamma torretur paries* & de ces tuyaux le feu

Senec ad Lucill. l. 8.

30. archit.

Vlpian l. 19. ff. mandati.

l. 3. § hoc in interdit ff. de riuis.

D. l. 13. ff. de ser. vrb.

Senec epist. xci. — estoit porté par tout l'Hypocauste, luy randant vn hale chaud & sec, *quadam nostra demũ memoria prodiisse scimus, vt speculariorum vsum & suspensuras Balneorum & impressos parietibus tubos, per quos circumfunderetur calor qui ima simul & summa foueret æqualiter*, les vestiges de ces tuyaux se voyent encore aux ruynes des Bains & estuues de Diocletian & de Caracalla.

Statius.

Vbi languidus ignis inerrat,
Ædibus, & tenuem voluunt HYPOCAVSTA
Vaporem.

Mais encore plus expres Ausone a dechifré ces canaux qui conduisoient la vapeur dãs les Estuues, & tout leur apareil, mesme des Bains echaufés par mesmes canaux.

In molsella

Quid quæ sulphurea substrata crepidine fumant
Balnea, feruenti cũ Mulciber haustus aperto
Voluit anhelantes tectoria per caua flammas,
INCLVSVM *glomerans* ÆSTV EXPIRANTE VAPOREM.

La seconde partie du Bain se nommoit Caldaire ou Lauoir, ou estoit la Cuue dicte *labrum* ordonnée pour lauer tout le corps auec l'eau chaude, ou rechauffée par art : ces lauoyrs pour la pluspart estoyent ouuerts & fenestrés, *aduerso ad Aquilonem & Septentrionem sita erant Caldaria & ab Occidente hyberno lumen habebant.* Columella parlant de la maison des Bains *Balnearia occidẽti æstiuo obuertantur vt sint post meridiem & vsque in ves-*

Vitruue Orib. lib. 9. cap. x.

Lib. 4. c. 8.

perum illustria. Ces ouuertures estoient pour y receuoir le soleil & laisser exhaler les vapeurs de l'eau, il y en auoit d'autres touts clos dits *balnea blattaria* estouffés, & sãs clarté, Seneque parlant des Bains de Scipion l'Africain compréd ces deux especes & conclud que la plus part estoyent ouuerts. *Quantæ nunc aliqui rusticitatis damnant Scipionem, quod nõ in Caldarium suum latis specularibus diem admiserat.* Et encore le mesme. *At nunc Blactaria vocant balnea si non ita aperta sunt, vt totius diei Solem fenestris amplissimis recipiant, nisi & lauent simul, & ex solio agros & maria prospiciant.* la forme des lauoyrs estoit pour la plus part toute ronde, comme vne piscine, les materiaux tels que i'ay dit ailleurs, mais les pl⁹ singuliers estoiét reuest⁹ de marbre blanc pour y voir l'eau belle & claire *sed ante piscina quæ fenestris subiacet, strepitu visuque iucunda, nam ex edito desiliens aqua, suscepta marmore albescit,* l'eau des Caldaires ou Lauoyrs estoit pour la plusspart rechauffee. Quelques vns pour espargne d'vn seul feu echaufoient deux Bains par l'interjet & moyen d'vne muraille commune: *parcimoniæ causa vno Igne duplex balneum calefaciebãt pariete interiecto vt pudor viris mulieribusque constaret: bina coniuncta ædificia lauandi causa, vnum vbi viri, alterum vbi mulieres lauarentur,* les materiaux de ce feu qui echaufoit ces Bains estoient des boulettes de soulphre & de poix comme les estuues, & aussi auec du bois & celuy qui echaufoit le Bain se nõ-

Epist. l. 37.

Plin 2. l. S. ep. 6.

Charis l. 1.

Var. c.

moit *Fornicator ou Fornicarius*. Et ceux qui téperoient le bain à tel degré de chaleur qu'il plaisoit aux baigneurs estoient les præfets des bains.

Marcial l.3. & l.7.

NON PILA, non follis, non te paganica Thermis, præparat. Et le mesme.

--Quos diuidebat BALNEATOR elixus.

Lampr.

Alexandre Seuere est recommandé pour les Bains gratuitement donnez au peuple, & que dauantage pour reschauffer les Bains, il ordonna des forests pour fournir du bois aux Bains publics. Pour les Boulettes ensouphrées le tesmoignage est expres, *Balineum ex Suida dictum* ἀπὸ τοῦ βαλλίζειν *hoc est à glãdibus quæ in Balneis succendebantur*. De mesme aussi Valla diuise les Thermes des Bains, appellant Thermes les eaux naturellemẽt chaudes, & bains, celles qui estoient reschauffées par le feu. Ceste façon d'eschauffer les Bains a esté suyuie de ceux qui auoient disette d'eaux naturellement chaudes.

In Rauden.

Athen. l.1. ex Antiphan.

Qu'on ne me parle plus des Bains
Leur chaleur bouillante me fasche,
Ils m'ont rendu la peau si lasche,
Et m'ont si bien bouilly la chair
Qu'on peut aisément l'arracher,
Tant de ses chauds Bains l'eau bouillante
Est vne chose violente.

Ce que ie feray voir, pour recommander dauantage les nostres, d'autant que la nature surpasse l'art, Suidas rapporte que Constantin le grand fit occire Crispin qu'il auoit eu de sa Concubine, pour des menées qu'il tramoit contre l'Estat, & pour la trop licentieuse conuersation qu'il auoit auec Fauste maratre, ayãt secrettement cõmandé de rechauffer le Bain, duquel Fauste fut retirée morte : la fille de Theodoric Roy des Goths, & de la sœur de Clouis Roy de Frãce, pour auoir empoisonné sa mere, fut par Theodatus Roy de Toscane, estouffée & recuitte dans le Bain reschauffé outre mesure : la troisiesme selle des Bains se nommoit Frigidaire, mais plustost Tepidaire, ou par vne eau plus tiede & temperée, on remettoit peu à peu le corps eschauffé dãs le caldaire, à son premier temperamẽt, car ie ne puis croire que du Bain chaud on se precipitast dans l'eau froide, l'excez est trop grand qui va sans moien d'vn extreme en l'autre, *Inde Balinei cella Frigidaria spatiosa & effusa, cuius in contrarijs parietibus duo babtisteria velut eiecta sinuantur abunde capacia*, le mesme autheur. *Inde Apoditerium Balinei laxum & hilare excipit cella Frigidaria in qua babtisterium amplum atque opacum, si natare latius aut tepidius velis in area piscina est, in proximo puteus, ex quo rursus possis stringi, si pœniteat teporis, Frigidariæ cellæ connectitur media, cui sol benignissime presto est caldariæ magis &c.* La quatriesme partie des Bains Romains est vrayement Frigidaire dicte Alyptaire qui estoient certaines Cuuettes ou Auges releuées hors de l'eau, ou couchez ils abbatoient la sueur, & nettoyoiẽt la crasse du corps auec le strigil. La cinquiesme selle des Bains se nommoit Apoditaire ou spoliaire, ou les baigneurs po-

Greg. l. 3. hist. Fr. c. 39.

Plin. 2. epist. 17. l. 2.

Epist. 6. l. 5.

ſoient les veſtemens qui eſtoient gardez par les Capſaires, deſquels i'ay eſcrit parlant des officiers des Bains Romains.

Rapportons toutes ces parties des Bains anciens aux noſtres, commençans par les Eſtuues, leſquelles & pour leur ſituation plus haute que le Bain, & pour l'affluence d'eau tres-chaude qui couloit au deſſouz, relaſchãt & reſchauffant de ſa vapeur chaude-humide le cuir de ceux qui ſ'y mettoient, non comme aux Romains par vne mauuaiſe odeur de poix & de ſouphre, de laquelle la vapeur ne pouuoit ſ'exempter, mais à nos Bains la vapeur eſt plus ſaine & gracieuſe, prouenant d'vne chaleur naturelle de l'eau mineralle, aſſaiſonnée par la nature: noſtre Bain Royal, reſpond à leur Caldaire ou Lauoir, lequel en ſa voute ſouloit eſtre tout feneſtré pour iouyr de l'agreable obiect des mõtaignes voiſines, ſa forme ronde, ſes materiaux ſuſdicts, ſa reueſture de marbre blanc par le dedans auec tant de diuerſitez de iaſpes, tãt de marbres en ſon pauement, en ſes ſieges approchant par ces materiaux ſomptueux, de l'opulence de ceux des Empereurs, qui tenoient au commencement ſi chers & ſi precieux les marbres deſquels l'vſage ſe commença ſeulement à Rome ſouz ceſt Auguſte abſolu, & furent depuis l'accroiſſement de l'Empire plus communs aux Bains des Romains, Suetone parlant d'Auguſte, *Qui vrbem neque pro maieſtate Imperij ornatam & inundationibus incendijſque obnoxiam excoluit adeo, vt iure ſit gloriatus mar-*

In Auguſt.

moream se relinquere quam lateritiam accepisset. le marbre à nos Bains est comme à ceux des Empereurs de Rome ou solide,ou encrouté: solide cõme l'anneau & les marches du grand puis,qui sont de marbre blanc, toutes les cornices de mesme:le paué, les murailles, les sieges des Bains sont de tables de marbre, de differentes espesseurs de quatre, de trois, de deux, d'vn doigt, voire d'vn trauers, siées à la façon antique, *Miramur parietes* TENVI MARMORE *inductos*, & le mesme parlant de la sumptuosité des Bains, *Nisi Alexandrina marmora Numidicis crustis destinata sint*, ce qu'ils appelloiẽt *Incrustationes*, nous encrouteures, les Grecs μαρμαρώδεις. Ces encrousteures de marbres siez qui reuestẽt nos Bains cõmencerent souz Mamurra Cheualier Romain, *Primum autem Romæ parietes crusta marmoris operuisse totius domus suæ in Cælio monte Mamurram equitem Romanum præfectum fabrûm Cæsaris*: & non seulement le fonds & les enceintes des maisons des Grands estoiẽt reuestües de ces encrouteures de marbres siez,mais encores les couuerts & les lucarnes.

Senec.epist. 10.c.6.

Nec summis CRVSTATA *domus* SECTISQVE *nitebat*
*M*ARMORIBVS.

Lucanus.

Dauantage le rapport des marbres eslaborez & de plusieurs couleurs, les iaspes & les porphyres seruent à nos Bains de mesme ornement, comme anciennemẽt aux Thermes Imperiales qu'ils nommoiẽt *Variegata mar-*

mora, declarez par les Mamertins aux actions de graces qu'ils rendent à l'Empereur Iulian. *Neque ei comparandæ sunt picturatæ marmorum crustæ & solido auro tecta laquearia qui maiorem partem anni in nuda humo cubant. In hos ergo exitus varius ille secatur lapis vt tenui fronte parietem tegat*; la façon de sier les marbres est dans Pline & Isidore, *Arena & serra in prætenui linea versante arenas, tractuque secante*, & maintenant paroit en sa perfection en nostre siecle sous l'heureux regne du grād Henry, par l'inestimable somptuosité de Fontaine-bleau, les Tuilleries, & sainct Germain en Laye, ou le marbre solide & les incrustations, ou la varieté des marbres, iaspes & porphyres representeront à iamais l'industrie de nostre siecle, & la Grandeur, fœlicité & opulence du mesme Roy, qui peut dire de ses maisons ce que Auguste disoit de Rome, que elles luy ont esté delaissées de brique, & qui les rend toutes de marbre: nous n'eussions iamais faict ceste conference de marbres, & leurs applications, ny tant de canaux ne fussent esté recognus, sans la recherche qui se fit l'an 1602. souz la faueur & secourable liberalité de monseigneur de Fresnes Forget Conseillier d'Estat & Secretaire des commandemens, lequel pendant son sejour aux Bains de Bourbon, curieux de l'antiquité, preueut par des vestiges ruinez ces merueilles cachées, par la suggestion de ses doctes notions qui se maintiennent en luy tousiours viues & pre-

Declamator apud Senecam patrem.

ſentes, dans ceſt Euripe de la court, & dans les plus ſecrets myſteres de ceſte Monarchie: ceſte diſgreſſion de marbres & leurs incruſtatiõs eſtoit neceſſaire pour apparier nos Bains auec les plus riches qui eſtoient à Rome.

L'eau de nos Bains ſe maintient à vn touſiours eſgal & ſupportable degré de chaleur, ſans que par art, ou malice, on les puiſſe augmenter, abuſant des Bains & les rendre criminels, comme ceu[illegible]es Romains, & autres nations, y faiſant ſuffoquer & bouillir les perſonnes : nos eaux de vie & de ſanté qui releuent immediatement de Dieu, ne ſeront iamais complices de tels meffaits.

Le deux canaux qui viennent du Septentriõ & qui departent dans les quarrez du Bain public de l'eau froide, ſe meſlant par proportion à l'eau chaude, faiſoient la ſelle Tepidaire, ou Frigidaire, car le ſejour que l'eau chaude y faiſoit ſ'attiediſſoit deſia eſloignée de ſa ſource & expoſée à l'aër: l'eſtendüe des Frigidaires anciens ayderont noſtre conference: Sydonius parlant de ſon Bain n'oublie a dire combien ſe dilattoit le Frigidaire, & nous, ceſte capacité du Bain public, dans lequel on ſe remettoit au point de ſa temperature, ſortant des autres Bains chauds, & des eſtuues, qui ſont aux entours ce grand Frigidaire.

La Cuuette ou Auge de marbre qui eſt dãs le grand Bain, couchée ſur l'eſpeſſeur de la muraille ſe rapporte à la ſelle qu'ils nõmoient Alyptaire, à laquelle ils ſe deſſechoiẽt & nettoyoiēt des ſueurs & immōdices, tāt du bain ꝗ du corps, & là apres ſe parfumoiēt: la maiſō du Bain ſe peut aſſortir à la ſelle Apoditaire, ou ils poſoient leurs veſtemens & les reprenoient apres ſ'eſtre baignez : toutes ces parties de nos Bains ſont tres-expreſſement declarées par ce graue Caſſiodore, *Sed inter alia loci ipſius bona, illud quoque ſtupendum eſſe didicimus, quod vna fluent[illegible] natura, diuerſis miniſteriis videatur accommoda, nam protinus ſaxo ſuſcipiente colliſa, inhalat primæ cellulæ ſudatoriam qualitatem, deinde in Solium mitigata deſcendens, minaci ardore depoſito, ſuaui temperatione molleſcit, mox in vicinum producta, cum aliqua dilatione torpuerit, multò blandius intepeſcit, poſtremo ipſo quoque tepore derelicto, in piſcinam frigida tantùm efficitur, quantum prius ferbuiſſe ſentitur.* De ſorte que, ſoit pour la richeſſe des materiaux, incruſtations de marbres, decorations de iaſpes, forme de ſtructure, ſoit pour la ſuitte & diſpoſition des parties des Bains des Empereurs Romains, ceux de Bourbon ſ'y rapportēt du tout, voire les ſurpaſſent par la faculté medecinale de leurs eaux, par leur cours perpetuel, & chaleur inextinguible, accommodée par la nature à la ſouffrance des corps, ſans iamais ſ'augmenter ou diminuer.

Variar. l. 2. epiſt. 39.

L'eau de leurs Bains (hors ceux de Neron) eſtoit reſchauffée par du bois ou boules empoiſſées & ſouphrées, l'eau des Bains de Bourbon bouillonne ſans ceſſe, par ce feu ſouſterrain, perſeuerant en ſon action par la

perpe-

perpetuelle generation de son precieux aliment, & est encore mixtionnée de plusieurs mineraux preparez & dispencez par la nature, ce qui porta le mesme Cassiodore à cest estonnement. *Illic miraculis alta cogitatione perpensis; cũ arcanis mundi mens humana colloquitur, nec admirari desinit, quæ ibi agi posse cognoscit: ad pulcherrima lauacra contenditis, quæ sunt & miraculis plena, & salutis qualitate preciosa, nam etsi hominum cura fabricata noscuntur, naturalibus certè ministerijs exhibentur, fornaces illic non robora conuecta succendũt, cessante flãma, ibi perpetuus calor operatur, illic globi fumiferi nesciuntur, aura est purissima, quæ ministrat vapores; sudores prouocat dulciter anhelos, & tantum à communibus Balneis salubrior inuenitur, quantum ab humana industria celsior est natura: videas illic vndas perpetuis fumare gurgitibus, quæ ita videntur lauantum explere desideria, vt humano studio credas temperatas, cedat corallici pelagi laudata semper opinio, assurgat Indici maris de albarum candore fama locupletior, quid mihi cum precijs si animus non fruatur optatis?* Var.epist.&.II

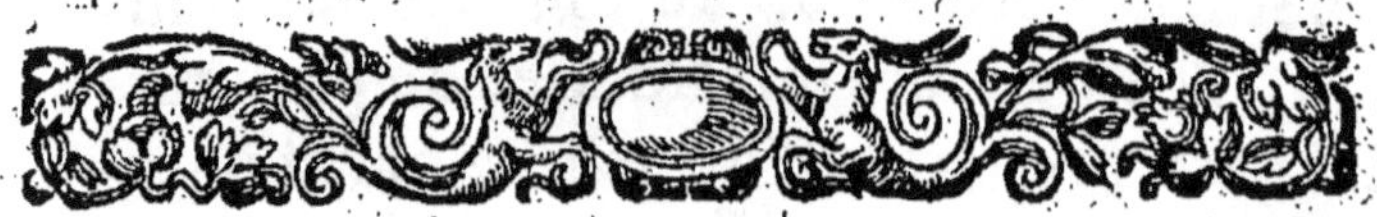

CESTE CONFERENCE DE BAINS NE NOVS oblige a croire les seuls Romains estre les fondateurs de nos Bains, mais plustost les anciens Gaulois.

CHAPITRE VIII.

ENTRE tant de marques & de fragmens, retirez de l'oubly, & du sein de la Terre, il n'en est aucun qui nous aye expres cotté le temps auquel nos Bains ont esté construicts, ny le fondateur de tant de merueilles, soit par enseignemens, traditions, Inscriptions, ou par Medailles: Neron à son reuers se represente tousiours fondateur du port d'Hostie, Vaspasien de l'Amphitheatre, icy tout est müet pour nous, tout s'est noyé dans le lethes de silence.

--Quoniam longæua vetustas
Cuncta situ inuoluens & res & nomina delet
Nec monumenta patrum seri videre nepotes.

Et ne nous reste que l'ancienne disposition des Bains Romains, non par eux, qui sont encore plus ruïnez, mais par le crayon immortel de l'histoire, laquelle conferant les materiaux, la forme, & les parties des Bains Romains auec les nostres, souz le preiugé de la commune renommée les aduoüe pour ouurages Romains : aucuns particulierement de Iules Cæsar qui demeura dix ans aux Gaules. Il se trouue aux enuirons de Bourbon Lãcy vers sainct Lazare tirant aux Bains beaucoup de medailles d'Empereurs Romains, des Proconsuls ou Præteurs, & d'autres grãds Capitaines nõmez Empereurs par les Legiõs qui seiournoient en France, que le Senat Romain nommoit Tyrans : telles medailles sont d'or, d'argent, de cuyure, desquelles i'ay retiré arriere moy celles qui suyuẽt, pour estre plus cognoissables : de Iules & Auguste Cæsars, seuls ou vnis d'vn mesme frõt, auec le reuers d'vn Crocodile attaché à vn palmier, marquãt la cõqueste d'Ægypte, & la desroute de Marc Anthoine, plusieurs de Iules Cæsar auec le lituë ou baston Augural, parce qu'il estoit grãd Pontife quand il fut assassiné, semblablement d'Auguste, de Claude, de Neron, de Nerua, de Trajan, Vaspasien, Antonin, Aurelle, Commode, Septime Seuere, Alexandre Seuere, Gordian, Philippe, Gallien, Cõstantin, Valẽtinian, Valens, Gratian premier, auec autres & quantité de petites, ou est escrit SECVLARES AVGVST. auec reuers d'animaux estranges en memoire des ieux seculaires, celebrez sous Auguste, Claude, Domitian, Philippe, &c.

Bartholom. Burg. de reb. Gall.

Fest. Pomp. qui se faisoient de cent en cent ans, l'espace de trois iours naturels auec les chants dicts Seculaires.

Horac.

Certus vnde nos decies per annos
Orbis, & cantus referátque ludos,
Ter die claro, totiésque grata
Nocte frequentes.

Les Gaules ont esté regies par des Lieutenãs deputez du Senat & des Empereurs, mais ie ne trouue aucune memoire d'iceux entre mes medailles de Bourbon, ouy bien de certains vsurpateurs de l'Empire, tumultueusement nommez & designez Empereurs par les Armées estant en France, comme de Licinius souz Constantin, de Magnentius François de nation, valeureux & en credit entre les soldats, lesquels à Authun le proclamerẽt Empereur, ce Magnẽtius au reuers de sa medaille represente le nom Grec de nostre Sauueur, lequel le grand Constantin auoit faict peindre à son *Labarum*, l'eslection de Magnentius se fit apres que Crispus & Marcellinus Lieutenans aux Galles eurent ouys l'Empereur Constant, la mort duquel fut vengée par Cõstantius son frere Empereur en Oriẽt, qui poursuyuit Magnentius, & l'ayant affoibly par plusieurs batailles, le contrainct se retirer à Lyon, où il se tua de desespoir. I'ay aussi des medailles de Posthumus tenus entre les Legiõs pour sage & vaillant, mesme de l'Empereur Gallienus, qui luy donna Saloninus son fils pour estre nourry sous sa discipline militaire, & qui fut tué par les François pour nommer Posthumus Empereur, qui commanda long temps en ces pays, & fit de beaux exploicts de guerre contre les nations Septentrionnales qui faisoient des courses sur les Gaules : ce Posthumus assisté de Victorinus duquel i'ay aussi des medailles, resista par l'aide des François à Gallienus Empereur, iusques à vne rebellion à laquelle les François tuerent Posthumus & son fils, & establirent Lollianus pour Empereur : i'ay aussi la Medaille de Tetricus, lequel commendant aux Gaules plusieurs années, fut nommé Empereur par les soldats. I'en ay aussi de Syllanus Proconsul, mais incertain si c'est Appius Syllanus Romain, que Claude fit occire, ou de Creticus Syllanus amy de Germanicus. Toutes ces medailles sont asseurances de la seigneurie des Romains en ces pays, de la frequentatiõ qu'ils ont eu des Bains, & de l'embellissement qu'ils y ont apporté sur le patrõ des Bains Romains, mais ie n'en trouue aucune chargée du nom de fõdateur. Que si les coniectures peuuent former des cognoissances souz vn meilleur aduis, ie diray que l'Empereur Gratien premier restaura & embellit les Bains de Bourbon, & ce par le seiour qu'il fit en l'Authunois qui fut enuirõ de neuf ans, sa façon de vie, & ses medailles, ayant esté par Valentinian son pere nommé Empereur en Occident il choisit sa demeure à Authun, ou il vescut paisible iusques à la renolte des Allemãs qu'il desfit pres du Rhin: sa façon de vie Chrestienne, vertueuse, luy orné de plusieurs belles parties, estant Poëte, Orateur, amateur de paix, constructeur d'edifices, de ponts, d'aqueducs &c. pour vser à souhait de ceste tranquille vie, il nomma Theodose son Lieutenant general aux armées pour s'opposer aux ennemis, dequoy ses Legions indignées de trop de loisir, & enuieuses de l'amitié qu'il portoit aux François, & de l'estime qu'il faisoit des Alans, iusques a se vestir à leur mode, les soldats Romains conspirerent contre son estat & sa propre vie, se liguans auec Maxime son Præfect és Gaules, qui auec les Legions d'Angleterre vint attaquer Gratiã delaissé aussi tost de sõ armée ioincte auec Maxime, ce qui força ce bõ Empereur de prendre la route d'Italie vers Valentinian son ieune frere, & souz pretexte d'aller au deuant de sa femme, selon le faux aduis qu'il en auoit eu, fut à Lyon pres du pont du Rosne traistreusement assasiné par Andragathius l'vn des Capitaines de Maxime: le reuers de sa medaille, represente vne Rome triomphante, portant ie ne sçay quoy en l'vne des mains, & de l'autre receuant d'vn garçon nud vn instrument dit *strigil*, duquel les anciens se seruoient aux Bains, comme ie diray au premier chap. de mon troisiesme liure, & autour de ce reuers est escrit à caracteres Romains REPARATIO REIPVB. ces reparations faictes aux Bains & autres orne-

Niceph. l. 12. 20.

més, comme toutes autres œuures Romaines furent ſaccagées & ruinées par Attila & ſes Huns, ennemis du nom Romain comme de la vertu. C'eſt l'opinion que pour le preſent i'ay peu conceuoir la plus vray-ſemblable, laquelle ie changeray pour vne meilleure qui me ſera prouuée, mais c'eſt auoir trop de curioſité, & trop peu d'affection à mõ pays deſplucher dãs des ruines, les fondateurs de nos Bains, & ceſt faire honte à noſtre nation Françoiſe, d'attribuer aux eſtrangers le gloire d'vne infinitè de beaux & grands ouurages publics aſſez cognuz par la deſcouuerture des ſources peremnelles de nos Bains, c'eſt deſrober ceſte loüange à nos Bains, c'eſt deſrobber ceſte loüange à nos anciens Gaulois.

Quis tuos canet Hedua triumphos
Quis tuum à Samothe genus,

Bartholom. Chaſſen. de glor. mundi.

Qui ont porté leur nom & leurs armes par toute la terre habitable, & meſmes en l'Europe, laquelle ils conquirent preſque toute entiere, durant le regne de leurs premiers Roys, qu'on les appelloit Samothéens de leur Samothes ou Saroniens, de Saron, ou Celtes: de là vient la denomination qu'ils donnerent à tant de regions ſubiugées par leur proüeſſe Galathes, Celto-galathes, Celtyberie, Celtoſcythie, Portugal, Gallicée, Galathie, Gallogrece pour le ſeiour qu'ils firent à Ancyre ville de Phrygie, les Gaullois ou Celtes ayant r'allié toutes leurs troupes ils donnerent vers la mer Ionique, dompterent tous les peuples Illyriens & toutes les nations des Macedo-

Ceſar. 6. Com.

Pauſan. in Attic.

niens, & tournant leur fureur sur la Thessalie, ils assiegerent Thermopyle, prindrét Delphe & rauirent les thresors de l'Oracle, de façon qu'en beaucoup de lieux, se voyent les vestiges de leurs conquestes, auec infinis ouurages somptueux acheués de leur temps: & ceste grandeur Romaine ne s'est peu garantir, que par deux fois, elle n'aye flesché souz le ioug de ceste poincte guerriere qui depuis plus par la clemence & menees de Cæsar, que par le tranchant de son espee luy fut acquise par le consentement de ses Princes diuisés. Et ne faut adiouster foy à ceux qui disent que les Gaullois n'ont iamais esté polis aux arts liberaux, que depuis que les Romains y vindrent, car auant les Romains les lettres y florissoient en maints endroits, tesmoing Cæsar qui prise sur toutes vniuersités celle de Marseille, ou mesmes les Romains enuoyoient leurs enfans: Strabo, la grandeur de Narbonne & de Lyon, Mela celle de Marseille & de Vienne. Mais touts ensemble s'accordent de l'Vniuersité de Lyon, de Bourges & d'Authun, & les plus recents celle de ce grand Royaume de Bourgoigne dont la ville capitale estoit Arles. Tant de grands Princes sortis d'Authum & entre autres Eporedorix, Viridomarus, Diuitiacus Corriuaux pour la principauté, n'auroient ils pas aussi tost recueilli les thresors que la nature leur presentoit en leur terre, par l'ouuerture de ce Roc trop apparant, & pour la santé publique qu'ils vouloient obliger ayant eu la moindre notice de ces eaux salutaires, n'auroient ils pas entrepris de fouiller aussi bien au sain de leur terroir, qui leur est contigu, pour y treuuer & posseder ces merueilles des Bains, qui des la creation du monde se sont manifestés aux hommes sans attandre ce secours d'autruy: cela est aisé a croire, & qu'eux mesmes y ayent iecté les fondemens, & les premiers orné de marbres du pays ayant la commodité de la riuiere de Loyre & les carrieres de marbres diuers toutes proches, voire laues de l'eau de la riuiere mesme comme à Dijon deux petites lieux sur Bourbon, à Chatelperron, touts en Bourbonnois, l'Alebastre blanc & marbre gris, vers Arnay-le-duc en Bourgoigne, & depuis, les Romains, comme il est facile d'adiouster aux choses inuentees y ont aporté l'embellissement de l'architecture diuisé les parties du Bain sur le patron des Bains de Rome, comme ie l'ay faict voir en la conferance, & comme encore le tesmoignent l'auancemēt de ces grands Cornices, le refondrement de ces niches, le Caldaire ou Cupe en Amphitheatre couuert anciennement en dome, ces paués à la musaique, quelques Termes pour seruir d'Epystiles. Ces pieces de frises de mouleures, ces beaux architraues, & incrustatiōs de marbres diuers, Iaspes, tant de diuers canaux, qui portent l'eau au Bain chaude ou froide ou qui la vuidēt. Ie crois touts ces ornemēs & cōmodités, estre la pluspart deües au Romaīs, cōme ie crois les cōmancements aux vieux Gaullois

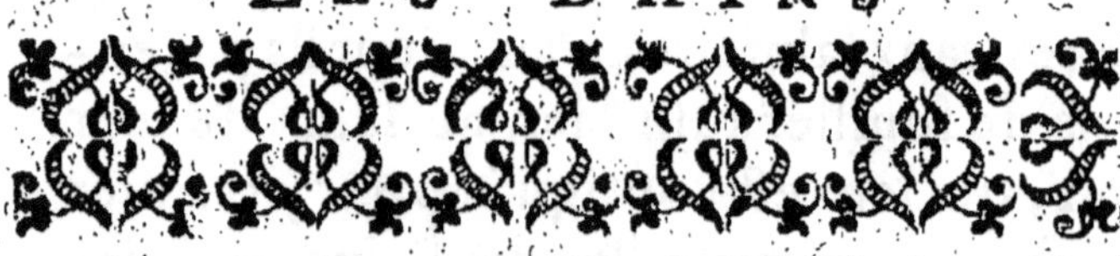

DE LA RECHERCHE ET RESTAVRATION DES Bains de Bourbon Lancy faicte par Henry 3. Roy de France & de Poulongne.

CHAPITRE IX.

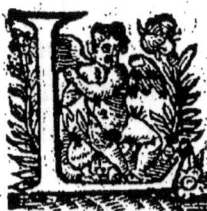

LA plus sensible & viue pointe de l'honneur, qui penetroit les desirs de nos anciens Gaullois, & de ces braues Romains, & qui se rendoit enuers eux d'autant plus aceree que leur opulence & authorité s'accroissoient, c'estoit d'obliger toutte la posterité à leur memoire, qui suruiuoit apres eux, par pieuses & superbes structures d'aqueducts, fontaines, de ponts, de ports, d'enceinctes, fortifications, & decoration de Villes. Mais sur tout des Bains autãt pour la santé, que pour le delice: Neron n'a point signalé son premier lustre imperial, que par les refections des chemins publics, & par les cent mille escus qu'il donna, pour rebastir la ville de Lyon subitement embrasee auec si grande conflagration, que le l'endemain on la cherchoit dans elle mesme. *Cladem lugd-*

dunemsem quadraies H S. solatus est princeps vt amissa vrbis reponerent. Aussi par ceste merueilleuse & vtile structure du port d'Hostye & de ses Thermes nommees de son nom Tacit l.15. continuant ce mesme desir, mais trop ambitieusement & cruellement, lors qu'il feit embrazer Rome pour la restablir toutte de nouueau & la nommer de son nom, *videbatur enim condendæ vrbis nouæ, & cognomento suo appellãdæ gloriam quærere*, Que si ce mõstre de Nature, cest ennemi des Dieux & des hommes, a esté picqué des Instincts de bien faire au peuple, pour perpetuer son nom, que deuons nous croire des autres Augustes ses deuanciers & successeurs? reclamés pies, bienfacteurs peres de la patrie, & du peuple les delices du Genre-Humain, aussi liberaux que curieux de bien-faire au peuple, & se bastir des citadelles dans les cœurs de leurs subjects, meritant outre la fidelité inexpugnable, par vœux & acclamations publiques des statües, des consecrations, des Autels & des victimes, les apellant *Diui* comme vn Iules vn Auguste Cæsars vn Vaspasien, Tite, Traian & vn Antonin & plusieurs autres. Ces mesmes bien-faicts ont Deifié les Æsculapes, & les Hercules, *Quos hominum* Cicero. *fama beneficiorum memor in concilio cœlestium collocauit.* Ces mesmes pointes de pieté & de liberalité, exercées vers le peuple se sont manifestées à plusieurs de nos Rois, mais plus viuement à Pepin Charlemaigne, Philippe ſecond dit Dieu-donné, ſainct Louys, Philippe le Bel, Charles cinquieſme, Louys dixieſme, & douſieſme, François premier Henry troiſieſme, & Henry quatrieſme dit Auguſte: Et entre nos Princes de Bourbon ce grand Archambaud, Louys appellé le grãd Duc Louys, Louys ſecond Duc de Bourbõnois apellé le bon, qui en touts les endroicts de la Frãce à laiſſé des veſtiges de ſa pieté par belles ſtructures & fondations, Iean ſecond de ce nom, Pierre ſecond, Charles Comte de Montpancier, & Loys de Bourbon premier Duc de Mõtpancier, leſquels 10⁹ ce ſont empraints en la memoire de la poſterité, par pieux & paternels offices exhibés à leur peuple, en l'entretien de la paix moderation de ſubſides, maintien de la iuſtice, conſtruction, fondation, & reparatiõ des villes, Egliſes Palaix, Colleges, auec vn Royal octroy d'immunités & priuileges en pluſieurs lieux: Mais particulierement ſe doit recommander l'heureuſe & perpetuelle memoire de Henry troiſieſme Roy de Fran- & de Poulogne, lequel conſeillé d'vſer des Bains, prefera les ruines de Bourbon à Caudes-aignes, Borbonne, Plombieres, Balerne, Enos, Vichy & Neris, & ce l'an Mil Cinq cent quatre vingt auquel temps cõmiſſiõ fut octroyee à Monſeigneur Myron Conſeiller d'Eſtat, & premier Medecin de ſa Majeſté Seigneur de l'hermitage, à Monſeigneur Donon Controleur des baſtimens, & au ſieur

Baptiste du Cerceau premier Architecte de sa dicte Majesté, pour eux acheminer à Bourbon Lancy, affin de rechercher plus particulierement les singularités, & remettre aucunement l'ancienne commodité des Bains accablés & confondus dans leurs ruines, destoupper les canaux, tant des fontaines que de la vuidange desdicts Bains, ou deja la lõgueur du temps auoit enseuely le nom auec la forme de la chose. *Nam habet hoc ætas vt formam primo tollat, tum rem tum famam & nomen:* n'ayant aucune addresse des conduittes & cours de l'eau, nuls titres ou enseignemens, nulles dattes, bref sans adueu & sans nom, en quoy se fit paroistre la capacité & industrie de Monsieur Myron, qui par mouuemens diuers & rafraichissemens de plusieurs couches sur ses notions, & autant de circuits de discours en son Esprit fortifia ses doctes Idees de tant de demõstratiõs & consequences, qu'il se forma l'ancien estre desdicts Bains conduisant & traçant luy mesme les endroicts ou il failloit deterrer les canaux, deliurer le Bain Royal comblé d'immondices, & non plus Bain, mais Piscine ou gardoir de poisson, qui s'y estoit coulé auec l'inondation du Torrent, & s'y estoit biẽ nourry & refaict, comme carpes & tanches, l'eau n'y estant que tiede, les fontaines presque estoupeees, & l'eau pluuiale & du torrent pl' abondante que la chaude, ainsi le Nil nitreux est fort abondãt en poisson & les eaux chau-

Agricol. Mathiol. baccius.

des de Bude sont fort poissonneuses, ayant ledict sieur Myron touts les iours cent Cinquante hommes, pour y faire trauailler, assisté desdicts sieurs Controleur & architecte, & du sieur Robert, qu'ils auoient pour registre & pour truchement de la tradition du pays touchat la memoire des Bains, en remuant les terrées & nettoyant les fontaines plusieurs marbres Iaspes Porphires & medailles furent treuuees, ces conduicts ouuerts tant des fontaines que de la vuidange: la maison fut construitte contre vn ancien pignon, pour la commodité & vsage des Bains mais si hastiuement & d'estoffe si fresle que si elle n'est meliorée, elle menace sa ruine. le bastiment paracheué, le Roy, & la Royne son epouse, plusieurs Princes, Seigneurs Dames s'y transporterent la pluspart pour estre secourus à leurs infirmités: le desseing du Roy & de la Royne estoit la seule fœcondité, laquelle en ce mesme temps Madame la Comtesse de Fiasque agée de Cinquante quatre ans, & son mary d'auantage ayant demeuré vingt quatre ans ou plus en Mariage heureusement s'acquirent par ces Bains, preuuée par monsieur le Comte de Fiasque leur fils viuant, mais les arrests du Ciel conclus & emologués pour le regne de Henry quatriesme Auguste, denierent ceste faueur de fœcondité à la Royne, ne voulant que les Bains de Bourbon au preiudice de leur naturelle fidelité, par leurs eaux essentielles ment fœcondes, eloignassent de la couronne celuy, du nom duquel ils sont celebres & qui deuoit vn iour recognoistre leur fidelité les remettant en leur ancienne splendeur & magnificence *absit enim vt ornatui cedamus veterum, qui impares non sumus beatitudine seculorum.* Les recherches des Bains se continuoient ausquelles le Roy se monstroit fort affectionné & liberal, resolu à la restauration entiere, si la guerre par vn parricide pretexte pour luy, n'eut en sa mort rompu son vertueux & Royal desseing: le chemin des Baīs ne fut si tost ouuert, que monsieur Perreau & monsieur de Lorme medecin de la feu Royne, & touts deux medecins à Moulins appellés par sa Majesté, au conseil de sa santé, pandant qu'elle vsoit des bains, ont auec les autres medecins leurs colleges à Moulins, continué les deux bains de Bourbon, auec des succés si merueilleux que non seulement la France, mais la pluspart de l'Europe, les publie & redit souuēt: despuis plusieurs Princes & Princesses les ont frequentés, & fort souuent les a practiqués monseigneur de Beau-lieu Conseiller d'Estat & Secretaire des commandemens auec ressentiment de mieux en toutte sa personne, & pareillement monseigneur de Fresnes assisté de messieurs Myron, & du Ioug, & quelques fois de moy pandant qu'il seiourna esdicts Bains lequel combattu de l'iniure du temps, & touché d'vne vertueuse curiosité de l'antiquité, don-

Cassiod.

na vne hõneste somme de deniers pour rechercher le Bain public, & ses vuidanges, lequel auparauãt on ne sçauoit que par soupçon, tant de diuers canaux de plomb, de marbre de cymẽts tant d'especes de marbres, & de Iaspes, nous furent reuelees, ces sieges c'est Auge, c'est hemisphere au milieu duquel est le pied d'estail, où estoit posee la statüe de deux baigneurs, tants de tables de marbres, ouuragees & releuees de festons, & de feuillages & infinie autres rarités, recognües sous sa faueur & liberalité, & l'industrieuse assistance des medecins susnommés, meritãt pour ceste acte autant de gloire, voire plus que Hercule n'en presume, pour auoir nettoyé l'estable d'Augie, & luy des Bains, qui peuuent par leur santé, obliger toute la posterité: mais pour empescher nostre siecle d'estre ingrat Ie voüe au nom & à la memoire æternelle de ce restaurateur de nos Bains, ce deuot souuenir.

D. O. M.

ET.

MEMOR. ÆTER.

HENRICI TERTII GALLIARVM ET POLONIÆ REGIS PII. FOELIC. ÆQVISS. OB BORBONIANAS THERMAS LONGA INCVRIA, ET CARIOSA TEMPORVM VASTATIONE VEHEMENTER ADFLICTAS, ITA VT AGNITIONE SVI EX OMNI PARTE PERDITA DESPERATIONEM REPARATIONIS CVNCTIS ADFERRENT, DEPVTATO M. MYRONE

MYRONE ARCHIATRO, ET MAGNO SVMPTV EFFVSO EAS AB EXTREMO VINDICAVIT OCCASV, ANTIQVAM LAVACRI SOLIDITATEM INSTAVRAVIT, CVNICVLOS, TVBVLOS, ET FONTES AB OMNI ELVVIE REPVRGANDOS, ET APODITERIVM RECONSTRVI CVRAVIT, ET NISI CIVILIS SEV POTIVS FERALIS BELLI CLADES AVOCASSET, PROVISIONE LARGISSIMA IN PRISTINAM FACIEM, SPLENDOREMQVE RESTITVISSET.

LA SITVATION ET STVCTVRE DES BAINS de Bourbon Larchambaud.

CHAPITRE X.

LE mesme soing qui m'a faict deterrer ces merueilles Romaines, signalées par la richesse de leurs Thermes, lesquelles par rapport de leurs pieces ie me suis efforcé de representer en leur entier, ce mesme desir se redouble dans moy, solicité par ce souuerain nom de Bourbon, duquel releue non seulemẽt le bon-heur de ma naissance & mon humble deuoir, mais encore ma gloire, pour estre Bourbonnois: aussi ie ne veux que l'on croye que ce soit par quelque eminence ou rarité speciallle, que i'ay faict preceder les Bains de Bourbon Lancy, ceste presceance n'est qu'en faueur de l'ordre & reprise de l'Antiquité des Bains, & en suitte du partage, que Iean puisné de la maison de Bourgoigne fit à ses deux enfans Anceaume, & Archambaud : de sorte que ceste preminance, est plus d'origine que de dignité, la faculté de leurs eaux egalement puissante, le respect & l'honneur de leur nom commun de Bourbon ne les doit iamais diuiser & par vne vaine curiosité debattre leur plus valüe, le plus ou le moins consideré. Mais auant que nous engager dans les confins de Bourbon Larchambaud, partant de Bourbon Lancy & chemin faisant en forme de pose, arrestons à Moulins, le cœur de la France, le berceau & les delices des Princes de Bourbon, qui par leur seiour ont poly & ciuilisé ce peuple, luy ont anchré l'obeissance l'amour, & la fidelité, attestée tant de fois & notament au dernier feu ciuil allumé par toutte la France & attisé d'vne tumultueuse rebellion, ou seul il est resté plus pur, plus net, & tout brillant en l'or de sa loyauté, ou Themis respond & reuele ses plus profonds & equitables oracles au milieu de son Presidial : ou Æsculape se retirant de son cher Epidaure auec les memoires, & les moyens de ses merueilleuses cures s'est confiné, pour auoir recognu l'abondance d'eaux minerales

& medicinales chaudes & froides, estre plus en Bourbonnois qu'en nulle autre lieu de l'Eutrope, y posant le diuin Trepyer de ses prognostiques, & departant à la celebre quãtité des Medecins les plus secrets & salutaires mysteres de son Art, les Installant pour truchemens & fidelles guides de ces eaux, lesquelles ils despancent auec autant de fruit que les echansons des Dieux, l'ancienne ambrosie & le nectar viuifiant, les noms de ces Medecins sont asses cognus en la France, l'estandüe de leur employ, les charges de Medecins ordinaires qu'ils ont eu & ont encore touts pres des Roys, de Reines, & des Princes. En suitte de Moulins ie ne peux taire que à costé du faurbourg de Bourgoigne pres d'vne Chapelle ancienne dite sainct Iean de Bardon, iallissent hors de terre beaucoup de sources minerales & medicinales, ayant ie ne sçay quoy du vitriol & du soulphre en petite quantité, laquelle en leur origine i'estime plus grande, mais les eaux estrangeres destrampent la cognoissance, & le fruit plus apparant qui en prouiendroit: entr'autres y a vn grand puys à fleur de terre tout de pierres de taille, tout rond ayant six ou sept pieds d'ouuerture en diamettre, dans lequel la principale source est r'amassee; mais les pierres relachees donnent entree aux eaux circonuoisines, qui amortissent leur bouillon, lequel toutefois est fort tiede l'Hyuer, auec vne odeur de soulphre: nous eprouuons tous les iours ces eaux aux coliques, paralysies, retentions d'Vrine, inflations & douleurs d'estomach aux appetits depraués, aux oppilations, iaunisses, retentions de mois aux fames, à ce sujet nos Echeuins soucieux du biẽ public se disposẽt a vouloir signaler leur cõsulat, par la reparation de ces sources, desquelles nous n'attandons moins de fruict, & plus de douceur & facilité à boire que des eaux de Pougues & de sainct Pardoux. Démarans de cest agreable pourprix de Moulins pour aller outre à Cinq petites lieux, no⁹ abordons à Bourbon Larchambaud duquel la situation est dans le pays de Bourbonnois tirant vers le Bain,

En vn vallon enuironné de quatre montaignes, est situé vn beau grand bourg nommé Bourbon Larchambaud du nom de leur Seigneur Archambaud, comme Bourbon Lancy, de Anceaume, du costé du couchant sur la croupe d'vn grand Roc, est assis le Chasteau iadis le sciour de ces grand Princes, ou nous honnorons encore les mazures de leurs logis, & les visittons auec honneur: ce Chasteau est de tres-dificile acces & duquel l'enceinte est tresforte par l'eminence epesseur & flancs de vintquatre grosses tours, mais ẽcore plus en la fidelité de ses gardes qui sõt les habitans qui n'ayãt iamais demanty leur loyauté naturelle, ont maintenu & conserué cest place auec les suffrages de leurs Princes, aussi pies, que puissants, & sous la sacree &

tutellaire protection de ceste sainte vraye Croix, verité de la figure du Palladiũ Troyen, & d'autant que la santé qui se conserue & par les eaux confere depent des graces de Dieu, qui les debonde & faict ruisseler d'vn sterile Rocher sous lequel elles passent, les rendant mediatrices & cooperantes aux merueilles qu'il peut souuerainement executer, sous ceste creance pour aduancer & bien heurer en nous, leurs effects faut entrer dans ceste Royalle Chapelle, & là reclamer sa bonté pour l'heureuse issüe que nous attandons de ces eaux, qui comme celles du fleuue Marach seront adoucies & restaurantes par ce sacré boix, temperant leurs ardeurs & assaisonnant leur saleure & amertume minerale & bitumineuse de quoy faire nous serõs mieux instruicts, quand aux Vitres du costé du couchant, nous verrõs vn Paralytique à genoux deuant nostre Seigneur, luy demandant guerison par le lauement de ceste Piscine qui est pres de luy.

Au dehors de ceste Chapelle comme en front, se releue vne terrasse aux costés de laquelle sont deux figures en relief d'Adam & d'Eue touts nuds, de pierre de gré, si artistement elaborees, que Praxitelle les eut aduoüees pour son chef-d'œuure: sous ceste terrasse au deuant de la porte de la Chapelle, paroit releué de pierre blanche Iean de Bourbon qui en ses premieres armes conduisant l'armee du Roy charles Septiesme au pays de

Normandie au champ de bataille defit les Anglois pres Fermygny & fut cause que ce pays fut conquis. Et depuis fit construire le superbe & deuot ædifice de ceste saincte Chapelle fit la fondation de douze Chanoynes & vn Thresorier pour y faire le seruice diuin au mesme vsage que celuy de la saincte Chapelle de Paris, l'autre figure qui est à costé de luy est Ieanne de France fille du Roy Charles Septiesme & au milieu d'eux est l'image de sainct Louys, la tige, le bon-heur & la gloire de ceste maison.

Dans le contenu de ceste Chapelle, outre les objects de pieté se presentent infinis embellissements, en pierre, en bois, en bronze, & aux vitres merueilleuses en l'email de leurs viues couleurs. Ne pouuant taire le bon Augure de l'aduenement en la couronne de nostre Roy : aux vitres qui sõt du costé du couchant enrechies de fleurs de lis sans nombre & trauersées d'vne barre, le mesme iour que le Roy Henry troisiesme fut mechamment assasiné, le foudre emporta ceste barre sans endomager les fleurs qui la touchoient, presage heureux de l'acquisition de ce sceptre, deu à ceste Royalle maison de Bourbon : aux vitres plus eminentes sont representés au naturel, Pierre de Bourbon Anne de France sa femme fille du Roy Louys vnsiesme, ayant to⁹ deux fait paracheuer la sáicte Chapelle, dõné les vitres & autres decorations qui y sont, & entre autres singularités se faict admirer l'iimage de marbre blanc de nostre Dame qui est en la vieille chapelle, au dessus de l'autel que touts les Phidies de l'antiquité & les Pilons de nostre temps admiront plustost qu'ils ne peuuent imiter : à gauche pres cest image en descendant quelques degrés on arriue au thresor, ainsi dit à cause du sacré Bois & non des autres richesses qui y sont : en toute son enceinte vers la voute sont attachees de grosses verges de fer autrefois chargees tout autour de lãpes d'argẽt : au dessus de l'autel est vne croix en pierre au pieds de laquelle le susdit Iean de Bourbon, & Ieanne de France sa femme sont à genoux : plus bas vn paremẽt de veloux en broderie d'or & d'argent au costé droit d'vn crucifix est à genoux representé ce grand Charles Duc de Bourbonnois comte de Montpancier & Connestable de France, à qui la France doit sa franchise, pour n'auoir esté vaincüe, que luy commandant à ses vaincueurs, & de l'autre costé Susane de Bourbon fille de Pierre & d'Anne, vnique heritiere de tant de biens & de gloire de ceste maison : ce parement coulé se voit vn gros treillis de fer bien fermé, & au dedans du treillis vne profonde niche de laquelle on retire & fait voir le tres-digne & precieux reliquaire de la vraye Croix, donné à Robert par sainct Louys son pere auec quelques autres, visitee par le Roy Charles huictiesme en actions de graces du bien fortuné succés de l'Italie, de laquelle il pouuoit dire ce que

Iules Cæsar disoit ayant vaincu Pharnaces Roy du Pont, qu'il estoit venu, qu'il auoit veu, & auoit vaincu: ceste saincte Croix, est l'vn des beaux, riches & sacrés reliquaires qui soit en France, soit en la quantité de son Bois de Vie, qui a pres d'vn pied d'hauteur & demy pied de croyson, le tout large de deux doigts couuert d'vn crystal, la chasse est toute d'or enrichie de grosses perles tout autour, & par le dessus de saphyrs & rubis de grand prix, au dessus de la croix dans vn beau crystal se voit l'vne des Espines de la sacree Couronne de nostre Sauueur posée en pyramide, & les bouts de la Croix du haut, & des deux croysons en fleurs de lis enrichies de feuillages d'or, son pied se fiche dans vn mont Caluaire tout d'argent d'oré, releué des Images de la vierge, de sainct Iean & de la Magdelaine, à costé desquels se voit representé à genoux le bon Duc Louys fils de Pierre de Bourbon & de madame Anne Dauphine sa féme, lequel feit porter à Paris la vraye Croix, qui auparauant n'estoit que ornée d'argent & la fit enrichir d'or, de perles precieuses auec le mont de Caluaire comme on la voit à present & ce l'an mil trois cens quatre vingt dix sept, ce qui est escrit au reuers de la chasse de la vray Croix. Ie ne me puis garantir qu'en ces detours ie ne donne occasion de prise aux esprits exact es & qu'ils ne me reprochent, ces disgressions.

Mais qu'ils donnent s'il leur plaist ces esſorts, au zele de la ſainctete de la choſe, à l'affection qui me tranſporte au ſouuerain de mes Princes, & à l'amour de la patrie, excuſes trop legitimes de mon fouruoyement.

Deſcendus du Chaſteau & tirant du coſté des murailles dans le Bourg à main droite ſe voit vn agreable & ſpatieux promenoir auec la veuë d'vn grãd ruiſſeau qui viẽt de l'Eſtãg, & de deſſouz les moulins, de forte & nõpareille ſtructure, affectez pour le Chaſteau dãs lequel ils ſont enclos: de là on paruient à vne treſbelle Chauſſée ſupportée de deux coſtez par vne muraille de pierres de taille cimẽtées, la ſole de ceſte chauſſée contre laquelle flotte l'eſtãg eſt touſiours reueſtuë d'vne herbe verte & fort courte, ayãt pour ſ'y promener ſoixante pas ou plus de lõgueur & ving-cinq de largeur, auec la vüe de l'eſtang qui eſt de la plus nette & plus belle eau qu'il eſt poſſible d'vne fort grãd eſtenduë de profondeur: retournans ſur nos pas par ce promenoir, & mõtant vers les hales paroiſſent du coſté du Midy des montaignes fertiles en vignes, ou qui veut, ſe treuue quantité de viperes bien recognües pour vrayes, & ſemblables à celles que nous allons queſter à Poictiers & à Veniſe pour nos antidotes par l'abus ordinaire que,

Fertilior ſeges eſt alienis ſemper in agris
Vicinumque pecus grandius vber habet.

Vers le Leuant ſe faict voir le Bourg ſainct George, ou il y a vn Prieuré de Filles de l'ordre de ſainct Benoiſt: deſcendãt de ce Bourg vous entrez dans celuy de Bourbon fort logeable, abondant en toutes sortes de viures: presque au milieu du bourg plus haut que les hales sont situez les Bains enuirónez de maisons fort commodes pour les baigneurs, toutes distantes des Bains de deux à trois pas: en teste des Bains y a vn petit Hospital construit pour retraicte des pauures malades venuz pour le recouurement de leurs santez: ces Bains retiennent le nom du lieu dits Bains de Bourbon Larchābaud, nom de leur seigneur & cōstructeur de leurs enceinctes & de leurs puys, c'est ce grand Archambaud qui souloit garentir par son espée ses transactions & contracts ou ces mots estoient couchez expressement, *Promitto garentire ense meo*, quelques-vns maintiennent que les Archambauds cōmencerent a paroistre dez le temps que Clotaire premier du nom fils de Clouis regnoit en France, par le Comte Archambaud & Rotilde sa femme, les descendans desquels porterent le nom d'Archambaud de Bourbon, ce que ie ne veux rechercher plus outre que pour preuue de l'ancienneté & grandeur de nostre Archambaud constructeur des Bains & pere de Beatrix de Bourbon, femme de Robert fils de sainct Louys, qui pour la grandeur de la maison de Bourbon descendüe de celle de France pert le nom de Bourbon, & en nomma toute sa posterité, cōme il se voit en Louys de Bourbon son fils, appellé le grād Duc Louys premier Duc de Bourbonnois.

De rubi hist. de Lyon. l. 3.

La forme des Bains de Bourbon Larchambaud est octagone, ou a huict faces, leur structure assez ancienne, leur enclos est d'vne muraille faicte de chaux & sable, couronnée par dessus de grandes pierres de tailles, posées à plat, ceste muraille peut auoir hors du Bain, ou est contenüe l'eau deux ou trois pieds de haut prix à fleur de terre & par le dedans depuis le fonds du Bain iusques au dessus de ladite muraille, huict ou neuf pieds: tout autour par le dedans du Bain hors du costé du Midy, il y a cinq marches de pierre tailles, sur lesquelles les baigneurs se reposẽt: le bain est diuisé par vne muraille de pierre de taille trauersant d'vn bout à autre, separant le Bain d'en-haut d'auec celuy d'en-bas, non esgalement: le Bain haut estant trois fois plus capable que le petit qui reçoit l'eau du grãd par vn esgout de pierre de taille qui est au milieu, & au dessus de ce mur moytoiant, ayant de hauteur enuiron quatre ou cinq pieds & de largeur deux pieds; vis-à-vis de cest esgout ioignant le fonds du grand Bain au pied de ce mur, il y a vn canal ouuert d'vn pied par lequel le grand Bain se met à sec pour estre nettoyé, s'en va dans le petit Bain, & de là dehors du costé des fontaines ou puys.

Les sieges de la muraille qui entoure les Bains, sont plus enfonçez en dedans & couuerts de grandes pierres qui aduancent au dedans du bain, & sont comme profondes niches dictes par le vulgaire chaires, qui sont trois, capables de deux hommes, hors la plus haute, & ont par leurs flancs des fenestres creusées dans la pierre d'vn pied & demy d'ouuerture, tant pour s'y agraffer, que pour y loger la chemise, ou autres cõmoditez pour le Bain, ou pour y süer ; la dedans se retirent à couuert ceux qui se baignent, & se garentissent des iniures de l'aër, aussi pour y prendre alaine sans se refroidir: ces renfondremens estant tousiours reschauffez par les vapeurs de l'eau, *Vbi dum fessi nimio languore consederint, vaporis illius delectatione recreati, & lassa viscera reficiunt, & humores noxia infusione laxatos, vitali ariditate constringunt.*

Cassiod. l. 2. epist. 39.

Ioignant ces chaires il y a trois grands Puys esgaux en structure, associés par leurs murailles, & communs par leurs sources, & par leurs conduits, de sorte qu'ils paroissent n'estre qu'vn, on m'a asseuré qu'ils sont tous trois posez sur vne seule pierre longue de quinze pieds & large de sept, ouuerte par le milieu pour l'issüe des sources chaudes: leur cõstruction est de pierres de taille cymâtees & supportees par le fonds de pieds droicts qui forment des triangles fort indüstrieusement taillez, & releuez par arestes: le dessus de chaque Puis est couronné d'vn anneau de pierre de taille, sur lequel sont fichez des treillis de fer, & qui pour puiser l'eau ont vne ouuerture fermant à clef, à ce que personne par inaduertance ny tombe ; car l'eau y est si chaude que si quelque personne viuãte y estoit cheute qu'on ne l'en pourroit tirer que par pieces, comme les habitans asseurent estre arriué à vn homme nommé Marcat il y a quarante huit ans: ces treillis de fer bien q̃ les barreaux soient fort gros neantmoins ils paroissent vsez, & comme diminuez, notamment au premier puis, soit par la carie du temps, ou plustost par les vapeurs chaudes & erosiues des esprits ensouphrez & salez, ces puys sont sept ou huict pieds plus profonds que le paué des Bains: & dans ceste profondeur contiennẽt l'eau bouillante qu'ils reçoiuent du costé du Leuant, regardãt l'Eglise sainct George. Ceste source passe deux ou trois pas proche d'vne maison dicte Sausay, ce que i'ose hardiment attester, d'autant que l'hyuer dernier de l'an 1603. que les neiges furent hautes & de lõgue durée, si tost qu'elles estoiẽt tombées en tout cest endroit, aussi tost elles fondoient, & tout l'entour voire cõtre les baĩs estoit couuert de neige, hors ce sentier susdit, cõtinuãt sõ cours en bas elle va fondre & se desbonder souz les trois puys, dans lesquels venãt de haut & nõ gueres esloignée de son Chastelet & de sa Cisterne, elle y bouillõne & reiallit sãs intermission de tẽps, ou de saison: vn pas ou deux plus haut que les puys vers l'hospital on voit du fonds du Bain se pousser & esleuer plusieurs petites sources, entre lesquelles y en a vne presque intolerable à raison de sa chaleur: ces sources se sõt fait ce passage par dessoꝰ le gré.

Les Puys ont deux sortes de canaux differãs de figure, & d'vsage, aux murs moytoians il y a des ouuertures en forme triangulaire, pour se donner & receuoir mutuellemẽt leurs eaux: autour de chaque puis, il y a deux ou trois cõduits ronds, plus hauts que le fonds du Bain, qui font couler l'eau chaude dans le lauoyr, & le remplissent à vne esgalle proportion de profondeur d'eau, qui est enuiron de cinq à six pieds, & ceste quantité fournie, le surplus enuoyé par la peremnelle fœcondité & liberalité des sources, tombe dans le petit Bain: la profondeur des Puys & la quãtité de leur eau n'est semblable, le plus haut a huict pieds d'eau, & six pieds ou plus sans eaux. Le secõd douze pieds d'eau, & six pieds de vuide, le troisiéme neuf pieds d'eau & six pieds sãs eau: ils sont tous trois eminãs du paué du Bain en dehors d'enuiron sept ou huict pieds, & ont d'ouuerture en diametre plus de trois pieds, mais il ne faut couler ces viuifiantes sources sans les saluer auec Claudian.

Salue Pœoniæ largitor nobilis vndæ
Borbonij salue gloria magna soli
Publica morborum requies, commune medentũ
Auxilium, præsens numen, inempta salus.

Au dehors de l'enceincte du costé de la source, se voit vn Puys de pierre de taille, ayant d'ouuerture en diametre deux pieds & demy, esleué de trois pieds de terre, nommé vulgairement puys froid au rapport des trois autres, d'autãt qu'il est tiede, paué en sõ fonds de pierre de taille percé en plusieurs endroicts, comme les fontaines de Bourbon Lancy, receuant son eau par dessouz ces trois que i'estime froide en son origine, mais reschauffée par le voisinage de la source ou par quelque portion d'eau chaude, qui s'escarte & se mesle dedãs, eschauffant son eau froide: ainsi plus haut le puis du sieur Genin, taillé dans le roc est comme tiede & salé & encore plus les autres puys des enuirons des Bains tous tiedes & salés: ce puys par vn canal de pierre de taille porte son eau dans le petit Bain pour le temperer: Ce Bain est paué de pierres de taille, ayant du costé des hales deux conduits, l'vn dessus qui est tousiours ouuert pour descharger l'eau des deux Bains qui perpetuellement est versée par les fontaines, & entretenir vne iuste quantité d'eau pour les baigneurs, l'autre est ioignant son paué, posé comme vne bõde, ayant vn demy pied d'ouuerture pour le vuider, & le tenir net quand on veut: le conduit de dessus coulant tousiours faict vn petit ruisseau limonneux verdastre & fumant mesme en Hyuer ou temps de pluye que les vapeurs sõt repoussées & espessies par la froideur de l'aër, & passant les hales se va ioindre auec l'eau qui descend de l'estang, & tous deux ensemble se meslent auec vn autre ruisseau appellé la Barge.

Les particularitez du grand Bain gisent en sa forme, en sa capacité, en son fonds, en ses conduits, descentes & dimentions, sa forme est aucunement quarrée capable de baigner cent cinquante personnes; son fonds est tout de gré, bien que quelques-vns disent autrefois auoir esté paué, mais à raison qu'il estoit trop glissant & que l'on ne s'y pouuoit affermir, l'on y fit iecter du gré qui depuis est demeuré, les sources qui bouillent dans le Bain outre celles des puis suspendent ceste opinion, sinon qu'en ces endroicts le paué soit disioinct, ou par caducité ou par industrie: car ie ne puis entẽdre pourquoy le petit bain auroit plustost esté paué que le grand: les cõduits sont deux en nombre, par lesquels l'eau froide est conduicte dans ce Bain, vne portion d'eau froide s'y mesle ioignant l'Hospital, & vient d'vne petite fontaine nommée la Varene, passãt entre deux terres souz les marches du Bain. L'autre vient de la Caue du sieur des Fontis, qui est plus haute que les Bains, dans lesquels elle coule les eaux qu'elle reçoit des rochers voisins, ou ces eaux froides se meslent dans le Bain il s'amasse communemẽt & par residence se fige beaucoup de limon verdastre, noir, & tirant sur le iaune, adherant par les murailles du Bain, & des puis.

Les descentes du Bain sont aux deux bouts de la muraille qui trauerse le Bain, seruant de passage d'vn costé à l'autre des Bains, & du costé de la maison du sieur des Fontis vne autre descente, ce Bain peut auoir en quarré six ou sept toises, & les deux Bains vingt pas de longueur, & huict de largeur.

Ces Bains ont leurs parties aussi bien que ceux des Romains, les Estuues, se peuuent imiter par les chaires couuertes qui sont ioignant

gnant les sources, ou par la vapeur de l'eau on se prepare au lauoir, & encore mieux si couché sur les treillis de l'vn des puis enfócé à vn pied de l'eau on prenoit l'Estuue: le grand bain eventé & descouuert de tous costez, ou son eau sortie des puis bouillans se tempere & s'accõmode à l'vsage du corps, represente le Caldaire ancien, conditionné de qualitez semblables: ces deux conduits d'eau froide qui s'insinuent au Bain & rendent l'eau tiede deux pas auant dans le Bain, representent le Tepidaire & Frigidaire.

Mais en forme d'epilogue, ie concluray ce chapitre par la recommandation de ces sources naturellement chaudes, par lesquelles ces Bains surpassent les anciens reschauffez par art. *Nous auons veu des fontaines azurées en forme de Puis, eschauffées sous des grottes creuses ou sont les fournaises des eaux ardentes, dispencées & approuuées par la nature, lesquelles bien que coustumierement estant fort chaudes elles exhalent des fumées obscures & souphrées, toutesfois elles paroissent si claires & transparantes, qu'vn chacun desire toucher ceste glace encore qu'il n'ignore qu'elle soit ardente, ses eaux desbondées de leurs sources se ramassent à bouillons arrondis & se vont creuer sur le dos des eaux ou ils disparoissent: ô merueilleuse industrie de ce grand maistre, auoir sceu si bien temperer & accommoder à l'vtilité des hommes ces ardeurs & embrazemens humides, & que ce qui en sa naissance dõnoit la mort, prudament moderé & attrampé auec les delices* Caßiod. l. 11. epist. 39.

despart la santé & la vie, & pourtant encore vn coup, *O magistri mirandum semper ingenium, vt naturæ furentis ardores ita ad vtilitatem humani corporis temperaret, vt quod in origine dare poterat mortem, doctißimè moderatum, & delectationem tribueret & salutem : iuuat videre secretum, latices, vapores igneos exhalantes amicum vndis indesinenter ardorem, & calorem venire de cursu riui, vnde vsualiter solebat extingui: merito dicunt Philosophi elementa sibi mutuis complexibus illigari, & mirabili coniungi fœderatione, quæ inter se contraria, intelliguntur varietate pugnare. Ecce madentem substantiam, vapores producere constat ignitos, quæ mox ad Thermarum ædificia peruenerunt: illis à cautibus vnda descendens & aërea sua qualitate succendit, & tactu fit habilis cum recepta fuerit in lauacris. Hæc ille.* Et d'autant que ces Bains releuēt leur structure & reuestures de cyment, & leur reprise antique de ce grand Archambaud de Bourbon, & depuis se sont maintenus par la reueüe & soin de Louys de Bourbon dit le bō Duc Louys, auquel on doit la grace de la plus part des bastimens & forteresses de Bourbon Larchambaud, & la resuitte qu'il fit aux bains c'est pourquoy à la memoire d'Archambaud & de ce bon Duc Louys restaurateur des Bains, ie dispose ce souuenir à l'eternité.

D. O. M.
ET
MEM. ÆT.

INVICTISSIMI ARCHAMBALDI BORBONII QVOD AQVAS CALIDAS IN BALNEARIVM LACVM PERDVXERIT, MVRO CIRCVMDEDERIT, ET TRIBVS PVTEIS CVM VESTITVRIS BASIVM, SCATVRIGINES ANHELANTIVM AQVARVM EFFVSAS COERCVERIT. ET LVDOVICI BORBONII COGNOMENTO PII. OPT. OB BALNEA NEGLIGENTIA SVPERIORVM TEMPORVM CORRVPTA, ET SORDIVM SQVALLORE FOEDATA, IN ANTIQVVM SPLENDOREM RESTITVTA PEREMNI VOTO P. BORBONIENSES.

Fin du premier Liure.

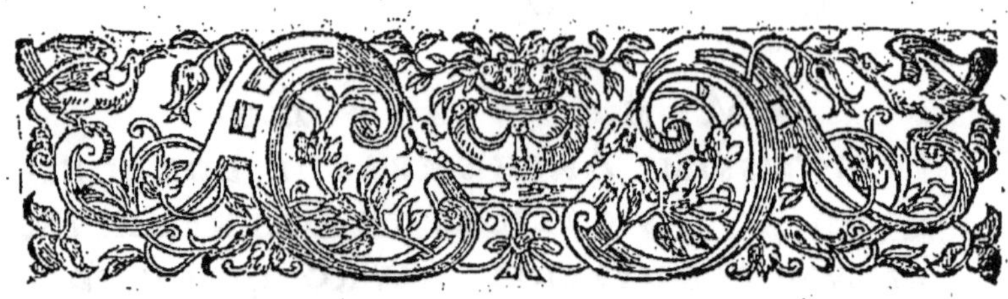

A MONSEIGNEVR DE FRESNES CONSEILLIER d'Estat du Roy, & Secretaire de ses commandemens.

MONSEIGNEVR,

Tenant de vostre liberale recherche, & de la lumiere de vos graues discours la cognoissance des diuerses parties des Bains de Bourbon, euoquez par vous des tenebres de l'oubly, pour se faire admirer en leurs ruines: si ie destournois ailleurs la grace, & le souuenir de ce bien-faict, & luy donnois autre addresse, qu'à vous, ie serois doublement coulpable: vous rauissant ce qui vous est si propre, & vrayement temeraire d'entreprendre la penible, & iusques icy non attentée recherche de nos sources, & des matrices, ou se conçoiuent leurs mineraux: & encore prophane si ie descendois sous ces grottes terrestres, pour y fouil-

ler les plus precieux mysteres de la Nature, sans inuoquer sur moy la faueur de vostre Nom, & la mesme grace & aßistance que Aenée receut de la Sybille. Iusques icy l'Histoire & la Poesie m'ont promené dans leurs gracieux parterres, agreables en leurs compartimens diuers, & au printanier émail de leurs fleurs eternelles, maintenant

----Maior Rerum mihi nascitur ordo. *Virg. 7. æn.*
Maius opus moueo---.

L'horreur de ces lieux müets & sombres, la diuersité des sentiers, incertains par le discord des Guides, pour aßigner le lieu des cysternes & de l'origine de nos eaux, leur inexplicable chaleur, & l'incomprehensible nombre, preparation, & dose des mineraux en leur meslange, sans vostre presance me font aprehender : mais puis que vous m'auez baillé le courage, & l'oser, aßeurez moy de vostre protection, & permettez que i'ebranche pour mon Rameau d'or Fatal, & redouté aux lieux sousterrains, celuy du FRESNE, lequel outre la seurté & la hardiesse qu'il m'inspirera parmy l'effroy de ces abysmes, m'estant remis au iour, & ayant par ce rameau estouffé les aboys de Cerbere, il exercera encore enuers les meschans, ce que sous nostre Ciel il faict aux venins & aux serpents *qui ſe gliſſent, voire ſ'eſlancent pluſtoſt dans les flammes que d'approcher, & moins franchir l'enceincte tiſſue de Rameaux de* FRESNE. *C'eſt donc mon deuoir qui vous append ces fruicts procedez de voſtre liberale recherche, & mon courage, & mon honneur, ayant deſia reclamé le Royal Genie pour mon Apollon, & vous pour ma Sybille, qui ſe commettent ſous voſtre tutellaire addreſſe, & vous ſupplient d'auoir ces feſtons auſsi aggreables, comme i'ay d'honneur d'eſtre*

MONSEIGNEVR,

Voſtre tres-humble & affectionné ſeruiteur, AVBERY.

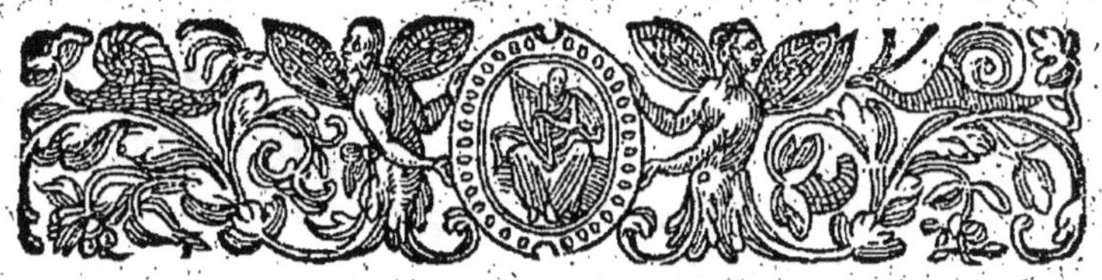

LES BAINS DE BOVRBON.

LIVRE SECOND.

DE L'ORIGINE DES EAVX DES BAINS DE BOVRBON.

CHAPITRE. I.

LA situation des deux Bains de Bourbon estant en mesme assiette, dans vn fonds releué de montaignes de toutes parts, leurs sources remarquées venir du Leuant, voisinées de bois & de rochers, me faict apparier l'origine de leurs eaux, fort debattüe entre les Theologiens & les Philosophes, les Theologiens soustiennent la Mer estre l'origine des eaux fluuiales & fontainieres telles que sont nos sources, & quelques Naturalistes auec eux Albert, Denis, Pline, Philon Iuif, qui tous puisent de la Mer les sources autant chaudes que froides, les Philosophes sont diuisez par contraires opinions, les vns tiennent que les

Ecclesiast. 2. Basil. Hyeron. Isidor. Orig.

Aristot. l. 2. Meteor. tract. 2.

Cauernes de la Terre fornissent les eaux aux sources, ou par sublimation qui se faict souz terre, par les pluyes, ou par les couppes des bois. Ce sont les cartels & inscriptions sommaires des opiniõs de l'origine des eaux, lesquelles ie m'apareille de particulariser, bien que l'entreprise soit grande & qui meriteroit vn homme autãt capable cõme ie me suis efforcé de me rendre diligent & curieux en ces recherches, ausquelles il n'est permis à tous d'attaindre, ayant en ce, suiuy le cõseil de Virgile pour en approcher le plus pres qu'il me sera possible, sçachant que

Virg. 6. æn.

--Non ante datur telluris Operta subire
Fraxineos quamquis decerpserit arbore ramos.

Platon a creu que le Centre de la terre estoit la Cysterne des eaux, que tous les Elemens cõcurrent autour de la terre pour la generation des mixtes, ne pouuant ailleurs si commodement se mesler, que, ou dans son centre, ou aux enuirons de sa superficie. Et cest pourquoy le mesme appelle la Terre la cause & le principe de toutes choses, ou Vesta, par ce que tout s'engendre, ou en elle, ou autour d'elle, comme estant la base de toutes choses: les Elemens contenuz dans la terre pour la generation des mixtes, se descouurent manifestement, car si tant soit peu, on fouyt en plusieurs endroicts on y treuue l'eau: les expirations qui sortent de la terre des forges des mineraux, tesmoignent que les caues de la terre, vuides d'eau, sont plaines d'aër,

Hesiod.

les feux souterrains se font visiblement reco-gnoistre en mains lieux, par les pierres pon-ces, & par la chaleur des eaux naturelles.

Ces Elemens se meslans dans la terre con-tribüent touts à la generation des mixtes, desquels on faict trois genres ; les premiers s'engendrent aux cauernes de la terre, des-quelles ils sortent aussi tost, ne leur estant ces lieux commodes, comme l'enfant trepi-gne pour sortir du ventre de sa Mere, & sous ce genre est comprise l'eau, & la vapeur. Le second genre des mixtes souterrains regarde ceux qui couuerts de l'ecorce de la terre se-iournent dans des antres ou ils sont conceus & nourris, & d'ou ils ne partent si par art ils ne sont deterrés, & attirés, tels sont les fos-siles & mineraux: le troisiesme resort du me-lange des deux precedents qui est les eaus Thermales, ou Chaudes composées d'eaus, de fossiles & de mineraux. D'autres tiennét que les sources de nos Bains s'engédrent par concretion des vapeurs faicte par sublima- *Aristot 1. met. c. 13.* tion d'autant que la terre estant tousiours hu-mectée ou de la pluye ou de l'eau de la Mer, ou des fleuues, & sa chaleur interieure agissant contre ces humidités esleue plusieurs esprits & vapeurs moites, qui se meslent parmi l'ær enclos dans les sinuosités terrestres, & par agilité, penetre les plus secrettes cambreu-res de la terre, empesche le vuide imcompa-tible en la Nature, & paruenu aux cauités plus froides, & aux chappes des montaignes ainsi que la vapeur aux nües, ne pouuant passer outre, n'y s'exahaler, repoussées par la froideur du lieu, s'epaississent en eau, qui distile par gouttes dans les cystern es plus basses pour fournir à l'entretien des fontaines, ce sont ces lacs souterrins desquels a parlé le Psalmiste

Psal.

Les surieons & ruisseaux ont esté decouuerts,
Dedans les fondemens de ce grand vniuers.

Ce qui est cognu à ceux qui creusent pour faire des puys, & de ceux encore qui fouyēt les mineraux & les pierres: les explorateurs de Philippe Roy de Macedoine pourueus de lanternes & flambeaux ayant longuemēt furetté sous terre pour rechercher s'il restoit quelque veine d'or, rapporterent auoir veu sous terre de grands fleuues, & lacs fort spatieux sur les extremes du Dauphiné, & vne petite lieue du Rosne, se voit vne grande grotte dicte nostre Dame de la barme & vn lac ayāt de longueur plus de trois cent toises & vingt de largeur.

Virgile descriuant la descente d'Aristeus vers sa mere Cyrene tenüe pour deesse des eaux, descrit ces profondes Cysternes, ou estoit la retraitte des Nymphes. Et preuue la quantité des eaux qui y sont ramassées comme dans des reseruoyrs.

4. Georg.

Simul alta iubet discedere laté
Flumina, quà Iuuenis gressus inferret, at illum
Curuata in montis speciem circumstetit vnda,

Accepitque ſinu vaſto, miſitque ſub amnem,
Iamque domum mirans Genitricis, & humida regna,
Speluncíſque lacus clauſos, lucoſque ſonantes,
Ibat, & ingenti motu ſtupefactus aquarum,
Omnia ſub magnâ labentia flumina terrâ
Spectabat diuerſa locis. &c.

Les ſoudaines eruptions d'eaux qui ſe ſont manifeſtees tant de fois, comme du temps de la guerre de Mythridate vers Apanera, ville Phrygie, ou ſe decouurirent & deborderent de nouueaux lacs, & fõtaines, étr'autres vn fleuue ſalé, qui rouloit auec ſoy quãtité d'huytres & de poiſſons marins, bien que ceſte ville fut eſloignée de la Mer: car puis diſent les Philoſophes, que la Mer ne tarit iamais, pourquoy tairiſſent les fleuues & les fontaines & ſi ſelon meſme les Theologiens la terre eſt eminante ſur la Mer

Sur la Mer il fonda la terre, Pſal. 23.
Qui comme vn mol eſtuy l'enſerre.

Il faudroit que l'eau contre ſa naturelle inclinatiõ elle mõtaſt au ſõmet des mõtaignes d'ou on voit en maints endroits ſortir des fleuues & des fontaines: à ceſte opinion ce ſont ioings Alexandre, Olympiodorus, Auerroës, Ægidius Venetus. Ceux qui attribuent l'origine de nos fontaines à l'amas des pluyes embües l'hyuer, par les pores de la terre, qui eſt toute ſpongieuſe plaine de canaux pour la retraitte des eaux qui s'y amaſſent par les pluyes, diſent, que non ſeulemẽt nos fontaines chaudes, mais aussi les autres & tous fleuues en sont deriués: desquels le flus perpetuel est entretenu par l'abondance des eaux reseruees aux cauernes de la terre, iusques à l'hyuer. Que les pluyes les remplissent & que les fontaines qui n'ont ceste capacité de cauités de la terre pour forniture de leurs eaux, se tarissent pandant les secheresses, & ne reprennent leur flus qu'à l'entrée de l'hyuer, ou autre temps pluuieux; Ceste opinió est fauorisée de l'experiance, par laquelle on voit l'hyuer, & au temps pluuieux accroistre les fontaines & les riuieres se grossir, d'autát que la terre receuant plus d'eau, en degorge aussi d'auantage de ses cysternes: Ioingt qu'aux lieux ou les pluyes sont rares il y a peu de fleuues, cóme aux deserts de l'Aethiopie & de l'interieure Afrique & autres lieux brulés & recuits du soleil, au contraire aux Allemaignes, en la France, Flandre, & Italie qui sont sous vn Ciel plus humide, beaucoup de fleuues: Les derniers disent les fontaines naistre apres les couppes des bois, d'autant que telles eaux estoyent employées & consommées à la nourriture & accroissement des arbres, & pour aucunement fortifier la foiblesse de ceste opinion, ils disent que le mesme est apres l'extirpation d'vn bras ou d'vne iambe, ou il suruient par temps reglez de grands flux de sang, qui reflue des parties tronquées, ou il souloit estre digeré & assimilé. Voila ce que plusieurs Grands hommes ont diuersement pansé de l'origine de nos eaux Chaudes, & par consequent des autres sources & bien que telles opiniõs ayent quelque rude ombrage de verité, pour n'estre toutesfois si forte que celle des Theologiens ie m'en departs enbrassant la verité: i'accorde ceste generation de mixtes au dedans des entrailles & autour de la terre, par le cõcours des Elemens, & ces Grottes pleines d'eau: mais non qu'elles soient le seul magazin, qui aye depuis la creation du monde iusques à present entretenu nos fontaines, & tant de fleuues. Car quand toute la terre ne seroit qu'vne cysterne, encore n'auroit elle peu fornir tant d'eaux qu'ell'a debondé de ses flancs sur elle & dans la mer: on repliquera qu'il se faict vne perpetuelle reparation de l'eau qui sort par le moyen des pluyes, & de la sublimation: mais quand toutes ces raisõs se lieroient, encore sont elles foibles: l'Ægypte ou il ne pleut, n'est depourueüe de fõteines, & touts les sablons de Lybie ou il pleut encore quelquefois, sont sans fontaines, tesmoing l'Armee d'Alexandre. Et puis pandãt les grandes secheresses, a on iamais veu diminuer nos fontaines chaudes, & s'accroitre pour les pluyes? voila comme ces opinions encore r'alliees en vn gros, ne peuuent rié, moĩs ẽcore en detal: i'accorde la sublimatiõ des vapeurs en la generatiõ des mixtes & crois qu'elles s'eleuent vers les voutes plus creuses de la terre, d'ou elles sont reflechies.

Et qu'elles attirent auec elles l'eau qui s'y treuue, & partie la transportent en haut, ou par leurs continües secousses & efforts, elles ouurent les croutes des sommets des montaignes, d'ou à raison de l'agitation des vapeurs qui les repoussét, elles reiallissent à bouillős. L'autre partie de ces eaux meslées des vapeurs minerales plus pesantes, ou d'elles, ou par la mixtion des mineraux & fossiles, ou pour raison de leur retraitte & reseruoyrs pl⁹ bas coulent par les pieds des montaignes, cőme font les nostres, mais que tant d'eaux puissent naistre par la sublimation, & que leur cours perpetuel n'aye autre fonds, ie ne le puis aduoüer. Les quatre fleuues qui sortoient du Paradis Terrestre ne pouuoient si tost auoir esté faits par euaporation, ny de mesme les autres fleuues & fontaines qui sortirent de l'abysme en leur creation, qui ont continüé tousiours leur mesme flux : ie consents l'opinion des pluyes estre veritable, si on entend parler de certaines fontaines, & Torrents, qui coulent seullement apres les affluances & rauines des pluyes qui seruent d'égouts aux montaignes & autres lieux eminants trop abreués : mais que nos fontaines & autres infinies ayent leur origine des pluyes, ie ne le puis admettre pour trois raisons: La premiere est, que tant abondante soit la pluye si ne peut elle penetrer la terre pl⁹ profond de deux pieds, mais que la superieure partie dessechee, & alterée, ou emboit &

Genes. chap. 2.

consomme en nourriture des arbres & plantes toute l'humeur pluuieuse, ou rassasiee, ne reçoit plus d'eau, mais la regorge par les torrens & petits ruissaux dans les riuieres: La seconde qu'il y a plusieurs montaignes steriles & depouillees de terre, & des endroicts de rochers touts nuds, desquels secoule grãde abondance d'eau comme en Sauoye, & en Bourbonnois la fontaine vitriolee de Vichy qui est creusee & à son bassin dans vn Roc depouillé d'ou elle sort, ces eaux ne peuuent estre ramassées par les pluyes, car les pierres solides ne les peuuent emboire: La troisiesme raisõ, si en des lieux haut ou secs on creuse des puys, de deux ou trois cent pieds ou l'on treuue en fonds des veines & sources d'eau, on n'osera dire que ce soit eau pluuiale, la pluye ne pouuant aller si auant.

Pourceque on nous oppose qu'en hyuer l'abondance des eaux est plus grande que nõ pas en Esté, premierement ie le nie absolumẽt pour nos fontaines chaudes, & pour les autres ie reponds que l'hyuer par sa rigueur resserre au dedans les conduicts de la terre, & augmente la sublimation des vapeurs qui se grossissent en eau ainsi que la chappe d'vn alambic plus elle est froide, plus on distile promptement & copieusement: mais que tout cela n'est assés pour l'eternel flux des fõtaines & des fleuues ie dits encore que l'eau suruenant par les pluyes, aux emboucheures des fõtaines & aux temps pluuieux, estre moins attiree par la terre, laquelle s'abreue premier que de repandre ses eaux sur elle, ce qui fait qu'en plusieurs regions chaudes & seches les sources sont rares, & qu'en plusieurs lieux elles s'abaissent & tarissent du tout pour les grãds hales & secheresses, qui émeut Seneque a dire que plusieurs fontaines n'estoient engrendrées des pluyes.

Que nos fontaines chaudes ou autres soiét causees par les couppes des bois, cela ne se peut, n'estant necessaire que de ceste humeur alimentaire qui se distribuoit aux arbres, il en sorte des fontaines, iceux couppés: le Bourbonnois & le Nyuernois sont entiers occupés par des forests & autres bois, qui ne laissent d'abonder en estangs, riuieres, & fontaines, au contraire la Beausse en a peu qui n'a point de bois: & puis nos sources chaudes enuironnées de bois se sont tousiours cõseruees, n'ayant aucun commerce, & communeauté auec l'humidité qui nourrit les forests & bois proches: la comparaison que l'on faict des hemorragies ou flux de sãg auec les fontaines est trop dissemblable, pour estre receüe pour preuue: les forests estant couppees, l'humidité qui leur donnoit accroissement, reflüe à son principe, & par autres canaux se mesle auec d'autres eaux dans les fleuues & fontaines qui auoient leur estre auant les couppes des forests, mais le sang sorty d'vn foye non moins liberal que de coustume, n'estant distribué & vsé par la partie qui defaut n'ayāt autre deſtour, s'il n'a quelque flux ſolemnel par le Genie particulier de quelques natures il ne ſe pourra afranchir des funeſtes accidens d'vne importune & perilleuſe repletion, & ceſt pourquoy il eſt ſainement dechargé par les extremités des vaiſſeaux: d'auantage s'il eſt vray que les arbres ne croiſſent que par nouuelle appoſition d'humeur qu'ils attirent de la terre, ainſi que les cheueux de la teſte: les bons medecins pour deſſecher le cerueau font raire le poil, & par ainſi les couppes des bois deſſechetoient pluſtoſt les lieux, ou ils eſtoient qu'ils ny feroient naiſtre des fontaines nouuelles: les mieux fondés aſſeurent la mer l'vnique magazin des eaux & des fontaines permanantes tant chaudes que froides, Orphée en ſes hymmes de l'Ocean & de la mer chante ainſi.

Mere de la belle Cypris,
Deux torment des ieunes eſprits,
NOVRRICE *des nües obſcures,*
Des FONTAINES, *& des* EAVX *pures.*

Mercure Triſmegiſte dit que l'Ocean flüe pour fournir de l'eau douce par tranſcolatiõ pour l'aliment de l'homme, Thales Mileſien & Heſiode appellēt l'eau le principe de toutes choſes, & que la terre flotte ſur la mer comme vn petit nauire, ou vne Delos errante, attirant & ſuccçant la douceur de l'eau, & affin que ceſte attraction ſoit plus forte, & la tranſcolation de la ſaleure marine mieux ſeparree, le transport & rauissement de l'eau est faict en haut pour la subtilier d'auantage & laisser son sel.

L'eminance de la terre par dessus la Mer est assez remarquable par le cours des fleuues qui des leurs sources tendent à la Mer, les vns plus rapidement que les autres, selon la hauteur de la Terre d'ou ils sont escoulez, autrement les fleuues ne seroient que des estangs, les Iles releuées par dessus al Mer confirment ceste eminence.

Ceste exaltation de la terre par dessus les eaux seroit vaine, sans les porosités de la terre, par lesquelles l'eau est enleuee, contre sa pesanteur naturelle, qui imbüe par les vaines de la terre deuient comme les lupins, qui trampés dans l'eau deposent leur amertume: on s'oppose à la douceur de l'eau, qui s'aquiert par la transcolation, & au contraire on certifie que l'eau de la mer, outrepassant dans la terre deuroit acquerir des amertumes & saleures, à raison des exhalations des mineraux qui s'yeleuent: ce qui seroit vray, si toutes les exhalations suscitees dans les matrices de la terre, estoient ameres & salees, mais cela n'est pas, ains seulement quelques vnes qui sont brullees: ainsi touts catherres eleués de l'intemperie chaude du foye, & des autres visceres ne sont salés, mais la pluspart insipides l'experiance fait foy que ceux qui sont sur la mer pour auoir de l'eau douce, font boüillir & ressüer l'eau de la mer, & à sa vapeur presentent de grandes eponges, lesquelles exprimees rendent l'eau douce.

Ils nous reprochent aussi pour impossible le transport des eaux aux festes des montaignes, d'ou souuent ils voyent ressourdir des fontaines, contre sa naturelle pesanteur, ie responds que cest eleuement se fait naturellement, partie pour la force & mouuement des Astres, mais plus par la puissance attractiue de la terre, ainsi que le cerueau attire à soy, des extremes du corps, & aussi par la nature de la vapeur qui luy ayde; & par vn esprit interieurement qui la meut, & la pousse en haut vers ses sources, *La mer flottant & s'escoulant par des circuicts & destours estroits, estant pressée & occupée par les sinueux replis de la terre, & par son cours esleué en haut poussée par vn esprit mouuant, elle rompt de force la superficie de la terre & sort dehors*, Philo Iuif depose la mesme chose: *l'eau flüe par les entrailles de la terre de peur que la terre trop dessechee se lasche, mais quelle soit comme affermie & cymantee, partie par l'vnion & la force de l'esprit, partie par l'humidité qui empeschoit la terre trop aride de fendre en pieces, ou se fondre en poussiere.* Que si ces Theologiens ne les peuuent contanter, iaçoit qu'ils soient grands Philosophes, escoutons Platon qui n'asseure rien tant que ceste exaltation d'eau, & auec luy Pline qui tours deux d'vn commun accord maintiennent ce transport, & transcolation d'eau de la mer pour l'origine des fontaines *Aqua*

S. Basile.

l. de opif.

in phaedr.

l. 2. c. 65.

permeat totam terram intra, extra, supra, venis discurrentibus; atque in summis iugis erũpit quo spiritus acta & terræ pondera expressa, Syphonum modo emicat, tantumque á periculo decidendi abest, vt in summa quæque & altissima exsiliat, qua ratione manifestum est, quare tot flumina quottidiano accessu maria non crescant, que si ils treuuent l'attraction que la terre fait de l'eau iusques aux sommets des mõtaignes de difficile creance, que diront ils de celle du festu par l'ambre, du fer par l'aymant, vne familiarité de substance sera bien plus chatouilleuse entr'eux, que non pas les influances des astres ayder à ceste attraction, & la terre alteree succer de loing l'humidité de la mer, puis que l'Arc-en-Ciel par les rayons du Soleil & les Nües se remplissent d'eau.

Aussi aux causes naturelles la finale surmõte l'efficiente & la materielle en la generation des Mixtes, pour le conflit des Elemens aux entrailles de la terre, & la perpetuelle boissõ des hommes & des animaux pour l'arrousement de tant de sapins qui se cachent dans les nües, & vne infinité d'autres arbres & plantes qui naissent aux cymes des montaignes, voire les plus salutaires & en grande quantité, comme ie vis auec Monsieur de la Riuiere premier medecin du Roy & monsieur Du Laurens medecin ordinaire du Roy & premier de la Royne mon cher Mœcene & precepteur, à la visitte des montaignes de la grande Chartrouse pres Grenoble. A toutes ces fins ſufragãtes quãd il ny auroit que leur neceſſité, ſans autre moyen les eaux pourroient eſtre diſpancees de leur naturelle peſanteur d'aller en bas: que ſi la Nature en ſes mouuemens critiques n'ayant vn paſſage libre qui neantmoings luy eſt ordinaire) faict des tranſports ou metaſtaſes de matieres, & des eruptions par des endroits inacouſtumés, voire iuſques aux ſueurs de ſang, pourquoy par tant de neceſſités ſus-alleguées, l'eau ne pourra elle mõter en haut? adiouſtons que quelques fois la mer s'eleuãt par deſſus ſes limites iuſques aux nües, que par ceſte exaltation & peſanteur, elle peut faire reiaillir ſon eau aux coupeaux des monts, comme il arriue aux fontaines qui õt leur Chaſteau ainſi appellé, ou reſeruoir d'eau, plus haut que le lieu d'ou elles ſortent, (iacoit que ceſte exaltation de la mer ne ſoit qu'vne cauſe ſuffragante & non de ſoy neceſſaire) ce mouuement d'eau en haut extraordinaire ailleurs, icy n'eſt violent, parce que les corps elementaires par la loy de Nature obeiſſent aux cœleſtes, ceſt pourquoy quand ils ſouffrent par leur influance quelque mouuement, il ne le faut appeller violence: les parties aduerſes ſe fondent encore ſur ce que les fontaines tariſſent, ce que n'ariueroit ſi elles prenoient leurs eaux de la mer qui ne tarit iamais. Ie reſponds que les fontaines de Bourbon ne tariſſent iamais, & celles qui tariſſent ne tarir par le deffaut de l'eau de la mer, mais parce que la terre par la longueur d'vn grand hale ou d'vn Esté trop chaud se consomme & emboit l'eau auant qu'elle soit conduitte à la fontaine, ou par ce que les cõduicts par lesquels l'eau marine estoit distribuee aux sources, sont ou rompus ou bouchés, enquoy Dieu nous fauorise grandemẽt d'auoir si long temps conserué les canaux de nos sources chaudes, & nous les donne d'vn si riche magazin que nul Esté tant puisse il cõtinüer, ny moins ce feu souterrain ne les peuuent consommer, qu'elles ne fluent incessament sans ce moindrir ou accroistre d'vne goutte d'eau, & dégré de chaleur. Embrassõs donc ceste verité, que la mer est l'vnique Cysterne & promptuaire de nos eaux chaudes, & des autres fontaines, lesquelles vne fois ecoulees dans les porosités & veines de la terre, ne peuuent tourner arriere, à raison de la force & grandeur de la mer qui les repousse & presse, substituant tousiours de nouuelles eaux qui passent & se coulent par infinis mæandres, tours & canaux de la terre, se subtilient & adoucissent: ainsi que les veines du mesantere r'affinent le Chile, & l'epurent en suçant ce qui y est de plus doux, pour le porter au foye, & abãdonnãt le plus grossier & terrestre aux intestins ou cõme aux replis carotides, ou aux Labyrinthes des vaisseaux seminaires nommés Hederiformes par leurs diuers retours, emondant le sang, voire le spiritualisant: ces conduicts de la terre, sont ou degré ferme ou de croye, ou de pierre, ou autres tels materiaux, à leur emboucheure vers la mer fort amples pour receuoir l'eau en abondance, puis se vont peu à peu estrecissant pour mieux attenüer & couler ceste crasse, viscidité, & saleure de la mer, de mesme que la vaine caue qui proche du foye ou est son origine, & ou elle s'embouche est fort large & ouuerte, & puis se diuisant en petits rameaux qui se font de tant plus petits qu'ils s'eloignent de leur source aboutissant au cuir. ceste couleure, & douceur d'eau est pour l'arrousement des arbres & des plantes, pour le boire des hommes & des animaux, pour rafraichir ceste chaleur actiue qui bout dans eux.

En fin ces eaux adoucies, apres auoir souffert la couleure, & vagué vn long espace par les canaux de la terre, courantes dans vn canal, & treuuant passage ont faict nos fontaines & ailleurs r'amassé des fleuues qui s'espanchent & courent par le dedans de leurs lits sur la terre en plusieurs loingtaines regiõs, & ayant forny leur traitté, rauy & escumé les gresses des terres, se retirent auec ces vsures dans la mer, pour y nourrir de leurs traficqs & voitures tant de poissons qui sont à la mer, & cest pourquoy aux amboucheures des fleuues en la mer, les poissons y formillent coustumierement, attandant la prouision que ce diuin œconome leur distribüe par les fleuues vrays pyrates de la terre.

Ce retour de fleuues dans la mer, n'a garde de l'enfler, car tout autant qu'elle reçoit d'eaux par les fleuues d'vn endroit, elle en enuoye autant par d'autres voyes, tous les fleuues se randent dans la mer, qui n'enfle pourtant, & les fleuues retournent au lieu d'ou ils sont partis affin de reïterer & continuer leur flux: toutes choses qui sont de la terre, se conuertissent en terre, comme toutes les eaux en la mer, qui n'est qu'vn grand reseruoir auquel coulent tous les fleuues, & de la encore il repartent sans intermission de cours: Concluons donc hors de tout scrupule que les eaux de nos fontaines n'ont leur origine ny des eaux qui sont aux cauernes de la terre, engendrees & continuees en icelles par la sublimation, ny par les pluyes, ou par les couppes des bois, mais de la mer qui les enuoye par des secrets conduicts souterrains, ou passant & repassant par plusieurs couleures, elles s'adoucissent: que leur chastelet est au centre, ou aux grottes des montaignes voisines comme leur receptaire, d'ou se coulãt en ces vallõs elles s'eleuẽt & bouillõnẽt pour raison du lieu plus haut d'où elles sont descẽdües, & sortent auec beaucoup de boüillons, de vapeurs & d'esprits des mineraux qui s'y meslent, & les enleuent, assistez de la force du feu souterrain: ces boüillons sont ronds suyuant le naturel mouuement de l'eau, ainsi les gouttes d'eau distillantes sont rondes, ainsi l'eau respandüe d'en-haut sur vn plain vni, garde sa rondeur, ainsi vne pierre iectée en l'eau la meut & agite en plusieurs cernes qui se vont tous vnir à l'endroict d'où ils sont partis.

DES CAVSES DE LA CHALEVR DES BAINS de Bourbon.

CHAPITRE II.

TOVS les Philosophes & Medecins d'vn mesme accord publiét & attestent, toute eau naturellement estre froide: l'attouchemét l'asseure, son origine l'y oblige, soit qu'on la considere selon les Theologiens deriuée de la mer, ou selon les Philosophes d'vn aër vaporeux espessi par la froideur: ioinct que tant chaude ell'aye esté rendüe, peu apres reuenant à sa nature, sans ayde d'al- *Aristot.*

teratifs, l'experience la faict toucher froide, ayãt en soy le principe de froideur, & ne peut vne autrefois estre reschauffée, sans quelque ayde externe: fondé sur les tesmoignages des plus sçauãs, & fortifié de la fidelle attestation de l'attouchement, ie soustiens que les eaux chaudes des Bains de Bourbon empruntent d'ailleurs que d'elles, le commencement, & la cause de leur chaleur, laquelle pour estre recelée aux cabinets de la terre, inaccessibles aux sens, a trauaillé plusieurs grands personnages, pour sa recherche & pour sa cognoissance: les opinions desquels ie m'apareille d'arranger & mettre en lice les prenant en leurs sources: le conflit sera grand & la victoire douteuse, pour la quãtité de tant de doctes hommes qui tous diuersement ont opiné sur ceste cause secrette de la chaleur des eaux, biẽ que toutefois la verité ne puisse estre qu'vne, *veri vnica est scientia*, & de cest effect chaleureux il n'y a qu'vne cause propre & conioincte apprehendée par aucuns, mais non cognüe faute de considerer en detal, qu'elles choses departẽt la chaleur, & entre icelles n'ont sceu choisir celle qui plus propremẽt estoit doüée par la nature de conceuoir le feu, & l'entretenir allumé tant de siecles: d'autres qui se sont acquis la cognoissauce de ceste cause, ont eu ce defaut de n'auoir specifié clairement la façon dont elle agit, ce qui a suspẽdu les esprits des hommes, & peut estre arraché la creance qu'ils deuoient aux eaux pour leur santé, en l'incertitude de la vraye & legitime cause de leur chaleur : outre le doute & les diuers partis de ces opiniõs irresoluës, ie suis retenu par vn aduertissement Chrestien de mesurer ma curiosité par les bornes de mes sens qui rebouchent en telles aigües & profondes recherches reseruées à ceste sapience eternelle, *qui seule a enuironné les cernes des Cieux, & penetré le profond de l'abysme & marché sur les vagues de la mer, & demeurée ferme en toute terre, de sorte que la cognoissance de telles choses luy est souuerainement affectée: l'absoluë & parfaicte notice des choses est certaine à la sapience d'vn seul Dieu*, & ce que nous auons ce n'est que par ombrages de coniectures qui firent iadis precipiter le curieux Empedocle dans les flames du Mont-gibel pour estre mieux instruict de leur cause.

Ecclesiast. 1.

Iob. 38.

Et ceste desreglée curiosité auoit faict transir Aristote sur les causes du flux de l'Euripe, ces euenemens me font apprehender mesme celuy de ce grand & sage politique Pline transporté d'vne trop soucieuse estude s'approchant trop pres du mont Vesuue pour se rẽdre capable de la cause de ces feux, qui soudainement l'engloutirent : mais ie releue mõ entreprise de la gloire de Dieu, en manifestãt ces merueilles cachées, & l'appropriant pour le salut des hommes sans attẽter par vne ambicieuse curiosité d'escheler les Cieux & de percer le centre de la terre, enquoy Virgile a eu raison d'escrire que Ænée par sa valeur n'entreprit la descente aux enfers, mais plustost par sa pieté & souz la faueur des Dieux.

Æneid. 6.

--Neque enim credo sine numine diuum,
Flumina tanta paras, stygiámque innare paludem.

Tous ceux qui discourent des causes de la chaleur de nos Bains sont diuisez par onze opinions, attribuans la cause de ceste chaleur aux vents sousterrains au mouuement des eaux, au Soleil & aux Astres, au ramas & fermẽtation de plusieurs choses, à la chaleur naturelle de la terre, à la chaux & aux cendres, à l'alun, à la pourriture, à la matiere souphrée & bitumineuse à trauers de laquelle passent les eaux, au foudre, & au feu sousterrain: Ce gros d'opinions ne se peut traicter qu'en detal, & refuter chaque opinion, des la poincte de son illation. Heliodore tient que le Nil est chaud à cause que les vẽts poussent les nües du Septentrion au Midy contre la ceinture bruslée, qui ne pouuans passer outre à cause de l'excessiue chaleur de ceste region, se resoluent en grosses pluies qui font regorger le Nil: ce rapport de chaleur accidentelle du Nil auec celle de nos eaux qui est continuelle ne peut authoriser ceste opinion. Mileus Philosophe la fortifie de raisons, qui dit les vents enfermez & s'entrechoquans aux cauernes de la terre, estre la cause de la chaleur de nos Bains, proposant que les vents sont exhalations chaudes, souuent detenuz aux retraictes sousterraines, d'où ne pouuant sortir, par Antiperi-

In hist. Æthiop.

ſtaſe de la froideur de la terre ſont rarefiez & apres enflammez, & rencontrant les canaux de nos eaux les eſchauffent, ce qui a couleur de verité pour faire preſumer la cauſe de quelque chaleur paſſagere, mais non de ceſte eternelle qui dure en nos eaux : le vent eſt beaucoup plus ſubtil que l'eau, ſ'inſinüe plus aiſément, & plus promptement ſ'eſuanouyt par les meſmes paſſages ou nos eaux ſ'eſcoulent: ceſte cauſe ſuſtraicte à nos eaux, elles n'euſſent peu ſi longuement ſe maintenir chaudes le vent eſtant abſent, & encore eſtant preſent il ne ſouffle touſiours, que ſi il departoit ceſte chaleur à nos eaux, ce ſeroit ou par ſa nature, ou par ſon mouuement ou par les deux enſemble, mais il ne peut eſtre ſi grand ny ſi ardãt qu'il puiſſe faire bouillir nos eaux & qu'il ne ſ'amortiſſe par la froideur des pierres, ou par la quantité des eaux froides contenües dans les cyſternes de la terre n'ayãt aucun entretient de ſa chaleur, par lequel il ſe ſoit conſerué tant de ſiecles.

Ioinct que ſe perdant auec les eaux ou il diminueroit, ou ſe licentieroit du tout de ces priſons ſouſterraines, & eut laiſſé par interualles nos eaux moins chaudes, ou froides depourueües de la cauſe de leur chaleur, qui requiert vne preſence actuelle pour ſon maintient.

Nos raiſons ſe confirment par l'experience, le vent de Midy, dit *Auſter*, eſt le plus chaud de tous, mais tant ſ'en faut qu'il bruſle, qu'il n'attiedit seulement les eaux communes, *si l'inflammation estoit causée aux parties de nostre corps, par les esprits & les vents retenus en la partie enflammée, icelle estant ouuerte, l'inflammatiõ cesseroit, d'autant que les esprits & les vents ne demandent qu'estre affranchis de leurs liens* : ainsi les vents par tant d'endroicts de la terre qui entre-baillent & notamment par les ouuertures des fontaines sortiroient plustost que les eaux : que si le vent par sa nature ne peut estre la cause de la chaleur de nos eaux, il le sera encore moins par son mouuement tant soit-il violent, d'autant qu'il n'est continuel que si il duroit tousiours, les enuirons de nos Bains seroient souuent croulez & esbranlez par tremblemens de terre, & les montaignes voisines se fussent entr'ouuertes pour relascher de si importuns & impetueux hostes qui si feroiẽt ouyr, comme aux autres lieux ou ils grondent & mugissent estant ramassez & captifs : parquoy le vẽt ny par sa nature, ny par son mouuement ne peut estre la cause de la chaleur de nos eaux de Bourbon.

Gal. l. des tumeurs.

Le mouuement & rejallis de nos eaux contre les pierres, est aussi peu receuable pour la cause de leur chaleur, on dit que par les orages & les flots se mouuans & choquans, la mer se rend deux ou trois iours plus eschauffée, bien que les bourrasques qui s'y esleuent n'ayent iamais excedé vingt-quatre heures, & disent-ils que si la mer estoit agitée par tempestes six ou sept iours que ses vagues se pourroient changer en bouillons, d'autant que tout mouuement eschauffe, que le Soleil n'est chaud que par son mouuement, que dans les corps se treuue vn feu naturel, qui est sans vigueur s'il n'est resueillé & comme attisé par le mouuement, que les cailloux tant soient-ils froids & terrestres par congrez & rencontre violente estincellent, que les yeux par leurs mouuemens soudains se rendent comme flamboyans, tels que paroissoient ceux de Tybere courroucé : mais ils abusent de la generalité des choses, & se rendent aussi ignorans que reprochables par ceste vniuerselle & confuse maxime de la chaleur qui s'aquiert aux choses par le mouuement, lequel i'auoüe, mais seulement aux corps durs & solides, & non aux humides, car le mouuement tant soit il violẽt ne peut eschauffer vn corps mol & liquide, & qui plus est, si tel corps est chaud par agitation, il raffraichist apres, ioint que encore vn corps dur, aggressé par vn humide ne peut deuenir chaud: l'experiẽce no⁹ apprend que les torrents & les fleuues plus impetueux qui se precipitent des plus hautes montaignes de rocher en rocher sont plus froids que les autres, le Rosne & Lysere enflez de tant de rejallis & de sources rapides, agitez par tant de cheuttes sur des precipices pierreux ne different de chaleur d'auec les autres eaux, au contraire l'effect les maintient plus froids par ceste commune & endemiale tumeur du gosier nommée Broncocele, ou

Gouyttre que les hommes & les femmes ont en Sauoye, causée par l'intense froideur des eaux des torrents dont ils vsent au boire: ce n'est par le mouuement que les yeux brillent, & se monstrent ardants, mais par l'affluence & concours des esprits & de la chaleur qui haste le mouuemẽt aux yeux, & les faict flamboyer en la colere: Concluons que l'agitation de nos eaux n'est la cause de leur chaleur: les Astrologues se peinent de prouuer le Soleil & les Astres estre la cause de la chaleur de nos Bains, alleguant que leur grandeur est immẽse, leur vertu nompareille & leurs mouuemẽs tres-violens, & qui leur est facile de penetrer la terre qui n'est qu'vn point au respect du Ciel, & par sa froideur restraindre leurs irradiations à son centre qui y influent de toutes pars, & s'y vnissent: de sorte que aydés de la naturelle siccité de la terre, ils l'eschauffent, & par suitte les eaux d'entour. Thesmophile pour faciliter & confirmer ceste impression de chaleur aux eaux par les rayons du Soleil adiouste la mollesse & rarité de la terre, sans laquelle la force du Soleil ne sçauroit estre portée aux eaux, ie conuaincray ceste opinion par Aristote, & par les Astrologues mesmes qui tiennent que les rayons du Soleil ne sont ny chauds, ny froids, sinon par vertu indifferente, à chaque generation, de sorte qu'en la siccité de la terre ils peuuent aussi tost causer la froideur que la chaleur: que si les rayõs des astres estoient autheurs de la chaleur de nos

Platon.

eaux

eaux, en passant par la terre ils cõsommeroient tout par ou il passeroient que si ils ne brulent point comme peuuent il conseruer si long temps les bouillons de nos Bains & cõme leur chaleur excitée par la reflexion de leurs rayons penetrant si auant dans ces mõtaignes d'où sortent nos eaux n'estelle reprimee & amortie, & par consequent trop debile & impuissante de faire bouillir nos Bains.

Qui queat hic subster tam crassi corporis terram Lucresse
Percoquere humorem, & solido sociare vapore,
Presertim cum vix possit per septa domorum,
Insinuare suum radiis ardentibus æstum.

Iamais les rayons du soleil n'ont tellemẽt rechauffé les eaux des riuieres & des fontaines qui leur sont exposees, qu'il les ayent au plus chaud & long Esté rechauffées au degré de la chaleur des nostres, moins encore le peuuẽt ils sur les eaux qui sont encloses dans les grottes souterraines, qui sont refroidies par les pierres froides, dont elles sont retenües comme dans des chaussees: que si ie veux permettre aux Astrologues que nos eaux reçoyuent quelque chaleur l'Esté par la force du Soleil, que diront ils de l'Hyuer le Soleil absent de nostre hemisphere, & que neantmoins nos eaux persistent en leur chaleur & plustot plus chaudes par l'antiperistase vniuerselle, pourquoy les autres fontaines ne seront elles chaudes, si le Soleil echaufoit nos eaux, aux regions froides cōme le Bourbonnois il ny auroit si grande abondance de Bains, & les regions chaudes en foisonneroient: la facilité que Thesmophile aporte de la molesse & rarité de la terre pour le passage des rayons solaires, en hyuer est nulle, la terre estant reserree par la rigueur du froid, & nos eaux sortant des racines des montaignes ne laissent de bouillir en hyuer, & l'epesseur & solidité des rochers qui les degorgent empescheroit l'accés aux rayõs cœlestes, & pour conclusion de ceste controuerse, qu'elle chaleur pouuons nous atendre du Soleil, aux antres plus profonds de la terre: puis qu'il ne peut rechaufer la moyenne region de l'ær laquelle sans obstacle il perce de tous costés de ses rayons.

Aristot.

Boetius.

Homere à la bouche de miel
A dit, que les raiz que deserre,
Icy bas le flambeau du Ciel,
Ne peuuent penetrer la terre.

Alexandre, Petrone, & d'autres ont deposé que tout ainsi que le vin et les syrops sās ayde externe de leur propre nature boüillent & se depurent, que de mesme dans la terre se pouuoit conceuoir en vne matiere accumulee & disposee quelque espece de chaleur, par laquelle nos eaux seroient rechaufees. I'admets volontiers l'amas & la disposition de ceste matiere, mais ie reprouue ceste chaleur accidentelle, sans foment ne pouuant gueres durer en pareil degré, & la nié estre la cause permanente de la chaleur de nos Bains.

Ils se peinent de fortifier ceste opinion par vne suitte d'Enthymemes, disant que ceste chaleur née en la terre, est retenüe & fermee par la masse de la terre, suscitée par la pourriture entretenüe par vne matiere adiointe, agitee & souffleep ar le vent, subtiliee par le mouuement, & allumee par le Soleil : ie ne veux employer ce discours à vne longue refutation, car renuersant la base de ceste demóstration, la ruine du reste est asseuree. La qualité premiere de la terre froide & seche est incapable de produire de la chaleur, cest amas fermenté ne se peut echaufer, car la terre est euentée & transpire par ces pores, & le Soleil declaré par nous impuissant d'allumer du feu en ces lieux souterrains, & par consequãt ce comble de matiere disposee, ne pouuoir estre la cause de la chaleur de nos Bains.

Ceste opinion en à produit vne autre, qui opiniatre que la chaleur de nos eaux vient de la chaleur qui se couue aux entrailles de la terre, mais ils ne specifient, & moins definissent ceste chaleur, ny quel est son vsage dans la terre. Ie confesse que toute chose tant soit elle froide est pourueüe de sa chaleur naturelle, pour sa conseruation, & action, que la terre pour mesme fin a sa chaleur affectee, pour ce qui la concerne, mais non assés viue & suffisante pour causer la chaleur à nos eaux ſon employ eſt de doucement echaufer & deſecher la terre humectee par les eaux, & en icelle engendrer pluſieurs germes, & pluſieurs ſucs de pierres & de metaux, & pluſieurs autres Ambryons qui ſe conçoiuent en ces matrices inferieures, ſelon la diuerſité de la matiere, & l'action de ceſte chaleur, qui n'eſt non ſeulement aſſés puiſſante, mais qui n'a ceſte function ordonnee par la nature, de faire bouillir l'eau froide, ſous terre: que ſi ceſte charge luy eſtoit commiſe par tout elle rendroit les eaux chaudes comme en nos Bains, la chaleur de la terre eſtant vniforme & quaſi par tout ſemblable à ſoy, mais les Bains ne ſõt frequẽts par tout, il faut dõc chercher quelque autre cauſe qui leur departe la chaleur.

Democrite grãd Philoſophe, & autres, ont creu la chaux & la cẽdre, la cauſe de la chaleur de nos eaux, & que tout ainſi que l'eau froide boult, reſpandüe ſur la chaux viue, de meſme que nos eaux ſont chaudes, coulãt par le trauers de ces mõtaignes prochaines qu'ils preſument eſtre de chaux viues, alleguant que en quelque lieu que ſoit allumé le feu souterrain, y auoir quantité de chaux par la cuitte des pierres: & de cendres auſſi par l'embrazemẽt des racines des arbres cauſé par ce feu: ce qui les porte a croire que les impreſſiõs de la chaleur de nos eaux ſont communes, tant par la chaux, que de la cendre auec leurs qualités brulantes, leſquelles ils confirment par Gallien, en vne diſtinctiõ qu'il faict des qua-

l.9. de ſimp. med. fac.

lités des choses brulees plus froides qu'elles n'estoient auant leur adustion. Et que au contraire à d'autres la chaleur s'augmente: & specifiant cest æquiuoque, il prononce que les choses aigres, bruslées deuiennent froides, mais toutes les autres, par adustion, acquerent de la chaleur, recognüe par le goust, par l'attouchement & par la faculté de leur action & persistant toute chose brulee estre chaude, luy reste vn empyreume par le feu, tout l'humide estant consommé, le residu demeure terrestre, auec vne pointe de chaleur, ainsi qu'il est en la cendre & en la chaux, chose que nous appreuuons auec eux, mais nous discordons en l'hypothese: car qui a iamais ouy dire que aux entrailles de la terre il s'y treuua de la chaux viue nous disons que sa matiere y est fort frequente, que nous nommons pierre à chaux: mais donnons à Democrite & à ses partisans, qu'il y à de la chaux cuitte & viue sous la terre & que par icelle fluent nos eaux, ces eaux ne seroient elles pas semblables au laict en couleur & en consistance? auec vne odeur de chaux, vn goust tres-apre salé, & amer comme en tout empyreume & aux lesciues? mais nos eaux sont claires & limpides suaues au goust,: & de bonne odeur: ils me respondront que nos eaux se coulent & epurét par vn long cours passant par les veines plus secrettes de la terre, ce que ie leur veux accorder, mais passant & repassant par tant de longs replis elles se refroidiroient & ne sortiroient à bouillons cōme elles font. Et ceste chaux viue seroit tost esteinte par l'affusion & le flus continuel de l'eau froide, & ainsi lauee seroit sans chaleur, de sorte que l'eau qui suyura apres sera froide, tant s'en faut qu'elle bouille comme les nostres : que si la chaux ne peut estre la cause de ceste perpetuelle chaleur de nos eaux mais le sera la pierre à chaux dicte *lapis calcarius* depouillee de cest ignicule qui ard par l'arrousemēt de l'eau froide d'autant que la chaleur qui est en la chaux, viēt de sa cuitte: Ioingt que si la chaux viue arrosee des eaux estoit la cause de leur chaleur il faudroit que la chaux se dissipat, se fondit, & que les montaignes s'abymassent, leurs soustiēs & liaisons ayant lasché, & que les arbres qui les couurent & enuironnēt fussent desseches, il y a long temps, si leur racines fussent esté conuerties en cendres, qu'ils disent causer la chaleur des Bains : parquoy nos eaux estant continuellemēt chaudes, suaues au goust, de bonne odeur, claires en consistance n'ont rien ny de la chaux ny de la cēdre, & par consequent ne peuuent estre rechauffees par elles.

Quelques vns estiment l'Alum estre la cause de la chaleur de nos eaux, d'autant que promptement il est saisi du feu, & qu'il est de substance dure & resserree pour longuemēt conseruer le feu, enquoy ils s'abusent grandement, car il n'y a que deux substances propres & commodes au feu, l'vne huileuse, l'autre seche & aëree, l'Alum n'est pourueu d'aucune d'icelles, & biẽ qu'il soit sec ce sec est terrestre & non aëré, ioinct que sa plus grãd part est meslee de sel ennemy du feu.

Plusieurs modernes pretendent la cause de la chaleur de nos eaux proceder de la pourriture, & que les fiebures continües pour la pluspart s'allument par la corruption des humeurs, dans les grands vaisseaux, & que la pourriture aux choses externes donne des grandes preuues de chaleur disposant au feu les choses qui luy sont plus proches, comme nous lisons de l'embrazement d'vne maison causé par vn amas & pourriture du fiant de Pigeon, & qu'il y quelques annees que en plain Esté vn nauire Florẽtin chargé de froment & de laines ayant couué la chaleur par la pourriture, demarant du pays bas pour voguer vers l'Italie soudainement prit feu, & fut consommé: mais si nous reprenons pied à pied leurs obiectiõs no⁹ leurs mõtrerõs que toutes les choses qui sõt cachees sous la terre, & de la qualité desquelles nos eaux sont doüees, repugnent de leur nature à la pourriture: car ou elles sont fort chaudes, ou fort froides, l'vne & l'autre qualité suiuie d'vne secheresse insigne, or est il que la pourriture le plus communemẽt naist de l'humidité; d'auantage si la pourriture rechaufoit nos eaux leur boisson seroit pernicieuse, & leur odeur fœtide. ie consens qu'en plusieurs antres & abysmes de la terre l'ær enclos croupissãt sans euent, par vn long seiour se pouuoir alterer & aucunemēt corrōpre, mais non paruenir à ce degré de chaleur qu'il soit suffisant de faire perpetuellement bouillir nos eaus: la cōparaisō des fiebures preuue bien que la pourriture peut echauffer, mais non lōg tēps, non plus que les autres allegués, ou la matiere disposee à la pourriture se peut estre enflāmee, encore ie soupçōne quelque ayde externe. Mais ils confesserōt que ceste chaleur ne peut persister long tēps, car elle cesse ayant deuoré ce qui est pourri, ainsi que la fiebure ayant consommé, tout ce qui estoit disposé à la pourriture & à l'entretient de son feu, ou l'auoir separé de la masse, & ietté par decharges critiques hors du corps, elle desiste: mais nos eaux qui bouillent sans intermission, & tousiours d'vne chaleur pareille, ne se peuuent raporter à telles cōparaisons: parquoy la terre n'ayāt rien de sa nature de propre à la pourriture, ny capable de s'enflāmer & si aucune chaleur s'y couuoit icelle estre dissipable & passagere, la pourriture qui y pouuoit estre selō leur dire ne peut estre la cause de la perpetuelle chaleur de nos eaux.

L'opiniō de la cause de la chaleur des Bains de Bourbō la pl^9 vray s'ēblable est celle d'Aristote, publiāt ceste chaleur leur estre cōmuniquee par la matiere souphree par laquelle elles fluēt, la preuue se maītiēt par l'odeur du soulphre qu'elles rēdēt, & qu'ētre les mineraux le soulphe est le pl^9 chaud & le pl^9 susceptible du feu: le mesme autheur rēdāt les cau

.de propr. elem.

ses des saueurs qui sont aux eaux, confirme la mesme opinion, laquelle a esté embrassée par plusieurs doctes pour la creance que cest autheur c'est acquis parmy les naturalistes, de rendre par vne authorité pythagorique ses arrests souuerains. Seneque est des premiers qui recherchant les causes de la chaleur des eaux, & ayant allegué les opinions de plusieurs se conforme à la presente par ceste deposition, *Quidam existimant per* LOCA SVLPHVRE PLENA EXEVNTES VEL INTROEVNTES AQVAS CALOREM *beneficio* MATERIÆ *per quam* FLVVNT TRAHERE, *quod ipso* ODORE, GVSTVQVE *testantur, reddunt enim qualitatem eius, quâ caluerunt,* MATERIÆ, *quod ne accidere mireris, viuæ calci aquam infunde, feruebit.* Pline se declare partisant de la mesme opinion lors qu'il escrit parlant du souphre, *sentitur eius vis &* IN AQVIS FERVENTIBVS, *neque alia res facilius accenditur, quo apparet ignium vim magnam etiam ei inesse*, Claudian grand Philosophe, s'est porté à la mesme opinion, rendant les causes de la chaleur des eaux d'Apone apres quelques causes premises de ceste mer infernale, que Platon dit estre souz terre appellée *Oceanus Tartareus*, il en parle ainsi,

L. 3. natur. Quæst. c. 24.

L. 35. sua histor.

Seu ruptis inferna petunt incendia ripis
Et nostro Phlegeton deuius orbe calet.
SVLPHVRIS IN VENAS *gelidus seu decidit amnis,*
ACCENSVSQVE *fluit quod manifestat* ODOR.

Siue pares flammas vndarum lance rependes
Arbiter in fœdus, mons elementa vocat.
Nec cedant superata sibi, sed legibus æquis,
Alterius vires posſit vtrumque pati.

Mais si diligemment nous examinons ceste opinion, sans exception de ses asserteurs, & que la verité y preside, ie produiray assez de preuues contraires, car si nos eaux sont chaudes, par ce que souz terre elles passent par des mines de souphre, non seulement nos eaux mais toute autre eau chaude sera souphrée, d'autãt que l'eau qui est sans qualité, acquiert la nature & la qualité de la chose qu'elle deslaue. Or est-il que toute eau chaude qui sort de terre n'est souphrée, les sources de Bourbõ Lancy n'ont cõme point d'odeur de souphre, ou si peu que cela n'est bastant de les croire purement souphrées, & chaudes à cause de leur passage par des lieux souphrez. Les bains dicts de *Grotta*, & qui sont au territoire de Siene & de Pise sont des eaux fort chaudes, ausquelles toutesfois les autheurs n'ont sçeu remarquer aucun indice de souphre. Que si nous opposons aux authoritez susdites, d'autres authoritez pour les conuaincre, Pline cõ- *lib.21.c.6.* fesse que toutes eaux chaudes ne sont medicamenteuses: Vitruue escrit qu'il y a des fon- *L.8.archit.* taines chaudes qui sont suaues au boire. Ceste douceur au goust, & ceste impuissance a guerir, ne peut estre aux eaux chaudes si elles sont destituées de souphre, lequel par raison & experience nous maintenons salutaire aux maladies, & d'odeur & saueur desagreable: q̃ si les eaux ſont chaudes par ce qu'elles paſſent par des mines de ſouphre, il faut neceſſairement que toute eau ſouphrée ſoit chaude, (ſi l'effet eſt inſeparable de ſa cauſe) : Or eſt-il qu'il y a des fontaines qui donnent des indices de ſouphre, & toutesfois ſont froides. Conradus Geſnerus parlant des Bains des Suiſſes, d'eſcrit vne fontaine ſouphrée & toutesfois froide: Aux Allemagnes les fontaines *Cellenſes* ſont froides, & toutesfois ſouphrées: *Agricola.* en Hongrie pres de Bude on voit ſortir des eaux froides d'vne fontaine ſouphrée, & pour n'aller au loing emprunter des fontaines froides qui ſont ſouphrées, nous auons en Bourbonnois la fontaine de la Trolliere diſtante d'vn petit quart de lieuë de celle de ſainct Pardoux, & la fontaine de Bardon pres de Moulins qui eſt froide, & toutesfois le marc a l'odeur de ſouphre: que ſi les exemples ne ſont aſſez forts & que l'on vueille des raiſons, nous tenons que nul remede tant ſoit il chaud ne peut actuellement communiquer ſa chaleur à vn ſuject, s'il n'eſt reduit de puiſſance en effect: que ſi vous reſpandez de l'eau froide ſur du ſouphre, & encore par deſſus vous adiouſtez du ſouphre, le meſlant & agitant tant & ſi longuement qu'il vous plaira, vous cognoiſtrez que ceſte eau ne ſera ſeulement bouillante, mais non encore tiede, il eſt vray qu'elle pourra auoir acquis quelque faculté chaude & ſeiche pour vne action, mais on ne la pourra rendre chaude au toucher: Seneque a mal rapporté la chaux qui faict bouillir l'eau qui luy est infuse, auec le souphre, & ceste similitude n'ayant conuenance auec les choses comparées n'en peut auoir aussi auec leurs qualitez actiues & passiues: la chaux viue couue en soy par adustion des estincelles de feu, lesquelles se manifestent par l'affusion d'eau froide, ainsi que toutes choses se roidissent contre leur cõtraire: mais ces estincelles amorties la partie terrestre demeure sans vigueur, & le souphre qui est huilleux aëré, contient en luy quelque chose de semblable au feu, fort habile a allumer, (ie dis tout souphre autant vif que celuy qui a souffert le feu par artifice), ce qui faict qu'il fuyt & rejecte l'eau, comme son contraire en mesme degré que sont l'huile & l'eau: ces difficultez ont tenu incertain Albert le Grand interpretãt ceste opinion de la cause de la chaleur des eaux par le souphre, disant qu'elles auoiẽt leur cours sur des minieres de souphre enflãmées, & pour ceste occasion estre chaudes, mais il est tout certain qu'aux Bains de Bourbon il ne se voit aucuns vestiges ou fragmẽs de souphre fondu, ou nager sur les eaux, ou resider au fonds, ce qui seroit si l'interpretation d'Albert estoit veritable: d'autant que le souphre se ramollit par vne moitte chaleur, & que s'il estoit allumé qu'il se fondroit, & par le cõtinuel cours de nos eaux qui le frayeroient & laueroient, elles rouleroiẽt quelque substance & portions de souphre, & nous l'exposeroient en veüe, ou bien l'affluence de l'eau froide depuis le temps eut estaint le feu, puis que tant soit-il ardant au souphre on l'amortit par l'eau froide, parquoy nos eaux chaudes de Bourbon n'ont leur chaleur par le cours qu'elles ont dans des minieres de souphre, soit qu'elles soient actuellement allumées, ou chaudes en puissance & faculté.

Toutes ces opinions ont esté recueillies par Paracelse, qui voulant furetter les secrets de la chaleur des eaux, escrit que les eaux chaudes & froides estoient confuses à l'origine du monde, & apres qu'elles furent separées, & les songe auoir esté chaudes des leur naissance, & outre ce escrit d'autres eaux eschauffées par la chaux de plusieurs mineraux consommez, & d'autres encore qui passent par des Estuues qui sont tousiours chaudes par le bitume, & ainsi acquierent ceste chaleur, comme font d'autres eaux qui se meslent auec certains sucs de mineraux, comme quand l'esprit du tartre est meslé auec l'eau fort, ou l'huile rouge du vitriol receüe auec l'eau simple, & finalement quant les mineraux sont enflammez par l'aër, & que les eaux qui passent acquierent la chaleur : i'aduoüe qu'en semblables petits artifices de peu de durée telles choses pouuoir estre: ie sçay que l'eau fort respendüe sur le *Stibium* est eschauffée, ie confesse que plusieurs choses entassées se fermétent & reschauffent comme les veines du Vitriol & d'Alun, notammẽt si elles sont arrousées par les eaux froides, l'antiperistase de leur froid ramassant & repoussant la chaleur au dedans, comme l'Hyppocrate qui guerit le Tetane par aspersion d'eau froide, contraignant & blocquant la chaleur esparse à son centre, laquelle recueillie en elle, brille & esclatte à la superficie: mais ie nie à Paracelse q̃ ces petits accessoires d'vne chaleur momentanée, puissēt estre la cause de la chaleur eternelle de nos Bains, ny moins de leurs effects: Qui se peut imaginer la force des metaux si grande, ou celle de l'eau-fort, qu'elle puisse communiquer vne si intēse chaleur, & si permanente à nos Bains? Que si on dit que beaucoup d'eau froide vient au secours, vous ruinez vostre cause de chaleur & vostre experience aussi: dissoluez des metaux dans l'eau froide elle ne sera seulement tiede, mais si aigre qu'elle ne se peut boire, les amas des choses s'eschauffent, mais ceste chaleur est passagere, & sans entretien. Quelle sera donc ceste cause de chaleur de nos Bains assez puissante, & de longue durée, si ce n'est le feu allumé dans les veines de la terre, à luy seul appartenant de rēdre les choses fort chaudes: & puis qu'exterieurement nous le voyons plus que nulle autre chose, reschauffer & faire bouillir l'eau, nous pouuons croire qu'il se comporte de mesme aux eaux sousterraines. Empedocles & plusieurs Philosophes & Poëtes l'ont attesté & fort à propos.

Vitruue l. 8. Apul. l. de mundo. Pontanus.

--Late multum tellure sub ima
Debacchari ignem, campósq; exurere apertos,

Inde fluit CALIDVM *referens ex* IGNE VAPOREM
VNDA *fugax*, TECTIS *feruent &* BALNEA FLAMMIS.

Agricola ſe ioinct auec Empedocle pour aſſerteur, que le feu ſouſterrain eſt la cauſe de la chaleur de nos eaux, i'açoit qu'ils ne ſoient d'accord du lieu ou ce feu exerce ſa force, & c'eſt pourquoy nous auons a prouuer ce feu eſtre contenu & caché ſous terre, & comme il deſpart ſa force & excellence a nos eaux, quel eſt ſon aliment qui par ſubſtitution eternelle le rend eternel, & faict durer ce feu, en quel lieu ce feu eſt allumé, quelle choſe à premierement allumé ce feu en ces profonds & ſombres manoirs de la terre, qui ſera tout ce que nous dirons pour l'intelligéce & dignité de la chaleur de nos eaux.

Le feu ſortant hors la terre en pluſieurs endroicts, ſe faict voir par ſa propre lumiere, & reſſentir par ſon ardeur, pluſieurs contrées ſont enflammées par des feux ſouſterrains, en Italie le mõt dit Moderne, qui entrouuert eſlance des exhalations fort chaudes, & exprime de ſes flancs beaucoup de ruiſſeaux bouillans, en Toſcane vne autre montaigne qui nuit & iour vomit des flãmes & des vapeurs, le mont Veſuue darde des flammes trop curieuſement recherchées par ce grand Pline, l'vn des Secretaires de la nature: toute ceſte grande iſle dicte *Ænaria* pleine d'embrazemés, toutes les iſles Æoliennes aux extremitez de la Sicile dittes les forges de Vulcain pour les flammes continuelles qui s'y eslancent, desquelles escrit Strabon, *Sæpè ex profunda ignium cauitate excurrentes vsque ad mare flammæ conspectæ sunt*, & ce tant fameux Ætna, dit Montgibel qui estend son embrazement si loin, remarqué pour vn prodige en la nature, *In illa feruentis naturæ peruicacia, mixtas ignibus niues profert, & licet vastis exundet incendijs, apicis canitie perpetua brumalem optinet faciem, itaque inuicta in vtroque violentia, nec calor frigore mitigatur, nec frigus calore dissoluitur.* Le mont Hecla en Irlande n'est pas moins renommé pour la quantité des tourbillons de feu qu'il vomit, & sans aller aux pays estranges quester des preuues des feux sousterrains: au pays de Forests, vers les mines de fer pres sainct Estienne & ailleurs on voit bluetter souuent des feux hors de terre, entre Aigueperce & Combraille: pres de Menat il y a vn grand abysme d'où sort vne espaisse vapeur souphrée auec des estincelles de feu, tous tesmoignages verifiez par les sens qui asseurēt que souz terre il y a beaucoup de feux, desquels les vns se manifestēt comme les susalleguez, les autres demeurent couuerts ne pouuant eslancer leurs flammes, pour auoir la terre pour obstacle, & se contentēt des pores d'icelle pour soupiraux, auec les ouuertures susdictes par lesquelles ils s'esuentent

L. 6. Geog.

Solin. in Poly. hist. c. 11.

Boetius.

Principio tellus habet in se corpora prima,
Vnde mare immensum voluētes flumina fontes

Assi-

Assiduè renouent, habet ignis vnde oriatur,
Nam multis succensa locis ardent sola terræ
Eximis vero furit ignibus impetus Ætnæ.

Que si on me demande pourquoy proche de nos Bains de Bourbon, il ne se recognoist des vestiges de ce feu qui brusle des la creation du monde? l'espesseur & solidité des rochers d'où naissent nos sources, & la profondeur de leur fournaise empeschent leur eruption, & bien qu'ils soient eslancez aux canaux des eaux, hors de leur fouyer & foment, ils se perdét par le cours de l'eau & euanouissent à my-chemin, (encore que sans sortir hors leur fournaise ils puissét demeurer couuerts sans se declarer) car si la Terre contient dans ses cauernes de l'aër & de l'eau qui ne se descouurent point, pourquoy nos feux ne pourront-ils estre couuers? ceux qui fouillét aux metaux rencontrent souuent des fontaines, & des lacs sous terre, & d'autres voutes sont remplies d'aër, & ainsi que les vents qui grondent la bas, & semblent par leurs bruyãtes & tẽpestueuses bouffées crouler les montaignes souz lesquelles ils sont enclos, & d'où par violence s'emancipans, font les tremblemens de terre, aussi les feux sousterrains se peuuent receler, (souz vne garde toutesfois plus estroicte, & plus forte) à raison de la viuacité de leur action, ainsi la Nature en la fabrique du cœur a doublé & rendu plus solide & plus espais le senestre ventricule, que le droit, ainsi les arteres sont sept fois plus dures Herophile.

& espesses que les veines, à raison des esprits vitaux, & du sang arterial contenu en icelles plus chaud, plus remuant que le sang : nous voyons plusieurs lieux recuits & bruslez, plusieurs autres estouffans d'vne chaleur seiche, comme ceux qui sont pres de Naples : & si i'ose auec de bons autheurs escrire des fleuues bruslans & des bouillons au milieu de la mer, sans que ce grand deluge d'eaux froides puisse estaindre ceste interne chaleur recelée, & ne pouuons en attribuer la cause que à vn grãd feu sousterrain, couuert dans ces hypocaustes ou poisles cymantez là bas par la nature, aupres de Grenoble il y a vne fontaine & les enuirons d'icelle qui sont tellement reschauffez d'vn hale chaud & sec, que l'on n'y peut arrester, n'est-ce pas vn feu sousterrain caché? on confesse que plusieurs choses s'engendrẽt dans les matrices de la terre souz la conduicte de ceste vniuerselle faculté formatrice, qui est la nature par le ministere du feu, & sans lequel les choses seroient imparfaictes, ou nulles en plusieurs lieux: le bitume est exprimé hors de la terre, & la poix aussi pres de Clermont en Auuergne, ce qui ne se pourroit faire, sans l'ardeur & la force du feu qui les fond souz la terre, & puis les enleue & pousse dehors : & tout ainsi que la nature cõserue & tempere toutes choses par esgalité, & voisinage de contraires, le moyeu d'œuf chaud, est conserué par le blanc qui est froid & la chair froide du citron, par son escorce, chaude, ainsi le feu sousterrain fomente & viuifie les eaux qui luy sont contigües, de sorte que l'vn & l'autre sont esgalement confondus, & mutuellement se maintiennent : Aristote cherchant la cause de la diuersité des saueurs aux fōtaines l'asseure estre à raison des feux sousterrains, & au quatriesme chapitre du mesme liure discourant des tremblemens de terre les dit prouenir de l'ardeur des feux qu'elle cōtient & de la chaleur du Soleil, qui engendre plusieurs vents chauds & secs, & continuant son discours pose la difference qu'il y a entre la chaleur qui agit en la terre prouenant des rayōs du Soleil, & celle du feu sousterrain, toutes les eaux des riuieres & des fontaines qui sont salées ont pour la plupart esté reschauffées. Empedocle, Lucrece, Seneque ont creu les feux sousterrains pour la plupart couuerts & sans se manifester, *Adyce nunc ignes non manifestos tantum, & certos. Sed opertos terris, quorum aliqui erumpunt : innumerabiles in abscondito flagrant*, ie laisse infinis autres authoritez qui designent & attestent les feux sousterrains manifestes, & couuerts, pour voir quel est ce feu sousterrain, & qu'elle est sa matiere: le feu sousterrain n'est pas l'elemēt du feu qui est par dessus la plus haute region de l'aër, qui est pur & simple, & n'a besoin d'aliment, mais vn feu semblable à celuy dont nous vsons, qui a deux mouuemens, desquels l'vn se porte en bas, & par les costez, l'autre

3. Meteor.

2. l Meteore. c. 3.

L. 2. nat. quæst.

s'eslance en haut, vsant du premier pour sa nourriture requestant son aliment à l'endroit ou il luy est supposé, & de l'autre pour s'esuenter & espurer des immondices & contagions qu'il a receu de sa matiere, que si le feu est destitué de l'vn ou de l'autre de ces mouuemens, il suffoque le foment, & l'esuent luy estant necessaire à proportion de sa quantité, car il est tout certain que la partie plus subtile de sa fumée en plusieurs lieux s'exhale par les raritez de la terre, & en d'autres plus forte & ramassée, roule & eslance des pierres ponces, se faict voye dans l'espaisseur des montaignes & se declare comme i'ay escrit.

Nous auons maintenant à fournir de matiere conuenable à l'entretien de ce feu, chose non gueres bien entenduë, pour le peril que beaucoup de grands hommes ont couru, en la recherche de ceste matiere, ayant esté estouffez & rauis par des soudaines flammes, c'est pourquoy Claudian aduertit, que

1. de rap. Proserp. *Ætneos apices, solo cognoscere visu*
Non aditu tentare licet.

Les Theologiens pour la viue action qui est au feu, le nomment *Esocholeth*, qui signifie deuorant & consommant tout ce qui luy est apposé, pourueu que son obiect soit propre, huilleux & gras : estant ennemy de l'eau & du sel, à l'aspersion desquels il petille, Esaie 9. *L'impieté est allumée comme le feu deuorant les espines*, & encore ce deuorement & mouue-

ment à sa matiere sont declarez par le mesme. *Ainsi que le bruit de la flamme du feu de-* 12.
uorant la paille, & en ce iour ie mettray les Princes de Iuda comme vne fournaise de feu espris au bois, & comme le flambeau ardant au foing qui deuorera à dextre & à senestre. Zoroaste appelle ce feu terrestre vn animal, par ce qu'il deuore & se nourrit de toute matiere ayant du gras & de l'huilleux en elle, & n'estant toute terre ou eau. Ainsi que les animaux se nourrissent par le boire & le manger semblable à leur substance. C'est pourquoy dit le subtil Scaliger, *Ignis subterraneus non est sine* Cont. Card.
pabulo, nam cætera quæ pabulo aluntur vt ani- ex. 9.
mantes sunt aliquid sine pabulo, ignis nihil est sine pabulo: Et le Sage, quand les bois des- Prouerb. 36.
faudront, le feu s'estaindra, voila quel est ce feu sousterrain, & comme il y a besoing d'aliment pour durer: recherchons quel est cest aliment qui entretient le feu qui eschauffe nos eaux. L'eau, ny la terre ne peuuent estre l'aliment de ce feu, leurs premieres qualitez luy estant contraires, ausquelles il resiste par vne merueilleuse subtilité & penetration, les separant des subiects ou il est espris. L'eau Eccles. 3.
estaint le feu allumé: l'aër n'est aussi sa matiere, & iaçoit que par sa tenuité & legereté il approche le feu, & luy soit contigu en sa sphere, & que l'aër mesme quelquesfois s'enflamme, il ne peut toutesfois estre si ardant qu'il puisse fournir de matiere à ce feu, qui

faict continuellement bouillir nos eaux, ce ne sont les rochers & les pierres qui sont les voutes, les enceinctes & les bases des cauernes sousterraines, leurs qualitez sont trop froides & trop terrestres. Pline remarque de certains peuples qui croient les cailloux foments du feu, & lesquels *matrimonij fœdera igne ac silice auspicantur, quia ignem vitæ authorem rentur, silicem vero eius æternum thesaurum vbi nonquam marcescat:* on adiouste deux vers de Virgile, qui preuuent comme les cailloux conseruent le feu en eux, quelque froideur exterieure qu'ils monstrent.

Virg. 1. Georg. 1. æneid.

Et silicis venis abstrusum excuderet ignem
Ac primum silicis scintillam excudit Achates.

De ces authoritez on pourroit soupçonner que les roches voisines & les cailloux fussent matiere de ce feu, lequel bien que leur conflict & rencontre fust accordé, si ne pourroit-il estre assez fort, & de longue durée pour faire bouillir nos Bains, Virgile en son Ætna parle de certaines pierres souphrées & bitumineuses qui sont vomies par Ætna, & les croit l'entretient du feu.

Quin etiam varie quædam sine nomine saxa
Toto monte liquant, alijs custodia flammæ
Vera tenaxque data est.

Et puis plus bas:

Miranda est lapidum viuax animosáq; virtus
Cætera materies quæcumque est fertilis igni

Vt semel accensa est moritur, nec restat in illa
Quod repetas.

Ie crois bien que le souphre & le bitume incorporez dans les vaines & les pores de telles pierres accroissent le feu, & l'entretiennent pour vn temps, mais ceste matiere consommée il doit cesser, & demeurant pierres ponces ne peuuent par leur terrestrité estre la matiere de nostre feu perpetuel. En ce mesme rang ie comprens tout metal, & tout genre de Sel, d'Orpigment, de Vitriol & d'Alum, tous lesquels pour estre trop compactes & terrestres, sans huille & sans gresse sont inhabiles à l'entretien du feu, & bien que quelqu'vn d'entre-eux par hazard ou de la feconde chaleur qui les a produits, ou de leur matiere & mixtion peut auoir acquis quelque pointe de feu, si ne peut-il toutesfois estre l'eternel entretient du nostre, en quoy Vitruue a failly pour l'auoir attribué à l'Alum.

Ceste quantité de terre grasse & traictable qui se trouue à Bourbon ne peut estre non plus cest entretien, car elle est plus glutineuse que grasse, participant de beaucoup de pesanteur & d'humidité ennemie du feu, ie sçay que plusieurs ont opinion que cest aliment du feu est substitué par le charbon de pierre que Theopompe a nommé poix fossile, & Theophraste charbon terrestre, car ils disent que ceste abondance d'eaux qui flüe en nos Bains de temps immemorial eust estaint ce feu, où que s'il estoit si grand & si vehement qu'il eust consommé & desseiché nos eaux, & eust depuis ce temps reduit tous les enuirons en cendres, si le charbon de pierre ne suruenoit à son entretien? mais pourquoy ce charbon de pierre n'eut il esté deuoré comme le reste? sa terrestrité & son peu d'huile sont opposez, pour estre cest aliment conuenable: ie sçay bien que dans les mines de charbon de pierre le feu se garde long temps, comme il se voit en Forests aux entours de sainct Estienne d'où l'on ne peut approcher d'vne lieüe, que l'on ne sente l'odeur de ce charbon allumé; iugez si cela estoit, qu'elles seroient nos eaux, noires en couleur, troubles en consistance, en odeur ingrates, en goust aspres, ineptes à la medecine: ainsi pres de sainct Estienne sort de ces mines vne fumée si noire & si espaisse, & vne odeur si desagreable que l'on a peine d'y demeurer, ioinct qu'és enuirons de nos Bains il y auroit des mines de charbon de pierre, ce que ie n'ay veu, ny ouy d'aucun des voisins. Le bois pour estre terrestre & aëré est cõbustible, & reduisible en cẽdre, mais les lieux sousterrains sõt destitués de bois, puis donc que souz terre ce n'est ny la terre, ny l'eau, ny l'aër, ny les pierre, ny les mineraux, ny les sucs congelez & figez, comme d'alun, de sel, d'orpigment, de vitriol &c. ny aucune espece de terre tant soit elle grasse, ny le charbon de pierre, ny le bois, ou la poix, ny les resines qui ressüent des arbres, ou se tirent par art, qu'est-ce dõc qui reste en ces sombres manoirs pour alimẽt eternel de nostre feu? Ce sont certains sucs concrees, legers, rares, & pl⁹ aërés que terrestres, gras & huilleux, d'vne faculté chaude, bref semblables au feu tels q̃ que sõt tout genre de soulphre & de bitume

SIVE BITVMINEÆ *rapiunt incendia vires,* Ouid.
Luteaue exiguis ardescunt SVLPHVRA *fumis.*

Et le mesme ailleurs.

Lurida supponunt fœcundo SVLPHVRA FONTI,
INCENDVNTQVE *canas* FVMANTE BITVMINE *venas.*

De la mixtion de ces deux mineraux estoit composé le Liniment de Medee qui allumoit tout ce qui en estoit oingt, & par l'affusion de l'eau reprenoit plus d'ardeur.

Ce que Senecque tragique remarque à l'ébrazement duquel Medee se vengea contre Iason.

Et hoc in ista clade mirandum accidit, Tragœd. med Act. V.
Alit VNDA FLAMMAS, *quoque prohibetur magis,*
Magis ardet ignis, ipsa presidia occupat.

& touttes les autres compositions qui allument sur les eaux, voire dans les eaux, dittes feu Gregeois, sont melangees de soulphre & de bitume, & non seulement sont foment conuenables au feu estants seuls, mais melés auec telles choses que ce soit ainsi que les pierres susdittes que le Poëte dit estre les foments du feu, en mesme rang les terres bitumineuſes & ſoulphees conçoyuent le feu. Ce grãd feu qui ſous l'Empire de Neron embraſa les chãps des Vbiẽs, *ignis in agro oppidi Vbiorũ exort⁹ arua & vicos exuſſit nec pluuiis, nec fluuiatilibus aquis, nec alio quouis humore poterat extingui ſed ſaxis & pannis videlicet, quia materia erat bituminoſa*, & que le bitume allumé s'eſteint par les choſes ſeches & ſe nourrit par les eaux, & autres humidités: enquoy ces deux magazins de noſtre feu differẽt, car le ſoulphre enflammé s'eſteint par l'eau, & certaines eſpeces de bitume brulent dauantage par les eaux, d'ou ſont ſortis tant de miracles des feux racomptées par les Hiſtoriẽs & Coſmographes. En Pharſelide le mõt Chimere ard d'vne flame inextinguible laquelle ſe darde plus haut par l'affuſion d'eau: en Lycie les monts Hephaſtiens groſſiſſent & eleuent leurs flammes par les pluyes, le meſme Pline recite de Theopompe que vers Samoſate ſe treuue vne eſpece de bitume nommee *Malthana* qui brule d'auantage par l'eau, & s'amortit par la terre, qui me faict auec Agricola eſtimer que noſtre feu ſouterrain s'étretient ſi long temps par le bitume ne ſe pouuant eſteindre par le cours de l'eau melé par la nature auec le ſouphre qui s'y faict aſſés recognoiſtre, comme dirons cy apres conſeruãt ces braſiers æternels pour departir la chaleur à nos eaux.

13 annal. corn. tacit.

Plin. l. 2. nat. hist.

Iſaye 30. Virgil. in

Quæ flammas alimenta vorent, quid nutriat Aethna,

Incendi poterunt illis vernacula causis,
Materia, oppositumque igni genus vtile terrent, Virg. in Æthna.
Vritur assiduè calidus nunc SVLPHVRIS *humor,*
Nunc SPISSVS *crebo præbetur vimine* SVCCVS
Pingue BITVMEN *adest, & quidquid comminus atras,*
Irritat FLAMMAS.

NEC *quæ* SVLPHVREIS ARDET *fornacibus ætna,* Ouid. 15 meto & 1. de art.
Et quæ de calido SVLPHVRE *fumat aqua,*

Et encore apres eux Cladian a deposé le souphre estre l'entretien du feu souterrain. de rap. pros.

Quæ scopulos tormenta rotent: quis tanta cauernas
Vis glomeret, quo fonte ruat vulcanius ignis,
Siue quod obicibus discurrens ventus apertis
Offenso per saxa furit rimosa meatu,
Dum scrutatur iter, libertatemque reposcs en
Putrida multiuagis populatur flatibus antra,
Seu mare SVLPHVREI *ductum per viscera* MONTIS,
OPPRESSIS IGNESCIT AQVIS *& pondera librat.*

Aussi ne veux-ie croire que le feu souterrain qui echaufe nos eaux, soit seulement cõserué par le bitume, mais aussi par le souphre, leur association estant frequante aux veines de la terre, & se randants inseparables par ceste communeauté: on nous oppose que depuis la creation du monde le soulphre & le bitume eussent esté consommés par le feu, ie respονds que la reparation eternelle qui s'en faict, empesche ce defaut, & qu'il n'est necessaire que tout le monde soit de souphre pour l'entretien de ce feu, la nature ayant si sagement balancé l'agent auec le patient & pourueu de riches fonds pour subroger à la place de celuy qui contient le feu: ces magazins inferieurs estant abondãts de semblable substance, pour regenerer le souphre consõmé, ce que Orphee admirant en ces Estases Pœtiques chante en son hymne addressé à la nature.

Pere, & Mere de tout, geniale matrice,
Des Ambryons du monde, & cõmune Nourrice,
Les rendant eternels par nouueaux substitus.

Ioingt que de tous les mineraux le souphre se remplace le plus tost, de sorte que si les fouyeurs attendent deux ou trois ans sans le tirer ils recognoissent vne grande quantité multipliee plus que nul autre mineral, équoy ce grand Oeconome se fait admirer, ayant departy vne fœcondité estrange à la terre, pour reparer promptement & abondamment ce qui y deperit le plustost.

Que si aux autres choses qui sont plus vsees par les hommes & les animaux on voit vne fœcondité nompareille, comme aux connils qui doiuent nourrir les hommes & les animaux vne multiplication estrange, aux pigeons de mesme ordonnés & pour les hommes, & oyseaux de proye & la quãtité de neuf, ou dix Marcassins à vne Laye ou plus pour vne portee, de mesme aux porceaux qui no° sont plus communs, vne fertilité merueilleuse qui est dautant plus grande que leur vsage est plus grand, au contraire les Vipereaux naissent par la mort de leurs pere & mere & les autres qui ont moins de frequentation & de commodité pour les hommes ne naissent si souuent ny à si grande foison, pourquoy ne dirons nous le mesme du souphre, auquel la nature a donné vn benefice special de se multiplier promptement & copieusement pour suffire à la plus grande de ses merueilles qui est l'étretiē de ce feu pour echauser les eaux?

Ils nous debattent aussi que le feu poursuyuant son aliment eut changé de place, & qu'ainsi ou s'eloignant, ou s'aprochant nos eaux resteroient ou plus ou moins chaudes: Ie responds que la flamme se nourrit en deux façōs, ou requestant sa matiere, ou sa matiere accourant à la flamme, le premier se voit au bois, le second à l'huile, ie leur accorde par la premiere façon ce changement auoir lieu, mais non par la seconde, car le souphre & le bitume suiuent la flamme, luy vont au deuant, ainsi que naphte de babylonne espece de bitume qui s'allume par la seulle presence du feu. Et c'est pourquoy le feu ne bouge d'vn lieu & nos eaux restent egales en leur chaleur, sans l'accroitre ou moindrir.

Nos aduersaires persistent de nous obiecter, que si le souphre & le bitume estoient ceste matiere, du feu que nos eaux necessairement en auroient l'odeur & le goust, ie responds qu'ils ne peuuent nier leurs qualités estre à nos Bains, mais non s'y pregnantes & crües, qu'elles dégoustent ceux qui en doyuent vser, & que se transcolant par les canaux elles se peuuent nettoyer, & se rendre plus douces & moins souphrees, ioingt que la nature les ayant destiné au boire des hommes, pour leurs infirmités ne s'est oubliee, de r'abattre en sa preparation, cest odeur desagreable ; ou disons que le souphre & le bitume sont plus purs dãs leurs amarrys souterrains que nous ne les auõs au dehors, & par cõsequent moins fœtides : toutesfois, ce peu d'odeur qui reste occasionne quelques vns a croire nos Bains estre echaufés par le foudre tãt pour le respect de sa chaleur, que pour sõ odeur souphree: Virgile parlãt de ce feu sacré qui allumoit sans ce consommer la cheueleure d'Ascanius qui estoit vne espece de foudre il adioute ; que s'estant absanté.

Latè circum loca sulphure fumant.

Ce que ces autheurs on dit par similitude & par vn accidẽt inseparable du foudre, qui est l'odeur du souphre : Manilius la noté expressement, que le foudre estoit la cause de la chaleur des eaux,

Sunt autem cunctis permisti partibus ignes,
Quæ grauidas habitant fabricantes fulmina

nubes,
Hac penetrant terras Aethnâque minantur o-lympo,
Et CALIDAS *reddunt ipsis in* FONTIBVS VN-*das.*

Mais comme pourroit estre le foudre passager, la cause de la chaleur æternelle de nos Bains? puis que sa chaleur se pert auec son eclair, & s'euanouit apres son coup? toutes ses obiections & demandes respondües no⁹ pouuons dire le souphre, & le bitume estre le foment & l'entretien de la chaleur de nos eaux, pour estre de plus prompte & abondante generation que nuls autres mineraux plus capables du feu, de plus longue duree & de plus grande ardeur: ainsi Dieu voulant menacer les mechants & que son couroux seroit vehement, & long, il dit par son Prophete *ie feray pleuuoir sur luy du feu & du souphre*, que si il eut mis seulement le feu, *Ezech. 38.* il eut supposé vne colere passagere mais ayãt adiousté le souphre qui est sa matrice il montre son ire durer d'auantage, & bien que ce feu actuel soit allumé au bitume & au souphre, & que ce feu aye de coustume de deuorer & consommer les sujets ou il est epris toutesfois ce bitume & ce souphre contiennent en eux vne semence, & vn baume æternel qui ne se peut vser par le feu, lequel portant auec soy de la suye, & des estincelles auecvne fumee grasse & vnctueuse transportee à vne matiere disposee, qui luy est contigüe prend par ceste suye, & fumee fœconde & susceptible du feu: que si les Anciés dans leurs sepulchres mettoient des lampes garnies de certains bitumes en-souphrez & autres materiaux, lesquelles allumoient eternellement sans autre entretient comme il se remarque à Rome à l'ouuerture du sepulchre de Tulliola, à Lyon, à Authun la mesme chose aduenüe, où ayant par hasard oüuert des voutes & des tombeaux il en est sorty vne fumee ayant l'odeur d'vne lampe esteinte recétement, & incontinant apres la lampe pres du corps s'est trouuee encore fumente, si l'art a rencótré vn foment æternel au feu, que fera la Nature tant soucyeuse, toutte industrieuse & sage, & dont l'employ plus grand est la reparation des especes, par substitutiós, pourquoy ne pourra elle produire par vne succession eternelle de l'aliment à ce feu, le plus grand de ses ouurages

Hippocr.

Atque hæc ipsa tamen iam tandem extincta fuisset,
Ni furtim generet secretis callibus humor,
Materiam.

Virgil in etna.

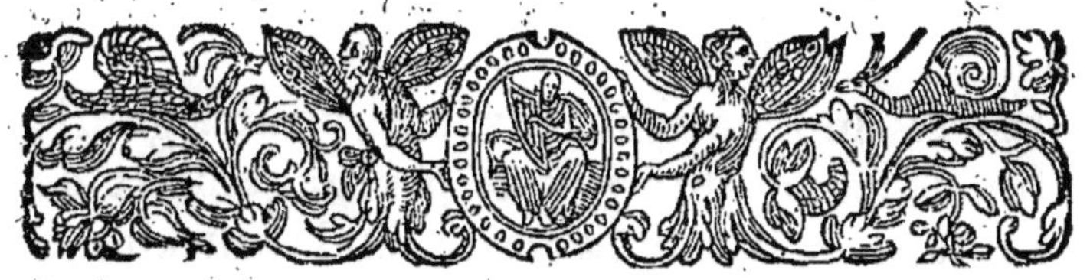

DV LIEV OV EST CONTENV LE FEV SOVterrain.

CHAPITRE III.

ON blasme la hardiesse de Promethee, d'auoir enseigné aux hõmes le feu du Ciel, que Iuppiter auoit caché, lequel courroucé de ce larcin & de la communication du feu faitte aux hommes licentia toutes especes de maladies pour affliger les hommes.

Audax Iapeti genus,
Ignem fraude mala gentibus intulit, Horace. carm.
Post ignem ætherea domo
Subductum, macies & noua febrium,
Terris incubuit cohors,
Semotique prius tarda necessitas,
Lethi corripuit gradum.

Comme ceste fable est opposee à la verité aussi mon ozer ne se peut condamner si i'entreprens designer le lieu & la fornaise du feu souterrain, & reueler aux hõmes ce qui est caché & impenetrable aux ſens, pour la gueriſon de leurs infirmités & prolongement de iours, effects, que la verité rend contraires à ceux de la fable; moyennant que noſtre recherche ſoit conditionnee & limitee pour le ſalut des hommes; & que les myſteres de la terre que nous touchons, nous ſoiét pluſtoſt des degrés pour nous monter à ceſte premiere cauſe, ques des precipices à noſtre temeraire curioſité.

Il y a deux opinions du lieu & du fouyer ou eſt allumé le feu ſouterrain en nos Bains, l'vne eſt qu'il eſt allumé dans les canaux meſmes par leſquels paſſent nos eaux, & ſe rendent chaudes par ce moyen: l'autre que ce feu eſt autour ou pardeſſus les canaux, & depart ſa premiere qualité à nos eaux *Cum in imo per* Vitruue l. 8. *allumen, aut bitumen ſiuè ſulphur, ignis excitatur ardore precandefacit terram, quæ eſt circa ſe; ſupra ſe autem feruidum emittit vaporem & ita ſi qui in his locis qui ſunt ſupra, fontes dulcis aquæ naſcantur, offenſi eo vapore efferueſcunt inter venas, & ita profluunt incorrupto ſapore* Empedocle a creu la meſme choſe ceſt a dire que ce feu ſouterrain bruloit ailleurs que dãs les canaux & les veines par leſquelles nos eaux ſont deriuées. Agricola grand ſcrutateur des metaux a ſouſtenu que le feu ſouterrain eſtoit enclos dans les canaux des eaux chaudes en pareil degré que les noſtres, diſant que ſous terre il ny auoit des canaux ou d'æri ou de fonte pour tenir l'eau, mais ou de pierre ou de croye ou de terre, de sorte que la violẽce du feu penetroit & entre'ouuroit les pierres ce qui ce voit aux pots de terre qui ne peuent longuement supporter la force du feu sans estre brisés, de sorte que depuis le temps que nos eaux ruisselent si chaudes, le feu auroit miné & entr'ouuert les canaux, & s'y seroit meslé: que si le feu brise les pierres solides il luy sera plus aisé d'vser celles qui sont tendres & embües d'humidité souterraine. Mais on nous dira que ces canaux ainsi brisés par le feu, nos eaus se fussent perdües par la terre, & n'eussent si long temps continué leur abondance, & leur chaleur, & que les canaux qui ont le feu enclos sont plus sujets a estre rompus, que ceux qui ont le feu par dehors, on voit des pots de terre souffrir sans dommage le feu plus long temps estant remplis d'eau, que les vuides, ceste Royalle maisõ de Bourbon a eu pour sa deuise des pots remplis de feu desquels de toutes parts s'elancẽt des flames pour estre plus violentes par leur captiuité, tenant ceste magnanime & françoise liberté de la nature du feu, qui ne peut estre enfermé qu'il ne redouble ses ardeurs & ne rompe ses enceintes.

Æstuat vt clausis rapidus fornacibus ignis, Virg. 4. Georg.

Et pour ceste occasion on me peut demander si tant est que le feu soit enclos dans les canaux; pourquoy par tant de siecles ne les a il rompus & dessipés, licentié nos eaux, & destorné leurs cours ailleurs. Ie responds que ce feu n'agit & ne s'attaque contre les pierres ou les canaux, mais seulement à sa matiere qui luy sert d'aliment, à laquelle il s'adresse, que nous deuons croire merueilleusement fœcõde en puis que ce feu æternel si entretient si longuement, sans diuertir son action vers les pierres ou autres choses proches pour les embrazer & recuire en pierres põces comme il fait ailleurs ou sa matiere ne l'ocupe: ainsi la chaleur fiebureuse allumee dãs les veines agit contre la portion du sang plus corrompüe, espargnant la saine, comme fait ce feu à sa matiere sans toucher à ses canaux lesquels pour estre tẽdres & embus d'eau sõt tant plus malaisés a estre consommés, estant perpetuellement humectés par l'eau courante contre la deposition d'Agricola: de sorte que nous disons ce feu n'estre enfermé par touts les canaux de nos eaux qui ne sont ny fœtides ny trop colorees & presque insipides ne roulant aucunes portions de souphre ou solides ou fondües comme aussi du bitume: mais que nos eaux les ont en peu de quantité qui ressüe par dedans les canaux & qui estant fondus par le feu allumé dedans ou dehors, sont euaporés & rauis auec l'eau comme ie parleray plus clairement & plus asseurement discourant de la compositiõ de nos eaux. Il est vray que i'encline dauantage au parti d'Agricola que le feu est plustost allumé dans les canaux, que aux entours : ceste couleur verte & iaune qui est adherante aux murailles tant des puis que de l'enceinte, le marc coloré de mesme, le pauement ou legré qui est au fonds tout noir, & qui hors du Baï est fort puant l'odeur du souphre qui se reflét, la gresse qui nage par dessus & qui se recognoit dauantage aux corps qui s'y baignent, lesquels au sortir semblent estre oingt d'huile & notament à Bourbon Larchambaud, me porte à croire qu'en maints endroits le feu est enflammé au souphre & au bitume qui sont dans les canaux mesmes des eaux.

On trauersera mon opinió de ce que le feu sortiroit quand & l'eau s'il estoit dans son canal, ie respons le fouyer du feu n'estre si proche de la source pour sortir hors auec l'eau, ny si distant aussi que cest interualle refroidisse l'eau, mais seulement eloigné par la conduitte & prudence de nature, & qu'auec l'eau on fét sortir vne fumée & vn hale fort chaud & aucunement souphré par lequel les feux s'euentent, & bien que le feu se iette & esparpille frayant & lechant doucement ce qu'il y a de pl⁹ gras sur l'eau qui passe, que neantmoīs il ne peut aller loing sans matiere : de façon que escartant ses flammes par dedans les canaux, ou elles s'esteignent rencontrant l'eau degraissee, ou absentes de leur foment se perdent à my-chemin & se resoluent en ces fumees qui sortent auec les eaux, sans se pouuoir conduire iusques aux sources.

Concluon sque veu l'intense & intolerable chaleur qui est en nos sources, les vestiges du souphre & bitume fondus, que le feu n'est seulement par dedans les canaux, mais encore autour par dehors, car les fontaines qui ont seulement le feu au dehors de leurs canaux ne peuuent estre si chaudes ny trainer auec elles des marques des mineraux fondus par le feu, que l'eau & le feu ne sont pesle-mesle, mais ou en la voute du canal, ou aux costés, le sein ou courant de l'eau estant libre. Ce que Apulee a doctement touché. *Ignes qui terræ secretariys continentur prætereuntes aquas vaporant & produnt, longinquitate flammæ tepidiores aquas reddunt, viciniâ feruentiores, neq; absurdũ reputari debet, modo in ipsis venis, modo extra eas aliquando vndique ignem contineri.*

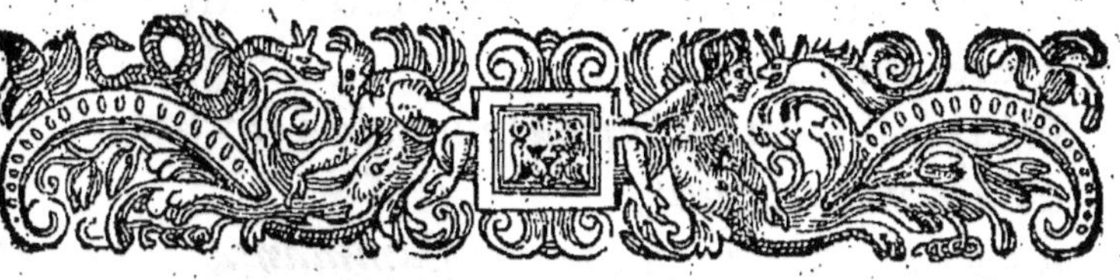

COMMENT, ET QVI PREMIEREMENT ALLVma ce feu souz la terre.

CHAPITRE IIII.

LE lieu du feu souterrain decouuert, reste à sçauoir qui premier la allumé souz ces forges terrestres qui est la chose plus difficile qu'ayõs encore touché pour estre non seullemẽt outre les sens humains, mais encore de temps immemorial : le sage m'eloigne de ceste enqueste, il y a trois choses qui ne se peuuent penetrer, les entrailles de la terre, le Ciel, & le cœur des Roys, mais quoy ? Prouerb. 25. Horac. carm.

Perrupit Acheronta herculeus labor
Nil mortalibus arduum est.

Si nostre curiosité se contient en ses limites protestées le trauail que i'ose ne peut estre que bien receu des bons, qui iugeront quelle est ma peine de faire rebrosser tant de siecles sur leurs pas : pour recognoitre ce premier bouttefeu qui alluma le feu ſouterrain, & encore le diſcord qui eſt entre les Philoſophes ſuſpand ſa parfaitte cognoiſſance : les vns tiennent que ce feu a ſuiuy la matiere de ſon aliment.

Virg. 1. Æn. *Suſcepitquè ignem folijs atque arida circum,*
Nutrimenta dedit,
RAPVITQVE IN FOMITE *flammam.*

Que ce feu eſt né auec le ſouphre & le bitume : d'autres tiennent que ces mineraux ont receu le feu d'vne cauſe externe de ſorte que le ſouphre & le bitume auroiēt eſté premiers q̃ le feu, ou que la pres ils auoiēt eſté allumés. Ie reſpons que ce feu ne ſoit la naiſſance du ſouphre & du bitume, iaçoit qu'ils ſoient fort habiles a le conceuoir car il ſeroit neceſſaire qu'en toutes parts ou ils ſe tirent, qu'il y eut du feu, ce qui n'eſt pas : Il faut donc queſter ce feu de quelque cauſe externe. Les vns diſēt que ceſt le Soleil, les autres y adiouſtent les Aſtres, pluſieurs Doctes, vn Eſprit agité par le mouuement, mais ils oublient a nous ſpecifier quel eſt ceſt Eſprit, & d'ou il eſt engendré, par ce que toute vapeur n'eſt propre a s'enflammer tant ſoit elle agitee par le mouuement, mais ſeulement vne certaine exhalation eleuee d'vne matiere particuliere dautant qu'il y en a d'autres, voire fort chaudes & ſeches, leſquelles ſe peuuent ſubtilier & ſe reſoudre pluſtot que s'alumer, & pour ceſte cauſe le feu ſouterraī ne ſe peut partout eprēdre, mais es lieux particuliers ſeulemēt; iaçoit que l'exhalatiō qui differe par le chaud &

le sec de la vapeur, en to⁹ lieux cõfusemẽt ensẽble s'esleuẽt, n'estãt toutes deux qu'vn corps duquel la portiõ pl⁹ humide & vaporeuse cõduite en nostre hemisphere cause la pluye, la gresle, la neige, la rosée, selon la diuersité des lieux, d'où elle part, & ou elle arriue, & la cõdition de l'agent: l'autre portion plus chaude & seiche, engendre les vents, les foudres & plusieurs impressiõs ignées, & celle qui est retenüe dans la terre par l'obstacle de ses cãbreures voutées y œuure & parfait beaucoup de choses: ou bien qu'elle y soit violemment agitée, comme il se voit aux tremblemens de terre, elle ne s'enflamme toutesfois par ce mouuement, mais s'attenüe & eschauffe aucunement, de mesme que hors la terre toute exhalatiõ tant soit elle chaude & seiche, & mesme qu'elle paruienne à ceste supreme region de l'aër voisine de l'element du feu, toutesfois ne s'enflamme tousiours & ne nous espouuãte par quelque prodigieuse figure, pour n'estre conditionnée de qualitez requises pour prendre feu, ou de soy, ou de la matiere dont elle est esleuée: les Chaldéens & les Astrologues qui les ont suyuis ont publié que la force du Soleil allumoit ce feu: Ie sçay ce que ie dois à ce celeste flambeau pere de tout, l'autheur de la vie, & quels sont les effects de sa vitale & fœconde influence, & ce que Aristote & la verité luy assignent: mais Dieu a borné son pouuoir, & par les loix qu'il donna à la Aristote nature vniuerselle luy limite son action, nous auons desia preuué comme il ne peut penetrer les profondes retraictes de la terre, pour luy arroger la cause de la chaleur de nos eaux, de là nous pouuons tirer en suitte de preuue, qu'il n'y a peu allumer le feu, puis q̃ l'accez luy est interdit, au moins auec vn manifeste effort, l'experience le confirme, car si au plus chaud & plus grand Esté on presente du souphre ou du bitume au soleil, il ne l'enflammera point, & comme le pourroit-il souz les abysmes ou il ne peut arriuer? la froideur & espaisseur de la terre, l'estandüe & vastité des montaignes, la distance des lieux & plusieurs autres obstacles estans interposez: non que ie nie que la geniale faculté du Soleil se communique en la terre, iaçoit que ses rayons ne soiēt par tout & ne percēt ces grottes terrestres. De mesme que la partie de nostre corps qui a sentiment & mouuement par le nerf, qui toutesfois ne se distribüe par toute la partie, mais tout autour d'elle influë par irradiation la faculté animale: adioustons qu'il y a plusieurs sources chaudes en Allemagne, Hongrie, Italie, Bourbonnois, & autres lieux Septentrionnaux qui sont hors des Tropiques, regardées de bien loing & obliquement par le Soleil. Que si les veines de la terre estoient enflammées par le Soleil, cela ne seroit, mais plustost les regions qui sont souz la Zone brulée abonderoient de feux sousterrains & d'eaux chaudes, ce que on voit plus frequemment aux regions froides, qui me faict despartir de ceste opinion, & croire plustost que les feux sousterrains sōt allumez par vn esprit ignée procedé de ceste clādestine & naturelle chaleur de la terre, qui y dispence & engendre tout, extraict, non de la vapeur qui est plus humide, mais de l'exhalation qui est chaude & seiche, retenant la qualité de la matiere dont elle est originaire, & tout ainsi que le sang arterial est plus chaud & sec que celuy des veines qui est beaucoup plus humide, en faueur duquel le foye est nōmé la fontaine de la moitte & gracieuse vapeur, ou comme vne fieure ardente ou autre maladie aigüe, pleuresie, perineumonie aurōt leurs mouuemens plus violens & precipitez, leur accidens plus brulans, leur iugement en plus briefs iours, pour estre participātes d'vn sang arterial, plustost que d'autres, prouenües par la quantité, flux ou corruption du sang des veines, ainsi iaçoit que souz la terre, il y aye plusieurs corps chauds, neantmoins comme ils different de chaleur, aussi font-ils d'effects, car d'aucūs sont bruslez & terrestres, desquels l'exhalation est chaude & seiche, mais inepte a cōceuoir le feu, d'autres sont terrestres, mais leur chaleur est plus prompte & disposée au feu comme l'Orpigment, Sādaraque, Vitriol, mais ceux qui ont sympathie & affinité au feu sont aërez, gras & huilleux, cōme le souphre & le bitume, desquels tout ce qui exhale, au moindre mouuēt se peut enflammer: de tous ces corps susnōmez ces derniers sont les plus

Hyppocr.

prompts & appareillez a prendre feu, par leur exhalation emeüe, fomentée & amorcée par la chaleur de la terre, assez recognüe par ceux qui en tirent les metaux, qu'ils touchent en beaucoup de lieux fort chauds, de sorte que cest esprit ignée, s'allume par telles aydes, lors que sa chaleur est plus ardēte & sa siccité plus intense, la flamme n'estāt autre chose que l'ardeur d'vn esprit sec, qui brusle dauantage ou par le mouuement, ou par le froid augmenté par vn cōtraire effort, non toutesfois maistrisant cest esprit, ainsi vne nüe froide exprime de soy & darde le foudre, ainsi l'Esté voit-on la nuict des feux vagabonds voltiger par les champs, l'aër de la nuict plus froid resserrant & allumāt vne exhalation grasse & aërée, ainsi en plusieurs lieux & comme vers Menat ou expirent des esprits fuligineux, la flamme ne paroist le iour, mais la nuict seulement, non à cause de la plus grande lumiere du iour, mais parce que par la froideur de la nuict, tels esprits fumeux recueillis & oppressez en eux s'enflamment, qui le iour se dissoudroient & ne se pourroient esprendre, (tant la repousse & l'obiect du cōtraire a de force en la nature.) Le mouuement, n'est moins puissant a mettre le feu par exhalations chaudes sousterraines, aux materiaux du feu: toute la Philosophie, la Medecine, & l'experience confirment combien le mouuement despart de chaleur aux choses, le Soleil & le cœur sans mouuement rendent toutes choses funestes, par le froid de

Aristot.

la mort qui les trancit, au corps viuant l'œil ne gele iamais bien qu'il soit aigueux, enueloppé de tayes froides, reuestu de gresse, humecté d'vne glande & voisin du cerueau, qui tous l'obligent au froid, si son mouuement seul ne l'eschauffoit, à pl⁹ forte raison cest esprit ignée produit d'vne matiere chaude-seiche, aërée, huilleuse, agité dans les cauernes de la terre pourra conceuoir le feu & enflammer le souphre & le bitume matieres de nostre feu sousterrain : mais en l'exposition de ces mysteres naturels, ie ne puis moins que de m'escrier auec Hercule qui sortoit des Enfers

Da Phœbe veniam, si quid illicitum mei
Videre vultus : iussus in lucem extuli
Secreta mundi.

Senec. trag. herc. fur.

DE L'EXCELLENCE DV FEV SOVSTERRAIN, COMME à son sujet nos Bains sõt salutaires, & cõbien est merueilleuse la cause de leur chaleur.

CHAPITRE V.

LES Authoritez deposent, la raison ratifie, & l'experience des sens atteste, que le feu sousterrain est la cause de la chaleur de nos eaux, les Pytagoriciens l'ont recognu, establissant son siege

Aristot. 2. de cælo.
Plutar. 3. de plac. phil. c. 11.

au centre de la terre, qu'ils iugeoient estre le magazin du feu du monde conserué par Iupiter; le feu qui est en l'vniuers est admirable par sa grandeur, par sa beauté, & par la faculté qu'il depart aux choses qui luy sont proches. Macrobe dict que le Soleil signifie tous les Dieux; d'autant que par sa chaleur il viuifie toutes choses, les Lybiés tenoient le feu pour vn Dieu & l'adoroient, le conseruant comme celuy des Vestales. Empedocle appelle le feu vn debat separant & dissoluant toutes choses, ce que nos eaux tesmoignent, rechauffées par le feu, desgageant les corps des infirmitez, qui en sont forcloses & esloignées par leur lauement ou boisson: cest ce feu qui anime tout, comme l'eau nourrit tout, le premier & principal instrument de l'ame, le gage de la vie qui n'est en nous que par le sacré despost de la chaleur, que Platon appelle l'ame du monde, que s'escoulant par tout, viuifie tout, c'est ce feu qui en l'originedu monde est porté sur les eaux, car comme l'eau est le principe du froid elle se glaceroit, & rien ne naistroit en elle de fœcond comme il faict: toutes les eaux reçoiuent ceste geniale chaleur du feu, & par son influence ont mouuement & flux. Ce qui fit coucher cest esprit sur les eaux, qui se fussent gelées sans sa presence

Plat. in phœd. — *Scaliger ex. 208.* — *Plutar. opusc. de primo frig.* — *Hyppocr.*

Sa chaude halaine soufflera,
Et l'eau tout soudain coulera.

Psal.

Ce que Hyppocrate à recognu, disant que, *tous animaux & mesme l'homme auoiēt leur estre*

L. de aëre loc. aquis.

par deux choses differantes en faculté, mais commodes en l'vsage qui sont l'eau & le feu, qui suffisent à toutes choses & mutuellement s'entre-aydẽt, ce que separez ils ne peuuent, leur faculté est, que le feu par tout, peut tout mouuoir, & l'eau par tout peut tout nourrir, leur combat est perpetuel & leur gloire incertaine, s'entre-domptans l'vn l'autre, sans que l'vn soit vainqueur absolu, & c'est pourquoy le feu defaut estant paruenu à l'extreme consommation de l'eau, & se destourne ailleurs ou il treuue de l'aliment; & l'eau de mesme ayant attaint l'extremité du feu, c'est à dire qu'elle a esloigné le feu, son mouuement cesse & se congele: Ce feu qui est le maistre des arts, & qui est tellement necessaire à la nature, que Zenon a creu que la nature n'estoit autre chose qu'vn feu artificiel, & que l'ame ne peut riẽ œuurer que par le feu principe des elemens, lequel en nos canaux sousterrains represente beaucoup de choses qui sont particulieres à Dieu, car le feu produisant de soy vn autre feu imite la diuine fœcondité, & ne s'eslançant hors des canaux, & se contenant en ses bornes prescrites, la iustice, & reschauffant nos eaux, sa gratuité & salutaire liberalité, selon l'estandüe de sa nature: aussi les Ægyptiens ont appellé le feu & l'eau qualitez masles : feu qui seul ne peut pourrir, toutes choses viuantes se peuuent alterer & toutes choses se peuuent corrompre, hormis le feu, estant seul la forme se mouuant de sa propre nature vers son repos, s'eslançant vers ceste voute cœleste, qui est entre les cho-

Cicer. l. 2. de nat. deor.

Aristot. l. 2. de vita & morte.

Aristot. l. 2. de gener. & corrup.

ses simples la pl⁹ formelle, à l'endroit de laquelle les choses sublunaires se cōportent, cōme la matiere à la forme, de sorte q̄ le feu s'esleue vers le ciel, comme vers la chose qui luy est semblable: dauantage le propre de la forme est d'agir, comme celuy de la matiere de patir; le feu entre les elemens est le plus actif, parquoy le Philosophe a eu occasion de l'appeller forme ou formel. Il est quelquesfois pris pour l'amour.

Virg. Eglog. 3. & 4. an.

At mihi sese offert vltrò meus ignis Amyntas
Vulnus alit venis & cœco carpitur igni.

Toutes ces dignitez du feu doiuent accroistre la loüange de nos Bains, lesquels par la chaleur qu'ils reçoiuēt de ce feu, font des merueilles enuers les infirmitez des hommes, dequoy tout transporté en meditation de ces diuins effects, ie croyois auoir fourny tout ce que l'industrie & cognoissance humaine par coniectures peut presumer de ce feu sousterrain, de son aliment, de son fouyer, & de son amorce: nous disons beaucoup de choses & nous nous perdons en nos paroles, car Dieu qui est par tout, est la consommation de nos discours: aussi vne secrette desfiance, voire vn mescontentemēt de mes propres raisons, que veritablement i'aduouë foibles, me font esleuer mes recherches ailleurs, & par la suitte, & chesne de demonstrations, monster de boucle en boucle, iusques a ce premier chesnon d'or, & q̄ tout ainsi qu'il n'y a volupté ou bien aucun aux choses les plus delicieuses, qui soit

Eccles. 43.

ferme

ferme, & de durée qu'en Dieu, aussi veux-ie croire qu'il s'est voulu souuerainement reseruer des causes, ou nous n'allons qu'à tastons. *Qui est-ce qui est monté au Ciel & en est descẽdu? qui pourra enclorre l'esprit en ses mains? qui a recueilly les eaux dans leur bassin comme vn vestement, qui a suscité les extremitez, & penetré les abysmes de la terre? quel est son nom: si tu le cognois tout discours de Dieu est de feu* : & luy-mesme plusieurs fois s'est apparu en flamme de feu, n'estant autre chose qu'vn feu consommant, d'où nos eaux reçoiuent auec leur chaleur la grace & la proprieté de guerir, mesmes des maladies contraires par vn mesme remede, qui a faict dire à vn docte Payen, *Admiramur maximè aquas nasci calidas, non ita miramur frigidum fontem, quia superiorem in calidis arbitramur causam.* Ce feu actuellement allumé & bruslant, la plus gloutonne des quatre choses que le Sage dit estre insatiables, & Orphée deuoreur

Prouerb. 30. Exod. Deut. 24. Paul aux Heb. 29. Plutarc. in Probl.

Feu rongeur, & indompté
Par qui tout est surmonté.

In hym. ig.

Herodote le nomme vne beste rapace, & affamée : comme peut-il estre enfermé dans les cloistres de la terre, d'autãt que nostre feu qui luy est semblable est suffoqué s'il ne transpire, & n'est esuenté : mais quel peut estre ce feu, duquel le departement est donné par dessus l'aër? comme a il esté forcé de descendre en ses abysmes contre sa nature, qu'elle violẽce l'assuiectit en ces lieux? mais comme violẽte puis qu'il subsiste si long temps? la longue durée estant par la nature interdite aux choses violantes, ce feu neantmoins est continuel, car la chaleur de nos eaux ne languit & n'attiedit iamais, quelle peut estre l'abōdance & la fertilité de son magazin mesmes imaginée, sans confusion? mais comme peuuent durer si long temps ce feu & ceste eau ensembe? puis que l'affinité que les choses ont ensemble les font durer, au contraire le discord les aneantit: sinon qu'ils se maintiennent par la mesme reigle dont le blanc d'œuf froid conserue dedãs soy le moyeu d'œuf chaud, & q̃ les herbes les plus caustiques viennent dans les eaux cõme le *Flammula* & le *Persicaria*, quel est ce fomēt dispencé par la nature dans les vaines de la terre, d'vn poix si esgal, qu'il ne relasche ou excede son ardeur par la disette, ou par l'affluence de son alimēt distribué par tant d'années en qualité & quantité tousiours semblable à soy depuis la creation du monde? ce que l'hōme chef-d'œuure de Dieu, & Monarque de l'vniuers n'a peu obtenir, son baume radical ne pouuant estre subrogé à l'action de son feu vital, en pareille quantité & qualité qu'il a receu des principes de sa vie: on voit beaucoup de mines, de sources, & autres engeances de la terre par le long traict des siecles souuent defaillir, de mesme que les mines d'or & d'argent en Dalmatie du temps de Pline, & en Grece du temps de Philippe pere d'Alexandre: & que ceste seulle fœcondité de souphre & de Bitume persiste eternelle à nos Bains & tant de superbes Thermes en la Grece, & en l'Italie sont espuisées, & desseichées par le defaut de l'entretien de ce feu.

I'admire, mais ie ne puis comprendre ce priuilege que Dieu octroye à nos eaux, & encore plus, cõme ce feu peut brusler dans l'eau bouillãte, *le feu viuoit en l'eau par dessus sa vertu, & l'eau oublioit sa nature esteignãte*, & pourquoy il ne s'exhale & manifeste aussi bien en ceste cõtrée pres de nos sources chaudes, cõme il fait ailleurs : ou plustost qui le tient captif dans les creux labyrinthes de ces montaignes, qui est-ce qui peut en soy cõceuoir l'immense abysme de ce feu? la profondeur de ces forges sousterraines, la suspension des montaignes, leurs vuides & destours occupez par ce feu sousterrain, & leurs bases minées par son ardeur, pendant le cours de tant de siecles sans se declarer au dehors? n'est-il limité de mesme que l'Occean, qui touche plustost les nües, que de s'espancher outre ses bords ordonnez du Createur? Sap. c. 19.

Quis casum meritis ascribere talibus audet
Quis neget authorem hæc constituisse Deum? Claudian.

Ne sera-ce le mesme qui est autheur & cõseruateur du feu nommé Iupin par les Pythagoriciens, & duquel *le throsne est de flamme de feu, ses roües vn feu allumé, & de la face duquel sort vn fleuue de feu fort rapide*, qui au commẽcement du monde ayant suspendu la terre dãs les aërs alluma ce feu & luy prescriuit sa fun- Daniel c. 7.

ction, luy distribua son entretien en esgal poids, nombre, & qualité, & l'enferma dans les poisles terrestres auec expres commandement de ne les outrepasser : de mesme qu'il borna les vagues de l'Occean, ayant par vn pacte inuiolable estably l'estre de ses merueilles: ces canaux incorruptibles, ceste abondance d'eau tousiours esgale, & ces miracles qui se font aux paralysies & autres infirmitez humaines, peuuent elles ressoudre & releuer d'ailleurs que de la cause des causes de ceste nature naturante, de ceste fontaine de sapience, fontaine d'eau viue, & fournaise de feu inextinguible ardant & non bruslant: nous sommes aduertis par ce Philosophe Poëte-medecin de ces causes diuines en plusieurs choses tant vniuerselles que particulieres, & quels

Fracastor. sont leurs limites, *Causarum enim cum quædam vniuersalissimæ sint & remotissimæ à rebus, quædam verò propinquiores & particulares magis ac demùm quædam propinquissimæ & propriæ, proprias quidem & propinquissimas vt in reconditis & difficilibus attigisse, aut Dei certè est aut diuini, vniuersalissimis vero stare ignaui & rustici ingeny est, medias vero inquirere & ad proprias niti, quantum homini datum, Philosophi certè est.* Nous frayons par la philosophie l'escorce de ces merueilles, toutes les lanternes d'Aristophane & de Cleanthe sont occupées à la superficie de ces choses, mais le centre ne se peut descouurir, c'est pourquoy ie veux clor-

Ecclesiast.18 re ceste entousiasme auec le Sage, *Qui suffira à nombrer ses œuures? qui est ce qui pourra rechercher ses grandeurs & magnificences? mais qui pourra annoncer & publier la vertu de sa souueraineté, & la hauteur de ses conseils?*

LA RECHERCHE DE LA MINIERE DES DEVX Bains de Bourbon, & desquels mineraux ils sont composez.

CHAPITRE VI.

CESTE entreprinse n'est moindre que les precedentes, & semble que ma temerité accroisse, & s'essore tant plus ie m'aduance pour estre reduicte à rien. Aussi pourroit-on blasmer ma curiosité & ma trop audacieuse recherche, si ie ne protestois tout mon dessein porté de la santé publique, pour laquelle soulager ie m'addresse à cest Archiatre diuin.

Sit mihi fas audita loqui, sit numine vestro *Virgil. æn.6.*

LES BAINS.

Pandere res ALTA TERRA, *& caligine mersas.*

Pour paruenir au iugement de la composition de nos eaux il faut premier recognoistre qu'elle est la nature de l'eau simple, d'autant que le droict, dict le Philosophe, est iuge de soy & de l'oblique: & apres luy Galien nous apprend que toutes choses qui sont en la medecine, ont leur reigle & leur butte par ce qui est naturellement estably, la constitution de l'eau simple est d'estre froide, sans odeur, sans saueur, claire, transparente, & legere: que les Grecs ont racourcy par ce mot ἄπιος, de sorte que l'eau qui n'aura toutes ces circonstances, ne pourra estre dicte simple, mais composée. Les eaux de nos Bains qui s'esleuent à bouillons chauds des leur source, qui colorent de vert, de iaune, de noir, & de rouge, & autres couleurs leur marc, & les enceinctes qui les contiennent, qui ont vne odeur forte, vn goust aucunement salé auec quelque aspreté (fort legere toutesfois), qui sont fortes, grasses, pesantes, nous les maintenons composées par le meslange de choses estranges, qui les doüent de qualitez extraordinaires aux eaux simples: nous deuons en gros precognoistre comme les eaux se meslent, auec combien, & quelles choses, & informez par ceste generalité, esplucher en detal qu'elle est la miniere particuliere de nos Bains. Les eaux sont composées quand elles coulent par des lieux fournis de choses qui

Gal. com. 3. l. de rat. vict. in morb. ac.

communiquent leur nature & qualitez aux eaux, cõme si elles fluent par des endroicts bitumineux, souphrez, nitreux, salés ou alumineux, elles rauissent quelque chose de leur substance & acquerent leurs qualitez sans se pouuoir plus dire eaux simples, mais restent elles qu'est la nature des choses, ou elles ont leur courant, toutes les choses qui alterent les eaux & les teignent sont ou molles, ou dures, ou mediocres, se meslẽt ou par leurs vapeurs, & esprits, ou par leur qualité & substance: sont encloses partie dans les canaux mesmes des eaux, partie dans leurs propres matrices, ou elles germent, ou bien y ayant esté recueillies, sublimées & espessies en eau, deuiennẽt plus medicinales que celles qui venant de loing acquierent en passant leur qualité, ainsi que l'eau distillée garde mieux la nature de la chose dont elle est extraicte, que si la mesme chose estoit infuse ou lauée dans vne eau estrangere: toutes ces matieres sousterraines ne sont propres a se communiquer aux eaux, car les corps durs ne laschent rien de leur substance, s'ils ne sont humectez par vne humeur fort acre, tels sont l'or, l'argent, le marbre, des corps tendres l'eau attire beaucoup à soy. Ainsi les eaux qui se distillent dans des alambics de plomb, gardent la nature du plomb, & sont suspectes aux intentions indiuiduelles de la medecine, la structure aussi des canaux, leur situation, leur estandüe longue ou court-

Aristot. l. 3. de sen. & sens.

te, la diuersité de leurs capacitez, s'ils sont plus ouuerts, ou resserrez, vnis par dedans, ou inegaux, droicts ou repliez, & changent par ces circonstances, la mixtion & la qualité des eaux, la matiere aussi plus ou moins abondante, molle, ou dure, celle qui se fond & cõfond auec l'eau, plus que celle qui se ramollit seulemẽt, la qualité aussi de l'eau, laquelle estãt fort chaude fait plus grande attraction des matieres, qu'elle deslaue, que non pas la tiede, & la tiede, plus que la froide: ce qui est cogneu par les infusions practiquées en la medecine.

La façon du cours de l'eau, ou lent, ou rapide, cause des differences à la composition des eaux, & qui est le plus a craindre quelquesfois vn aër corrompu pernicieux de toute sa substance se mesle parmy les eaux & les infecte: mais parmy ceste confusion generale de diuerses matieres qui se destrampent dans les eaux, il faut specifier combien il y en a, & qu'elles, & de cest extraict subdiuiser encores celles que nous prouuerons composer nos Bains.

Gal. 6. de morb. vulg.

Auicenne nombre beaucoup de choses qui sous ces grottes terrestres se mixtionnẽt auec les eaux, & toutesfois ne les poursuit toutes, ceux qui l'ont suiuy les ont designées & declarées douze en nombre, le souphre, l'alun, le sel, le nitre, les cendres, la chaux, le plastre, le fer, l'ærin, le plomb, l'argent, l'or,

Oribase & Paul Æginette parlãts de Bains naturels, les appellent nitreuxs salés, allumineux, souphrés, bitumineux, ferrés, cuiurés dorés, & encore d'autres, mais ils n'ont cõpris en ce denombrement toutes les choses qui peuuent alterer & qualifier les eaux & ont supposé d'autres choses incapables de se mesler. Pline, Senecque, Vitruue racõptent des eaux chaudes & medicinales pourueües de qualités, d'autres ingrediens que les susnommées. Galen en plusieurs lieux fait mẽtion des eaux chaudes vitriolées ou calchauteuses. Auicenne recognoit des eaux composées d'Arsenic, & donne les moyens de remedier si elles ont interessé quelqu'vn. Et ayant failly en l'obmission de ces choses, Ils en ont supposé d'autres qui ne furent iamais treuuées sous la terre, la chaud viue, & les cendres qu'ils disent estre faits l'vn par adustion des pierres, & l'autre des bois, ceste opinion a esté plus haut conuaincüe, n'ayant appris qu'il se soit oncq foüy de la chauds viue sous la terre, non plus que du bois qui eut apres son embrasement laissé les cendres pour communiquer leur brulãte qualité aux eaux voisines courantes; on voit beaucoup d'arbres par succession de temps enterrés & couuerts de mousse, desquels il ne faut attandre des cendres, car ou ils pourrissent, ou rencontrant quelque suc de pierre ils s'empierrent comme nous voyons aux Aulnes &

1. lib.

1. simpl. medic.

l. 7 med. sec. Gen. & loc.

Menguus fauent.

aux Chesnes plus communement.

Sauonarola entre les modernes s'est rendu complice de ceste faute, disant que les Bains de Padoüe outre l'alum & le Sel participoient de la cendre & de la chaux, ce que la pureté, transparance, odeur & goust de l'eau de ces Bains ne permet. Moins encore touts ceux qui ont doctement escrit des choses naturelles qui nient la cendre & la chaux sous terre.

On nous oppose l'eau de cendres des Arabes de laquelle Rasis fait mention parlant de la douleur de la rate, qu'il faut interpreter estre vn lexif, & non vn Bain naturel. L'aer aussi peut changer les eaux n'estant naturel mais impur & nuisible de toute sa substance. sous l'aër ie comprens la vapeur, l'exhalation & le hale lesquels trop long temps caués & reclus dans les entrailles de la terre se corrõpent, infectent les eaux & les rendent mortelles en leur boisson ou lauement.

En Thrace l'eau de Cychrus & en Terracie la fontaine de Neptune qui fut comblee pour sa malignité, pres de Montpellier, en vn village maritime dit Peraux i'ay veu vne fontaine exhalant vne odeur comme bitumineuse, qui reiallissoit à gros boüillons auec vn grand bruit souterrain, lors que l'impetuosité des vents pousse ses eaux, & les espanche sur les herbes voisines elles fletrissent comme brulees, tous animaux meurent aussi tost qu'ils en ont beu, de sorte que ce que la raisõ ne peut faire entendre, l'experiance de plusieurs succés le fait cognoistre : touts metaux peuuent tamperer les eaux & les rendre composees, bien que pour estre compactes & solides elles tirent peu de leur substance, mais beaucoup de leurs facultés. Le mesme est de pierres que des metaux, mais la terre & les sucs mineraux se peuuent destramper & meler dās les eaux, d'ou viennent tant de fanges qui sont en nos bains à cause de la terre argilleuse & de la rouille que les eaux trainēt auec elles laquelle elles representent en consistance, & en couleur. Et iaçoit que la terre aye des differāces, elles sont neātmoins indistinctes par gēre, ce qui est au suc, lequel est aux veines de la terre ou figé ou liquide, qui a deux differances, l'vne d'vne plus crasse substance comme l'alum liquide, & l'autre plus coulant cōme le bitume liquide & le suc de pierre : des sucs congelés l'vn est gras, l'autre sterile & maigre selon la matiere dont il est engendré, car si auec la terre il se mele quelque liqueur il naistra du sel & du nitre, d'ou se deriuent tant de fontaines nitreuses & salees : le suc melé auec le metal & se congelant auec luy fait la chrysocole ou soudeure d'or, le verderis & quelquefois la rouilleure de fer, desquels les eaux acquierēt des facultés nouuelles, bien que petites & rarement. Le mesme est de toute espece d'alum, & de vitriol.

Le suc congelé a deux differances l'vn qui outre sa gresse, est huilleux & aëré, prend facilement le feu, comme le souphre & le bitume, l'autre qui est gras simplement & sans autre qualité cõme l'Orpin & la Sandaraque qui departent leurs facultés aux eaux: Et d'autant que la terre est tres feconde, raremét il se rencontre en ces riches magazins vn seul mineral qui ecoule ses qualités en l'eau, mais plusieurs autres auec luy, ainsi des quatre humeurs contenus dans les veines rarement vn seul se peut corrompre ou enflammer & produire vne maladie solitaire sans complicatiõ d'antres accidens contribués par droit de voisinage, ce qui embarrasse le iugement & que souuent vne maladie qui aura paru bilieuse, par suitte de iours deuiendra pituiteuse: ainsi les sucs mineraux aux veines de la terre difficilement se rencontrent seuls alterants les eaux, mais plusieurs autres s'y insinuent & les composent.

Ie pourrois de tous ces diuers melanges donner des preuues tirees de bons autheurs voire de ma veuë, lesquels ie coule, me cõtantant d'auoir montré de combien, & de quelles choses les eaux se peuuent mixtionner, pour nous aplanir la voie & paruenir à la cognoissance particuliere de quels mineraux, & de combien nos eaux de Bourbon sont composees & qualifiees, & bien que par le defrichement de ces buissons i'aye rẽdu au lecteur le chemin plus frayé, qu'il n'attande de moy la science exacte du temperament & de la qualité de nos eaux minerale laquelle se promettre asseuree ie crois inpossible? ceste difficulté neantmoins ne me peut rebutter que ie ne peine par art & experiance, d'eplucher & decider sous la faueur des sens & des effects des eaux, quelle est la nature de ces matrices minerales, & que ie n'aproche de la qualité des choses qui y sont semees, & qui en naissent.

Cest vne temeraire presomption de prononcer l'expresse & exacte differance de la qualité, & plus encore de la quantité des choses meslees aux eaux, ceux qui se sont presumés ceste parfaitte notice & rapport asseuré par leur experiance, sont discordans en vne mesme suject de la miniere & qualité des eaux d'Apone, & tous les iours blamés: Mõtagnata, Sauonarola, Pondius sont argüés par Fallope, & luy par Baccius: me retenant dans les limites de la modestie humaine, Ie croiray auoir fait quelque chose, d'exposer ce qui est obscurcy par le temps, & le peu de soing des hommes, & consigner à la posterité ce qui est plus excellent & eminant en la mixtion & assaisonnement de nos eaux de Bourbõ, sãs inutilement m'employer a la recherche de touts les mineraux qui y concurrent, en qu'elle quantité l'vn plus, ou moins que l'autre. *Iordan.*

L'vne des parties de la medecine est occupee au iugement des vrines desquelles nous faisons profession de sçauoir la matiere & les lieux ou elles se distribuent par les frequentes dissections des corps morts, & souuent neãtmoins nous nous pouuons abuser, aux fieures malignes & aux Symptomatiques : vne vrine du tout conditionnee en sa substance, & en son contenu, pour nous denoncer vne heureuse crise, auec les suffrages des autres signes, peut tromper: si l'on presãte a vn medecin vne vrine blanche sans la veüe & l'examen de son malade, il sera incertain si elle est telle par crudité, ou par obstruction du foye & de la ratte, ou par metastase & transport de la bile au cerueau, ou par vne grande inflammation au foye par laquelle le sang & la bile qui teint l'vrine sont consommés, comme pourra il en ce doute cognoistre, predire & guerir le mal, car si elle est blanche par la premiere cause, & que soit sans fieure, le mal est petit, si par la seconde auec la fieure aigüe il estoit perilleux pour la menace d'vne mortelle phrenesie, & par la troisiesme encore plus, ainsi l'vrine noire en Hipocrate est mortelle & salutaire, par origine ou par le depost des mauuaises humeurs, qui taignent les vrines de noir, aux issües des maladies melancholiques. Que deuiendra le medecin pandant ces leurres de similitudes desquelles les plus fins & plus experts sont trompés : & temeraires nous voulons percer le centre de la terre, fouiller au sein de la nature, pousser à la foule pour presider à ses conclaues, peser ses dispensations, & publier assurement les merueilles qu'elle nous a voulu cacher par

Hippocr aph. 72. sect 4.

aph. 32 sect. 2. prog.

Celse.

l'obstacle de tant de montaignes, par l'horreur de tant de gouffres, par le peril d'vn aër pestueux quelle exale aux curieux, par des touffes de flammes dont elle deuore l'ambition d'Empedocle & de Pline, & par la garde de tant de malins Esprits commis sur les thresors de la terre, contre la conuoytise & auarice des hommes.

Doncques pour estre (selon l'humaine capacité) informés de la composition vniuerselle des eaux il faut croire qu'elles sont teintes & qualifiées ou spirituellement, ou corporellement, la teinture & qualité spirituelle est, quand l'eau est alteree par les puissantes formes des mineraux, lors que, ou elles seiournent longuement auec eux encore tendres & fraichement conceus, ou quand elles coulent parmy eux d'vn long trait sans les abandonner, ou quand l'esprit s'eleuant de la substance du mineral, porte auec soy la faculté, & non seulement altere l'eau voltigeant par dessus par vn simple attouchement. Mais encore se insinüe & s'y mele, s'exhalant hors de la matrice du mineral.

Que si quelqu'vn nie le melange des esprits rendre les eaux composees & minerales, il n'a iamais compris comme le sang arterial estoit meslé & comme vni auec les esprits vitaux, & n'a consideré que aux sources des fontaines minerales, auec la fumee, & l'euent du feu souterrain, il s'euapore quantité d'esprits meslés dans les bouillons de l'eau, de sorte que ceux qui sont trop longuement attentifs & courbés à ceste obseruation, sont preuenus de foiblesses & de soudaines vertiges, ce qui n'est pas lors que l'eau a son cours, & que les esprits se sont exhalés.

La tainture & qualité corporelle est quand les mineraux se dissoluent, & confondent dans l'eau, ce qui se fait plus sous les especes de liqueurs & de sucs, que non aux metaux solides, bien qu'ils ne soiét du tout exempts de communiquer quelque chose de leur substance : car i'estime que dans les sellules de la terre, ils ne sont si solides, comme hors de la terre ainsi que le Coral qui trampé dans la mer est mol, & hors de l'eau s'endurcit, ce que ie dits par forme d'aduis auant la deposition de la miniere & qualité de nos eaux, à laquelle pour paruenir ie me propose d'ensuyure Galen en la recherche qu'il fait des medicamens simples. *Les Sophistes*, dit-il *qui outrepassent les limites propres, nous forcent d'estandre l'examen des facultés des medicamẽs simples car tirant de loing, & comme par le poil leur principes, reiettans les sens pour y entremettr leur opinion, ils destruisent ce qu'ils ignorent & qui manifestement se cognoit, mal versés non seulemẽt à la speculation naturelles mais encore aux methodes de logique, necessaires à celuy qui demontre* & puis plus bas. *Mais si i'ay quelqu cognoissance veritable & que ie la vueille expose i'estime fols ceux qui reprouuent ce qui appert au sens, desquels deriuent les principes de demon stratio*

Gal. l. 2. Ampl.

*stration les plus fideles & plus asseurés espions &
iuges des choses:* Posons donc les bases de nostre preuue sur les choses qui sont manifestes aux sens & à l'intellect.

Les Platoniciens & apres eux les Pyrroniens de la secte de Paracelse, reiettent le iugement des sens, mais nous leur signifions que le sens dont nos vsons, n'est simple, tel qu'il est aux brutes, mais vn sens humain, assisté d'vn principe interieur, qui est la raisõ & l'intellect, cité & sommé par les choses sensibles; intellect non commun, mais fortifié par vn long & discret vsage des choses, car ce n'est asses de voir en l'eau de la coulleur de rouilleure & l'asseurer estre rouilleure, mais ayant sur ce different conuoqué & recueilli la deposition de tous les autres signes pour estre informés qu'elle est ceste rouilleure, & de laquelle chose, rapportee à la rouilleure des choses semblables; soit de celle qui vient de l'Orpin, du vitriol, ou du souphre, nous recourons à la veüe, à l'odorat, au goust mesme, à l'attouchement pour nous fornir des preuues entieres & concluantes. La cognoissance des choses, qui sont melees dans nos eaux sans oublier le rapport & recolement des effects aux causes, desquelles tel effect est produit, nous apprenant par l'vn & l'autre voye soit de celle qui deuance, ou de celle qui suit à ne faire comme Archidamus, qui par vn seul õbrage ou vestige asseuroit la chose: la pratique de la medecine no⁹ dõne cest

Gall. à simp.

Heurn.l.3. Prax.c.1.

aduis aux cõcours de plusieurs cõtraires indications. *Si quis in morborum curationibus errare nolit, animaduertat vt à singulis indicationibus plenè notiones sumat, si enim vel vnius robur præterierit, curatio claudicabit in omnibus, perpendat quid adeo valens vt indicet, quid adeò imbecille vt omittatur:* de mesme à nostre examẽ de tant de diuers metaux il faut peser, qu'elles choses sont propres à chaque chose, & quelles luy sont communes auec les autres, ainsi tout souphre a cela de propre d'allumer le feu, mais nõ luy seul, car le mesme aduient à l'huille & au nitre, mais le nitre petille dans le feu, l'huille enuoye de soy vne fumee claire, le souphre sans craqueter, elance promptement vne flamme obscure, verte, iaune: r'amassons donc toutes ces choses en vn, & disons que au seul souphre ietté dans le feu conuient de susciter sans bruit vne flamme de plusieurs couleurs & obscure.

Ces vniuerselles obseruations præmises, & instruits de telles formalités iudiciaires, nous disons que la miniere des eaux chaudes de Bourbon Lancy est souphree, nitreuse, salee & alumineuse: non que ces mineraux se presentent à nu deuant nos yeux, mais seulement vne eau fort chaude & intolerable à la la source fort claire, assés agreable au goust hors sa chaleur, tant soit peu astringente, nõ tant à la langue que au gosier, delaquelle beaucoup d'esprits & de vapeurs s'eleuent: ie ne puis establir ces ingrediens sans preuue, qui soit ratifiée, ayant forny aux oppositiõs que l'on peut former.

Premierement pour les couleurs, desquelles aux mineraux le iugemẽt est si peu certain que la couleur de la Sandaracque se croiroit pour celle du cinnabre, celle du blanc d'Espaigne pour la ceruse; la couleur de l'argent est cœleste, le vitriol ne garde dans sa veine la couleur qu'il a hors d'icelle, car dissous dãs l'eau il noircit, ou rouille les endroits ou passe l'eau, & dans sa veine il teint l'eau de couleur blanche : l'eau de nos Bains veritablemẽt est sans couleur, mais la capacité des fontaines, les canaux & le lauoyr ou l'eau est conduitte, montrent ie ne scay quelle couleur verte, auec quelques rayons iaunes, vn fer bien poly souuent s'y dore & d'autres fois se noircit, quelque rouilleure paroit aux murailles de la fõtaine de la Royne, non sans quelque soupçon de fer ou de vitriol, mais ie ne veux que ceste seulle couleur soit des indices assurés, non plus que le vert iaune & le doré venir du souphre; car la mesme couleur est à l'or, à l'ærin, & aux eaux corrompües, ioing que les eaux souphrees quelquefois sont blanches.

Audijt amnis,
SVLPHVREA *Nar* ALBVS *aqua.* Virgil. 7. Æneid.

L'odeur bien quelle ne soit par trop manifestement souphree, se fait mieux recognoistre en temps de pluye ou en hyuer, lors que les vapeurs des eaux sont repoussees & epesſies & cõme vnies vers leur principe, dõnent mieux au sens pour estre discernees, les fanges qui s'entirent dessechees & bruslees ont ceste odeur & mises aux vignes les brulent & rendent steriles pour iamais : mais on me debat ceste odeur pour ne pouuoir seule qualifier l'eau souphree, dautant qu'il y a des esprits de feu, de nature souphree qui peuuent sortir auec les eaux & repandre ceste odeur, qui de mesme se resset apres que le foudre a donné son coup sur quelque chose, les eaux dittes *Abula* õt esté par leur odeur ingrate iugees souphrees par le vulgaire & encore par Pline, Silius, Martial, Pausanias, mais Galien, Cœlius, Aurelianus, Scribonius Largus, Paul Æginette & Æce, les ont recognües alumineuses : ainsi sans les aprobations concordantes du goust & de la couleur, l'odeur est douteuse au Iugement des eaux minerales, le goust pour le souphre, n'est pas trop asseuré, n'ayant receu de la nature vne notable saueur pour estre eminant & recognu sur les autres comme le sel, le nitre, & l'alum, bien que la saleure ne depande du tout des sucs & des esprits du sel, mais encore de la suye r'amassee des choses brulees par le feu souterrain, ce qui discerne, en ce que le sel & le nitre qui se figent aux entours des fontaines est picquant auec vn peu d'astrinction, & celuy qui est faict par la force du feu est acre & amer, & qui plus est les degrés des saueurs ne persistent entiers à la composition, estant reprimés par le melange d'vn autre simple fade, de sorte que le plus souuent il ressort vne troisiesme saueur, qui ne represente l'vn ni l'autre des Ingrediens & iaçoit que l'eau dépouillee de toute qualité soit plus prompte & facile d'admettre en soy toutes sortes de saueurs & d'odeurs, toutesfois elle les raporte diuersement, selon la quantité de la chose melee: par exemple si on fond vne once d'alum dans vne liure d'eau, & la goutiés, puis y versiés dessus vne autre liure d'eau, & la goustiés apres vo⁹ la sentirés de diuers gout, faictes le semblable au sel la derniere eau adioutee sera aucunement salee, mais la premiere le sera dauantage auec vn peu d'astriction, que si dans vn seau d'eau vous iettiés vn grain de sel, l'eau ne donnera aucun indice de sel & toutesfois on ne peut nier que ceste eau ne soit salee: cestpourquoy il ne faut tousiours maintenir quelque chose n'estre dans l'eau, de laquelle vous n'apercenés le goust? l'attouchement aussi ne se doit negliger, car par iceluy l'alum & le sel sont distingués du nitre, de la chaulx & de la cendre, ny encore l'ouye, car le sel & le nitre craquetent dans le feu, les autres, non: Ces difficultés & incertitudes nous doiuent de tant plus accourager en l'epluchement de la miniere de nos eaux, qui se doiuent prãdre à leurs sources & examiner par experiances, decoctions & distilations, la coction se doit faire à vn feu lent la distilation dans vn alambic de verre separe les choses estranges, la portion aigueuse, aëree & ignee se dissipe, la terrestre fera residance laquelle dessechee au Soleil ou au feu lent s'examine par les sens les parties salees, nitreuses, & alumineuses se recognoissent par la couleur blancheatre, & rousse, auec quelque vestiges de verdeur, le goust salé & astringeant, mais le sel nitre y surpasse de beaucoup les autres, la quantité du souphre estant petite, se resout en vapeurs & n'est gueres cognoissable, enquoy Dondius est repris qui nie les eaux estre souphrees, parce qu'il ny'a treuué que du sel, iaçoit que les enuirons des Bains fussent manifestement souphrés) encore veux ie croire qu'il y a des mineraux que la distilatiõ ne raporte au vray comme le vitriol & autres, car lors qu'en la mixtion il y a vne plus petite portion meslee auec vne grande, ceste petite est plustost euaporee que la grãde ne soit paruenüe à l'extremité de sa residance, ou la plus grande portion noyera la moindre

Sic nomen magno perdit in amne minor,

Principalement si elles aprochent de couleur ou de saueur, comme l'alum, le sel le plâtre le nitre, la chaux, l'or, & l'ærin, Fallope s'est abusé de croire que les eaux Thermales distilees ne representoient par leur residence aucun genre d'alum, ny cuit ny cru, ny le platre, & conclud par consequent qu'il ny aura ny alum, ny platre : mais qui ne ſcait que toute choſe ſortant de ſa mine, lauee & confondüe en l'eau ne ſoit changée de ſa nature & de ſa forme, & que de la priuation à l'habitude, il ny a point de repriſe, & puis la diſtilation ne peut repreſenter que les choſes qui ſe fondent en l'eau, car aux mines qui ont la ſubſtance dure comme le fer, l'or, l'ærin, le plomb, la couleur odeur & ſaueur, & leurs premieres qualités & facultés ſe peuuent diſtribuer à l'eau courante, ainſi que à l'eau ferree par vne bille d'acier ardante, mais non leur ſubſtance, ſi les eaux ne ſont fort acres & qu'elles rongent en paſſant quelque portiō (biē que en leurs propres matrices ils ſoient plus tendres) & encore pour eſtre mieux informés, il faut cōſiderer qu'elle couleur peint les murailles & les pierres des fontaines & la couleur de l'eau en icelles, bref remüer toute pierre pour paruenir à quelque cognoiſſance de ces mineraux ; toutes ces exceptions propoſees, non exactement par vne trop longue & curieuſe ſubdiuiſion, mais pour prenuer la miniere de nos eux, ie dis qu'elles ſont ſouphrees tāt par les vapeurs du ſouphre allumé, que de ſes eſprits: le feu epris au ſouphre dans les canaux des eaux pouſſe les vapeurs & les eſprits du ſouphre, auec quelque peu de ſubſtance fondüe en temps d'hyuer plus cognoiſſable, ramaſſee ſur l'eau en façon de greſſe ou attachee par les murailles, leſquelles nous voyons teintes de ...

uec quelques vestiges du iaune-pale, on a veu vn canõ d'arquebuse lequel on nettoyoit pres du grãd puis, ou ayant trampé quelque temps, deuenir comme doré, les fanges que l'on tire dans le grand canal de la vuidange sont la plus par vertes, iaunatres, vnctueuses, l'odeur du souphre se fait plus recognoistre en temps de pluye ou froidureux que au tẽps serain & chaud, ces couleurs, & c'est odeur ne peuuent estre que du souphre: que si on m'oppose que l'eau n'est beaucoup grasse, & par consequent non souphree, ie responds le souphre par lauement, longue course, & agitation de l'eau, perdre beaucoup de sa gresse & pour la quantité d'eau d'ou ce peu est delaué, ne pouuoir conceuoir le feu hors des sources, le sel-nitre sans autre preuue se iuge assés par la veüe si vous prenez garde aux fõtaines & notament à celle de la Royne, vous y verrés le sel-nitré adherãt aux murailles, de couleur fort blanche & de saueur salee, auec pointe, & ietté dans le feu, cracqueter qui sont marques de sel-nitré: le sel par la decoction & distilatiõ de l'eau se recueille en quãtité l'alum blãchit de sa teinture les murailles des fonteines, rend l'eau vn peu astringente mais plus au gosier que à la lãgue, se lie auec les fãges des bains: le vitriol & la rouillenre de fer peuuent intenter controuerse en nos eaux, leur droict se peut demãder par ceste couleur rougeatre, qui paroist dauãtage aux murailles de la fontaine de la Royne, auec vne petite pointe de son eau dont le goust est touché: les fanges qui se treuuent au grand canal vertes, rouges, & cœlestes me le font soupçonner: car d'attendre que le goust des eaux soit acre, erosif astringent, & que toutes les qualitez des mineraux s'y puissent rencontrer, toutes telles qu'elles sont sans mixtion, cela ne se peut, la grande affusion d'eau, & la foule des autres mineraux rabbattent l'aigreur, l'acrimonie & l'astrinctiõ, & suspẽdent le iugemẽt. Les eaux chaudes de Bourbon Larchãbaud sõt fort claires, sans couleur dãs leurs sources, & dans vn verre, d'odeur plus souphrée que de Bourbon Lancy, plus pesantes, fort vnctueuses, vn peu salées au goust, mais sans pointe & astrinction, auec beaucoup d'esprits & de vapeurs, ayãt les murailles de leurs puys reuestües de marc rougeastre & vert, faisant beaucoup de residence pour la pluspart verte, meslée de rouge & iaune, & quelquesfois de noir, toutes ces qualitez & circonstances posées sans redire les distinctions precedentes, ie dis que la miniere des eaux de Bourbon Larchambaud participe de souphre, bitume, de sel & d'alum, ie ne veux pas asseurer que le souphre & le bitume y soient tellement abondans que leur substance y soit plus recognüe qu'aux autres, mais i'ose bien dire que la mine est plus proche, la vehemence de la chaleur, la violence & grosseur des bouillons, les vapeurs & esprits souphrez & mineraux qui s'y eslancent, la quantité de residence & de limon, qui par vn long cours ne s'est despuré, me le faict croire, la force & pesanteur de l'eau, l'odeur manifeste du souphre sont tesmoins irreprochables de sa presence, le gray du fonds du Bain qui est tout noir, nō recuit par le seiour de l'eau chaude, mais par le teint du bitume, duquel il represente l'odeur puante incontinãt qu'il est hors du Bain transporté ailleurs, l'vnctuosité de l'eau de laquelle quand on sort il semble que l'on soit oinct d'huile, qui sont des indices de souphre & de bitume, ie ne veux asseurer que ce soit bitume liquide, car ceste gresse ne prend le feu, mais plustost ceste espece de bitume qui est plus compacte fort noir & puant, ressemblant à la poix, ou encore mieux quelque mixe bitumineux, soit terre, ou autre mineral imparfaict, meslé auec nos eaux, ie ne veux ignorer que le bitume & la chose bituminée ne sont esgaux, d'autant q̃ la chose bituminée n'est pas bitume, aĩsi la mine de fer dite pierre de fer n'est pas le fer, & l'oliue n'est pas l'huile, biẽ q̃ le fer & l'huile soiẽt actuellemẽt en elles: Ie suis assez bien fondé par ceste vnctuosité qui est en l'eau, la couleur noire, & l'odeur ingratte qui est non en l'eau, mais au gray, si ie dis que le bitume terrestre ou autre mixte bitumineux entre en la composition de nos eaux, la couleur naturelle du gray de Bourbō Larchambaud est d'estre viue & rougeastre, couleur de rocher & estant changée & deuenüe noire, non par la chaleur de l'eau, car les murailles des puys ou là chaleur de l'eau est plus grande seroient plustost noires: mais au contraire ce bitume terrestre ou mixte bitumineux fōdu par la chaleur des sources, poussé dans le grand Bain (lieu moins chaud) va au fonds par sa pesante & crüe terrestrité, communique sa couleur noire & son odeur au gray du Bain: ie ne veux seul estre creu en ceste opinion, le lecteur plus sage resueilli par cest aduertissement decidera mieux ceste controuerse indifferente pour la santé des hommes, pour laquelle seulle ie trauaille, & depose souz la censure mon opinion, sans rougir si ie la change pour vne meilleure: Ie n'ay oublié les preuues de la distillation de nos eaux, ou i'ay trouué quantité de Sel, meslé auec vn peu d'alū, autres choses ne nous ont esté reuelées que ie laisse a mediter au Lecteur informé de la fœcōdité & richesse de la nature en ces mines, contenües dans les magazins de ces mōtaignes, ou rarement vn mineral est seul, mais plusieurs ensemble, que la distillation ne peut au vray rapporter, comme i'ay dict la sus: il y a vn autre moien de cognoistre les minieres & ingrediens des eaux, qui est par les effects qui dependent de la faculté, elle du temperamēt, luy du meslange de telle substance de la chose, telle que nous la nommōs, c'est là où il faut appeller comme au dernier ressort de la nature, non plus voyant, goustant, flairant, touchāt ce que nous cherchons, mais en resumant, ou cōme les effects particuliers sont infinis produicts de diuerses causes, la difficulté n'est moindre que l'incertitude de les verifier, que si des mineraux qui cōposent nos eaux nous recueillons en vn les qualitez vniuerselles, & les facultez qui les suyuent, desquelles les effects ressortissent nous aduancerōs beaucoup, comme par exemple ie vois que les gouttes, les paralysies, les Asthmes & semblables maladies causées d'humeur froide, crasse & glueuse, colée en vne partie du corps, par l'vsage de ces Bains de Bourbon estre gueries, alors il ne faut negliger ceste obseruation, car l'experience est le principe de demonstration & passer outre en la productiō plusieurs autres iusques à tant que l'on se puisse former vne induction, & non comme Archidamus qui d'vne experience asseuroit le reste estre de mesme, & lors franchement on raisonnera en ceste façon, ceste maladie ne s'est peu vaincre que par l'absence de sa cause, or sa cause estoit vne humeur froide, humide, grasse, gluante qui auoit besoin de contraires, eschauffans, desseichans, subtilians, nettoyans, dissipans, & resoluans. L'eau ne peut par elle, ny par sa chaleur naturelle, executer tels effects; c'est donc des mineraux doüez des vertus susdictes, qui sont meslez dans icelle, comme le souphre, le bitume, le nitre, le sel, l'alum: la nature en ces cellules internes trouuant vn dissoluant propre aux mineraux, en extraict la force, car l'eau y estant sans qualité reçoit aisemen[t]

Aristot. 2. post. resol.

Gal. 1. de asim. fac.

les qualitez & facultez des mineraux qui s'y meslent & destrampét, en quoy nos Bains excellent, car si les Alchimistes pouuoient trouuer vn dissoluant propre, qui ne fut comme l'eau de vie trop violent & fort, ou comme le vinaigre trop froid, pour extraire les facultez des simples, ils feroient des merueilles, mais en ces Bains le dissoluant est proportionné aux mixtes, par vne preparation & disposition impenetrable, d'où procedent tant de grands effects : que si ie suis enquis en quelle proportion tels mineraux sont meslez dans nos eaux, & en quel degré & poids : ie le crois & confesse impossible, car outre telles matieres qui sont en cest endroict appareillées par la nature, & plus parfaictes qu'en vne autre part, il y suruiét vne geniale chaleur de la terre, ou soit par quelque irradiation du Soleil, ou par influãce incóprehensible, escoulant en ces eaux vne force merueilleuse, dispençant les mineraux d'vne dose & quantité incognüe & inimitable par l'art humain : & tout ainsi que la seule matrice par sa chaleur particuliere reduict la puissance de la semence en effect, & que le seul estomach faict du pain & des viandes, du chile, par vne espece de chaleur nompareille en tout le corps, de mesme en ces matrices sousterraines il y a quelque chaleur enclose, & quelque specifique qualité infuse, faisant en diuerses parties de la terre, diuers ouurages que l'art, l'industrie & le labeur humain peut admirer, mais non comprendre,

& encore moins imiter. C'est pourquoy si les espreuues que i'ay faict de nos eaux par la spagyrie n'ont peu exactement representer tous les ingrediens, la quantité & la forme de leur mixtiõ en nos eaux, Ie mets ce defy aux plus braues, que par art, on ne peut verifier aux sens, les particularitez exactes des qualitez, & quantitez des mineraux qui composent nos eaux, & en acquerir la perfection, par la separation des mixtes, & encore par l'effect cognoistre toutes les choses qui forment le cõposé : car la mixtion qui se faict par la nature est beaucoup plus parfaicte que celle qui se faict par l'art, vn medicament sarcotique (c'est à dire, qui engendre la chair) sera composé de cire de verderis, & d'huile meslez seulement par l'art, par lequel ils sont tellement confondus l'vn dans l'autre, que l'on ne les sçauroit particulariser, & moins separer, il n'est nõ plus permis de les recognoistre par effect: non que ie vueille dire, que nos eaux soient vn certain composé de sel, de nitre, de souphre, d'alum, mais ie crois que leurs qualitez & facultez sont aux eaux, nõ en mesme degré qu'ils l'ont de la nature, s'estant contrepoinctez & rabatus à leur meslange, de sorte qu'il en ressort vne troisiesme qualité & puissance, autre qu'ils n'auoient separement, qui est incõprehensible & inimitable à l'art, & fort mal-aisée à l'experience, ne pouuant par elle specifier aucun membre du composé, sinon que par hasard quelqu'vn d'entre-eux aye beaucoup maiſtriſé & excedé les autres, il donne quelque indice de ſoy : pour prouuer ceſte troiſieſme faculté naiſtre de l'aſſortiſſement de tous les ingrediens, ie prendray le meſme exemple, le verderis de ſoy fond la chair en la rongeant, l'huile la pourrit, la cire n'eſt abſterſiue, ny deſiccatiue, ce qui eſt neceſſaire pour encharner, & toutesfois ces trois meſlez enſemble, engendrẽt la chair, ce qui ne ſe pourroit du verderis, de la cire, & de l'huile ſeparez, ainſi par l'obſeruation ſeule de la faculté, on ne peut veritablement arreſter qu'elle eſt la miniere des eaux, ne repreſentant à plain ny le ſouphre, ny le nitre, ny l'alum, ny le ſel, mais vne certaine puiſſance meſlée de tous, qui ne rapporte l'vn ny l'autre, ce qui nous force a demeurer dãs les cauſes vniuerſelles des choſes, les particuliers eſchangez, & la mode exacte de leur mixtiõ nous eſtant incognüe: mais c'eſt trop fouruoyé dãs les minieres des eaux, & trop aduentageuſemẽt commencé de parler de leurs qualitez, ſinon en temps qu'elles ſeruent d'eſclairciſſement à ceſte obſcure enqueſte des minieres, & pour monſtrer la difficulté qu'il y a d'en prononcer quelque choſe de certain, & ayant par cõiectures deſigné les mineraux de nos eaux, auãt que de parler des qualitez qu'ils y eſcoulent, il eſt beſoin de recognoiſtre quels ſont ces mineraux, leur nature, conſtitution, forme, genre, differences, qualitez premieres & ſecõdes iuſques à leurs plus particulieres & ſpecifiques proprietez

& tirer de leurs extraicts les qualitez de nos eaux.

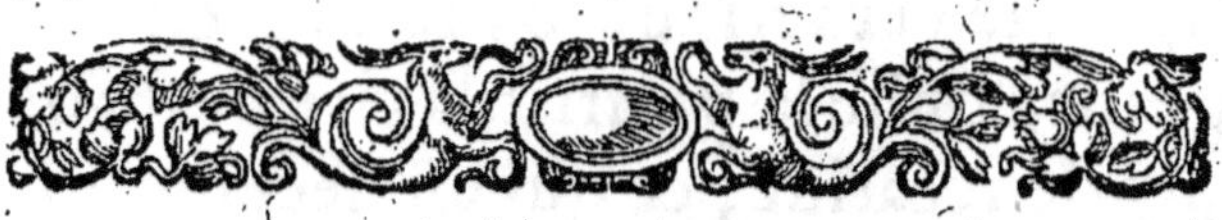

DV SOVPHRE.

CHAPITRE VII.

LE SOVPHRE est vn metalic medicamét, nay aux entrailles de la terre, lequel n'estant passé par le feu se nomme des Grecs ἄπυρος, qui s'interprete exempt de feu, nous l'appellons souphre vif, il y en a vn autre qui est ramolly & fondu par le feu, paistry & roulé en bastons, ceste cuitte change la force du souphre, & d'vne chose de mesme espece apporte la difference de moins : car le souphre vif extraict de sa mine est plus propre à la medecine, & à plus d'effect que non pas le cuit touché du feu

Virgil. georg. *Argenti miscent spumas, & sulphura viua.*

Ie ne veux abuser le Lecteur a poursuyure les quatre differences du Souphre que Pline recherche, confondant tout souphre en ces deux mentionnez, vif, ou artificieusemét cuit au feu, tous deux, mais plus le vif, sont de substance tenüe, aërée, gresseuse, capable du feu, pourueus de faculté detersiue, attirante & digerante, chauds & secs au quatriesme degré

selon

ſelon Auicenne reprouué par Muſa, qui dict les ſimples chauds au quatrieſme degré eſtre venins, & que ſi le ſouphre eſtoit tel, il ne ſe prendroit par la bouche la quantité d'vne cueillierée, comme l'ordonne Dioſcoride, & c'eſt pourquoy ils ne ſont chauds qu'au troiſieſme degré: le ſouphre pour la pluſpart eſt iaunaſtre, plus le vif que l'amorty, il y en a quelquesfois de cendré, de roux, & de noir, couleurs qu'il reçoit par les diuerſes cuittes, la ſaueur du ſouphre eſt fort ingratte & plus à l'eſteint qu'au vif, ſon odeur eſt forte & deſagreable, & lors encore plus quand il eſt allumé, la flamme qui en ſort eſt de diuerſes couleurs, mais plus communement verte, iaune & de couleur d'arc en ciel, & pareille à celle du foudre, eſtant en cela communs & en odeur auſſi, de ſorte que ſouuent ils ſont pris equiuoquement; qui a faict appeller des anciés, les Bains ſacrez pour eſtre ſouphrez: tout ſouphre a ceſte particularité que approché de l'aureille il ſemble en ſortir quelque choſe, & craqueter comme vn charbon ardant, comme ſi le feu inuiſible eſtoit touſiours allumé au ſouphre, Mercure Triſmegiſte, Raimond Lulle & autres Alkimiſtes, luy donnent de grandes proprietez pour ayder voire parfaire la mixtion des metaux, & l'appellent le pere des metaux, il n'eſt moins ſingulier aux maladies, il dore le poil par ſon parfum, & ſoulage les lethargiques, les nerfs retirez & les paraly-

Plin.l.31.c.6 tiques, *est autẽ vtilis sulphurata neruis ; & simili morbo solutis*, de mesme la poictrine, les asthmatiques, les empyics, les phtisiques, les toux inueterées, les douleurs, obstructiõs, tumeurs de foye, de ratte, de matrice, & les iaunisses sont secouruës par luy, il excite les purgations retenuës aux femmes, est propre à plusieurs especes de lepre, emonde les vlceres & fort propre aux gouttes, tremblemens & imbecillité de membres, chasse la demangaison & gratelle, resoult les surditez recentes & accidentelles, singulier aux piqueures des scorpions & autres animaux veneneux, mais entr'autres les chimiques font vne huile ou baume de souphre qui empesche la corruption au corps mort ou vif, & le maintient longuement entier, & pour conclure par vn abregé des qualitez & effects du souphre, oyons ce qu'en dict vn docte Practicien, le souphre

Paul agin. l.7. chaud & de substance tenüe est doüé d'vne grand force d'attirer au dehors, resiste aux venins des animaux & principalement contre le dragon marin, ou seul en poudre sursemé, ou meslé auec la saliue, ou l'vrine d'vn enfant, ou l'huile, ou le miel, outre ce guerit merueilleusement toutes contagions & infections du cuir.

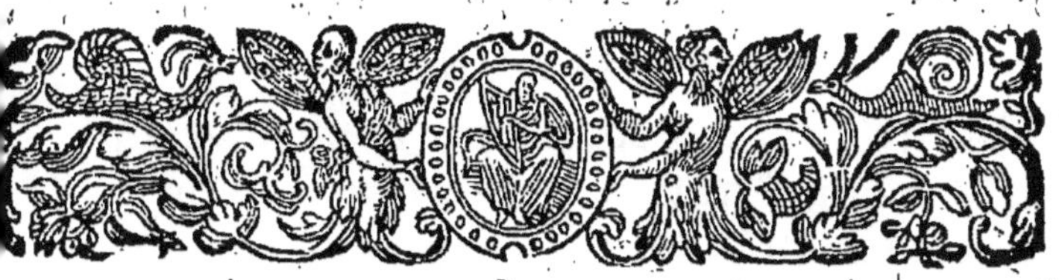

DV BITVME.

CHAPITRE VIII.

ASPHALTE ou Bitume, est vne certaine escume qui nage sur les eaux, fort molle & traictable lors qu'elle y nage, mais desseichée se réd plus dure que la poix, le bon Bitume se treuue en la mer morte : il y a trois differances de bitume, ou liquide cõme l'huile, ou de mediocre cõsistance comme la poix, ou dur & solide : le liquide se nomme Petroleum, dit huile de Medée, les Medecins le nõment Naphte mot de Babylone, duquel il y a plusieurs differences, l'vn de couleur blanche, lequel ayant de l'affinité auec le souphre Pausanias le nomme souphre liquide, l'autre est roux estimé dauantage, & l'autre noir, leurs saueur & odeur sont differantes, le blanc est suaue & d'odeur agreable, ayãt point ou peu esprouué le feu, le roux n'est pas ainsi, & le noir encore plus puãt & amer, il y a vne quatriesme espece de bitume liquide qui rapporte la nature du limon en sa consistance, fort noir & puant & descend au fonds de l'eau, & Pline.

semble qu'il aye esté fondu par la chaleur du feu, & exprimé de la terre, tel que i'estime estre celuy de Bourbon Larchambaud, lequel estant en petite quantité fort pressé & recuit de la violence du feu sousterrain, sa partie plus subtile se mesle auec l'eau, qui en demeure comme huileuse, contre l'ordinaire du bitume liquide qui est de nager sur les eaux, l'autre portion plus terrestre va au fonds, noircit le gray qui hors du Bain est fort puant, ainsi que les excremens du corps, lesquels assistez de la chaleur naturelle n'ont aucune fœteur, mais en estant abandonnez se rendent puans: ce bitume terrestre recuit par le feu deuient noir, amer, & fœtide & notamment absent de la chaleur de l'eau, non que ie vueille soustenir que ce que ie dis estre bitume en nos Bains soit bitume pur, mais ou ceste espece grossiere, ou quelque mixte bitumineux: le bitume plus dur s'espaissit par succession de temps, ses parties tenües & humides estans desseichées, & coulant des rochers dans les eaux s'empierre & fait deux differances, l'electrũ, & l'ambre gris qui se fige vers l'Arabie Heureuse proche de Sychrus ville maritime, ce qui n'appartient à nostre discours. Les differences expliquées venons à son temperament, & son vsage: Son temperament est chaud & sec au second degré, ce qui le faict employer aux playes recentes, qui se doiuent desseicher & eschauffer mediocrement, quelques-vns croient que le bitume

Gal.

ortant de certaines montaignes se treuue en orme de limon dans des lacs, & principalement en Iudée à l'endroict des treize villes de Sodome & Gomorrhe, & d'iceluy les Syriens confissent les corps morts de leurs pauures, pour les conseruer longuement sans corruptiõ, & nous estant apportez se nomme Momie. Le bitume Iudaic est le plus excellent de tous il est comme pourpré, non que sa couleur soit telle, mais à raison de sa grande noirceur fort lise, Dioscoride escrit qu'en Sicile sur certaines fontaines on voit nager le bitume liquide, duquel se seruent les paysans au lieu d'huile en leurs lampes, & l'appellent huile de Sicile, dit Petrol, ressüant des pierres & rochers, la force du bitume est de coler, ramollir, eschauffer, desseicher, iusques approchant du troisiesme degré si nous croyons Auicenne, lequel nous accorderons auec Galien, si nous disons qu'il eschauffe à la fin du second, & au commencement du troisiesme degré, en sa seconde qualité il attenüe, il discutte, il cole, il ramollit, guerit les vlceres rãpans, pris par dedans il dissout le sang caillé, reünit les veines froissées & rompües par les cheutes.

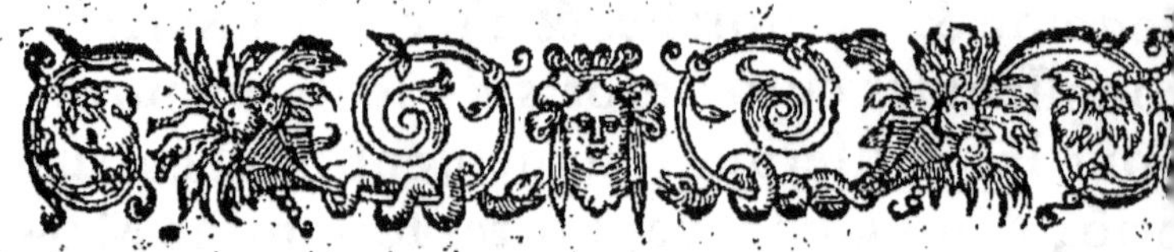

DV SEL.

CHAP. IX.

LA nature du Sel se diuise en deux, l'vn se concrée de l'eau, l'autre se tire des mines de la terre, ou des eaux de la mer, des estãgs, des fontaines, & mesme de certains puys, comme en Allemagne: le sel s'engendre de la consommation de l'eau par la chaleur du Soleil, ou du feu, iusques à tant que la partie plus tenüe soit absorbée, & que la terrestre reside, & d'autant que l'industrie est necessaire, affin que telles eaux se conuertissent en sel, nous comprendrons en ceste section tout sel artificiel, qui se faict auec cendres, ou autres matieres, comme le sel alkali & semblables qui se font des herbes, du charbõ & du bois en diuerses nations: le naturel est celuy qui se tire des mines de la terre, à trauers desquelles nos eaux s'escoulent, & emportent auec elles le sel fondu, comme il se voit par la distillation & par les murailles des fontaines, ou hors de l'eau il se fige, ce sel se nõme Fossile qui se tire des flancs des montaignes en grands monceaux, & en cest espece le meilleur est celuy qui est plus blanc, plus dur & plus transparant qu'on nomme sel Gemmé, le sel Ammoniac se prend aux deserts de Cyrene en Affrique aupres de l'Oracle de Iupiter Ammon, si salé & si desagreable qu'il est reiecté des viandes, & renuoyé à la medecine, il y a encore trois especes de sel qui sont nombrées entre les fossiles, sel Inde, sel Nitré, & sel Naphtique, le sel Inde croist aux Indes & se concrée aux extremitez des cannes Indiennes, comme le succre candy, nous renuoyons le sel nitré, au discours du Nitre, le sel Naphtique ou Asphaltique de Pline est nommé de Galien sel Sadomin, du nom de la contrée dōt il est apporté, la differēce du sel naturel & artificiel est, que le sel Fossile tel qu'est le nostre, est d'vne substance plus resserrée & plus ferme, & par consequant plus astringeant, qui ne fond si promptement dans l'eau que le sel marin, enquoy il faut admirer la fœcondité de la nature, a produire continuellement le sel dans les veines où passent nos eaux qui le fondent & l'emportent quant elles, & faut croire cest œuure non moins merueilleuse, que la generation perpetuelle du souphre & du bitume pour l'entretient du feu sousterrain, tout sel se faict ou lors qu'vne chose fort amere desseichée, se mesle auec l'insipide, ou quand l'insipide se pourrit, ou est brulé, Homere a eu opiniō qu'il y auoit quelque chose de gras au sel, Odyss.

lors qu'il feint que Nasicaa fille du Roy Alcinoüs cõmenda expres à ses seruãtes, de lauer dans l'eau du fleuue, & non de la mer, les vestemens d'Vlysse, qui auoit faict naufrage: les dignitez du sel sont merueilleuses, lesquelles pour recommãder nos eaux qui sont meslées de sel, & pour mõstrer en suitte de preuue ce qu'au commencemẽt i'ay apposé au front de mon liure que les eaux chaudes & minerales, nommement les salées, de toute ancienneté estoient tres salutaires à la santé, & conseruoient la vigueur du corps. Et les habitans de la Cité de Hierico ont dit à Elisée, la demeure
4. Reg. c. 2. de ceste Cité est tresbonne comme tu reco-
" gnois, mais les eaux sont desagreables & la
" la terre sterile, & luy leur dit, apportez vn vais-
" seau neuf, & y mettez du sel, ce qu'ayant faict,
" il se transporta à la fontaine des eaux, & res-
" pandit le sel en icelle, & commença à dire, le
" Seigneur a dit ces paroles, I'ay guery ces eaux
" & iamais plus en elles n'y aura peril, mort ou
" sterilité, & les eaux demeurerẽt tousiours sai-
" nes depuis ce tẽps q̃ le sel fut respãdu dedans
" selõ la parole qu'Elisée auoit proferé: & ceste instructiõ nous est restée, car lors qu'il y a aux fontaines ou puis quelque corruptiõ qui empuantit les eaux, on y iette du sel à proportiõ de l'eau. La trop grande quantité de sel rend les eaux ingrattes & pernicieuses, ainsi que la mer de Sodome, laquelle estãt fort salée se nõme mer morte ne laissãt riẽ viure en elle, mai

les eaux qui sont mediocrement salees, comme les autres mers selon la proportion du sel, dont Dieu les a premier assaisonnees & les conserue à ce point, elles sont tres fœcõdes & ne se treuue la faculté d'engendrer si abõdante & si puissante ailleurs que dans la mer tant de grands poissons qui y formillent tant de millions de Deités marines feintes par les Poëtes, de Tritons, Nereides, Phorcides, & la naissance de ceste escumiere & marine Venus qui est le foment de la propagation de toutes especes, nous preuuent assés la fecondité des eaux salees. Ce que Virgile a specifié parlant de l'Ocean

Oceanumque Patrem rerum, Nymphasque sorores,
Centũ quæ syluas, centum quæ flumina seruãt. 4. Georg.

Les Historiens rapportent qu'en Ægypte les brebis ont deux portees l'an, & de mesme les arbres fruitiers, à raison des eaux salees Pline. qui y sont: tant d'experiances que nos Bains salés nous donnent tous les iours, pour la cõception des enfans & pour les conduire au terme de parfaitte & saine naissance, confirment ce priuilege de fecondité au sel: qui est la creature plus agreable à Dieu, vtile à la santé & a meliorer nostre vie: à la conceptiõ, & aux delices & attermoyer à longs iours la vie: ce que nous suyurons d'vn droit-fil: L'ancienne loy n'offroit sacrifices agreables à Dieu, s'ils Leuitic.c. 2. n'estoient salés, tout ce que offrires de sacrifice sera cõfit de sel, & encore apres, en tou-

Nõbr.c.12. te oblation vous offrirés du sel. C'est à quoy regarde ce que Dieu traitte auec Aaron, la " conuention du sel est æternelle entre le Sei- " gneur toy & tes fils, il appelle conuention de sel le traitté des sacrifices, par lequel Dieu auoit transigé solemnellement & promis à Aaron, le droit & priuilège perpetuel d'offrir sacrifices, il vse de ce mot de traicté du sel, soit ou que à toute oblation il y eut du sel, ou que ceste promesse seroit æternelle, de mesme que le sel ennemy de la corruptiõ fait long temps durer les choses, ce qui le fait appeller diuin par les anciens ἅλας θεῖους c'est a dire sels diuins, & Platon nomme le sel vn corps amy de Dieu, & ayant dit plusieurs loüanges du sel conclud par ces mots, il n'est rien de meilleur en la vie que le Soleil & le sel, les Payés prindrẽt la mesme coustume pour leurs Idoles.

Homere.

Plat. in. quaternione. 8.

Athene.

Ils brulent en leurs sacrifices,
Les ventres tremblants des genisses,
Iettant du sel dedans le feu
Et cest vsage est depuis peu
Mais ores que ceste coustume,
Est appreuuee l'on n'allume,
Plus de saincts feux dessus l'autel
Qu'on ny iecte tousiours du sel,
Le sel estant comme vn mystere
Et qu'encore ainsi se doit faire
Par coustume de leur Cité,
Ou l'on croit que de la santé
Le sel est signe & origine.

& des Grecs ceste coustume passa aux Romains, *Maxime autem in sacris intelligitur Salis authoritas, quando nulla conficiuntur sine mola salsa*, & obseruoient leurs faux Dieux n'estre si attentifs & faciles à l'octroy de leurs demandes, que lors qu'ils offroyent du sel *nec minus propitij erant mola salsa supplicantibus, imò vero & palam est placatiores.* L'vtilité que le sel rend à la santé est assés recognüe de toute la medecine qui guerit par les eaux salees comme par les eaux de la mer vne infinité de maladies incurables par les autres remedes, les anciens Prestres d'Ægypte auec l'eau salee guerirent Euripide fort malade venu en Ægypte auec Platon, dequoy non ingrat en faueur du remede il cõposa ces vers.

Plin. l. 31. ch. 1.

Plin. l. 11. ch. 18.

Laërtius. Euripid. in Ephig. taur.

La mer par le sel de ses eaux,
Laue de touts hommes les maux.

Ses qualités sont de fondre nettoyer, insiser, subtilier, poindre, purger fortifier astraïdre, dessecher, repousser la pourriture, exciter le vomissemét, purger les humeurs crasses & gluantes, & puis en resserrant & irritant l'orifice superieur de l'estomach, exciter l'appetit, ayder l'action des purgatifs, solicitant la faculté expultrice ce que nous traittõs plus à plain à nos questions a sçauoir si nos Bains purgent, & suffira icy d'aduertir que les eaux salees mediocrement excitent le flux au ventre, soit par accident en le prouoquant, soit en le resserrant par leur exsiccation, ainsi que le froid exprime du cerueau la pituite, outre ceste faculté purgatiue elles en ont encore d'autres qui sõt de resister à la pourriture, d'amaigrir les personnes trop grasses, souueraines aux hydropics, aux ladres, aux gouteux elles acoisent les douleurs d'estomach, dissoluent le sang caillé & meurtry sous le cuir, nettoyent les vieux & malins vlceres, & toute gratelle, ouurent par les vrines les obstructions des roignons & de la vescie, sont propres aux retenües d'vrine & aux nephritiques en boisson ou en clystere, empeschent d'ampouler les parties brulees, tuent les poux, sont profitables contre les venins, ainsi que nous voyons que la saliue de l'homme à ieun pour estre plus salee & moins destrampee qu'apres le repas fait mourir les serpens & les crapaux; les eaux salees sont Antidotes cõtre les incõueniens causés par l'opium, par les potirons mal choisis, par la vipere, l'aracgne, le scorpion, & le chien enragé, & cest pourquoy ceux qui ont esté mordus sont conduits à la mer pour les y baigner & faire boire de l'eau: touts ces effets merueilleux sont executtés par le sel qui en hieroglifique signifie l'integrité & æternité des choses, la fœcondité, la sterilité, la saueur, la sagesse, Pythagore souloit dire qu'en toutes choses on mit du sel. *Terent. in eunuch.* *Qui habet salem, qui in te est*, & les sacrés cayers *ayez en vous le sel*, nostre Sauueur apelle *S. Luc. 4.* ses Apostres, sel de la terre, & la lumiere du monde: les aduersaires de nos Bains auront *Marc. 3. S. Math. v.* sujet par ces Hieroglifiques contraires & par les authorités qui prennent le sel pour signe de sterilité, voire de la mort de condamner nos Bains salés, sur ce que les lieux qui sont en execratiō sont sursemés de sel pour les rādre du tout steriles & les effacer de la memoire des hommes ainsi que fit Abimelech ayāt ruiné la ville des Sicheomores. *l. des iug. ch. 9. Psal. 106.*

De sel ils ont semé les lieux,
Infertiles & odieux.

Cest pourquoy Virgile reiette la terre salee, comme inutile & sterile, & ce de tant plus qu'elle est amere. *Georg. l. 2.*

Salsa autem tellus, & quæ perhibetur amara,
Frugibus infœlix, ea nec mansuescit arando,
Nec baccho genus, aut pomis sua nomina seruat.

Mais ce n'est tant le naturel du sel comme la façon de l'vsage, on sçait que le naturel du sel mediocrement vsé garde ses effects de fæcondité, de santé, d'integrité des choses, car le sel en quantité proportionnee est la verité de son hieroglifique soit en la fœcondité assez tesmoignee par authorités & experiances de nos eaux salees soit en friandises ou en appetit, ce qui la fait nommer des anciens, *sal vescum*

Vel mare quæ impendunt vesco sale saxa peresa, *Lucret.*

L'ancien Garum qui estoit vne certaine gelee faicte auec le sel estoit fort cherie entre les delices des viandes, les choux, les racines des herbes, & les oliues en estoient con-

Marcial. fittes, & leurs poissons aussi.

Nobile nam sitio luxuriosa Garum,

Salluſt.ing. Ingnith. *Neque salem neque alia gulæ irritamenta.*

Tu iuges bien que doublement,

On achette le salsament

Aristophan. aux Thesmophor. *Va donq vitement à la hale*

Vers le saunyer qui le destale.

Ils souloient aussi pour mesme delice tremper leur vin auec eau marine ou salee, qu'ils disoient estre pour la santé, & que tels vins n'engendroient des crudités, aydoyent la digestion, incitoient le ventre, & que ceste fuitte que les Poëtes feignent de Baccus à la mer, s'interprette que par l'affusion d'eau marine ou salee le vin est rãdu plus delicieux & sauoureux. *Athenee.* *Plaut in rudente.*

------ Quasi

Vinis græcis Neptunus nobis suffudit mare.

D'autres illustres beuueurs n'aprouuoient l'eau marine dans le vin

Horac. l. satr satir. a. 88. *Cæcuba vina ferens Alcon chium maris expers.*

Le sel encore entre les anciẽs estoit pris pour la grace & les pointes des bõs propos & pour la gayeté. *Aristophane*

De Stenelus la douce harangue

Teinte de vinaigre & sel blanc,

Me donne touiours à la langue

Ciceron de clar. orat. *Vn appetit doux & picquant,*

P. Scipio, omnes sale & faceytis superabat, & le Poëte doucement amoureux

Catull. inguinia *Non est in toto corpore mica salis.*

Mais le sel estant excessif rend les effects

contraires de fœcondité, de santé, d'appetit, & des delices, *phylira cocos & nimium salem cibis eximere*, pour l'abus qui s'en faisoit, ainsi le grand Hyppocrate a prononcé que toutes choses estoient bonnes ou mauuaises en certains subjets, temps, & poids, & pour le paranymphe de l'exellence du sel ie diray assisté des authorités des Poëtes & Hystoriens que non seulemẽt le sel empesche la corruption aux choses, mais il donne encore l'impassibilité aux corps, & si i'ose auec les Poëtes l'immortalité, le sel & la mer estant s'ynonimes qui se prennent l'vn pour l'autre. Pline l. 14.

Et spumas salis ære ruebant, Virgil. 10. aneid. 3. aneid.

Et salis ausonij lustrandum manibus æquor.

Achille fils de Tethis Deesse Marine ne se pouuoit offencer que par le talon, Cygnus fils de Neptume Dieũ de la mer se riant d'Achille qui ne pouuoit tirer de son sãg au düel qu'il eut contre luy deuant le siege de Troye luy disoit.

Nate Deâ, nam te fama prænouimus, inquit, Ouid 12. metamor.
Ille, quid à nobis vulnus miraris abesse
(Mirabatur enim) non hæc quam cernis equinis
Fulua iubis cassis, nec onus caua parma sinistra
Auxilio mihi sunt, decor est quæsitus ab istis.
Est aliquid non esse satum Nereide, sed qui
Nereaque, & natas & totum tẽperat æquor.

Le mesme Ouide, parlant de Ino & Melicerte qui se precipiterent dans la mer & furent faits Dieux dit que Neptune.

-----*Abstulit illis*.

Quod mortale fuit.

Que l'on ne me reproche ces tesmoignages pour estre des fables, ie l'aduoüe, mais sous ces voiles il y a des secrets cachés, extraits de la proprieté de la chose, à laquelle ils attribuent ces effects merueilleux, comme les figures hyeroglifiques, lesquelles sous l'Effigie d'vn serpent, d'vn chien ou d'vn œil representent la prudance, la fidelité, & la preuoyance, & sur ce sujet il ne se peut nier ce qu'escrit Herodote, que les Ægyptiens saloient les corps morts pour les faire lōg temps durer, ce qui plus facilement peut reussir aux corps vifs que aux morts.

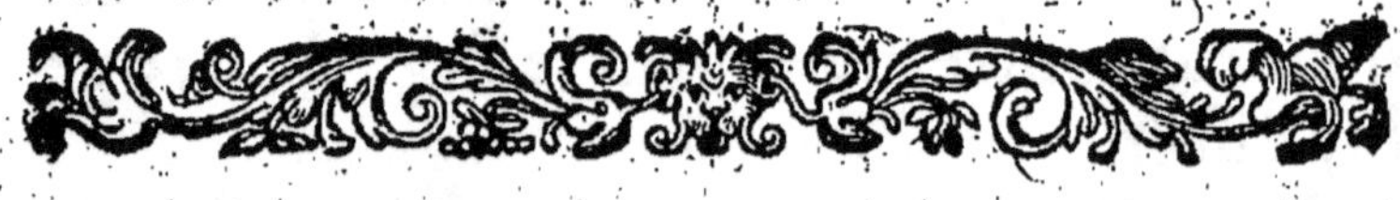

DV NYTRE.

CHAPITRE X.

LE Nitre est mineral ou fossile lequel plus frequemment se souloit tirer des mines de la terre, & d'iceluy les anciens faisoient trois differances, nitre naturel, artificiel, & aphronitre qui est l'escume, ou la fleur du nitre, le nitte artificiel se faisoit iadis de l'eau du nil en Nitrie region

gion d'ægypte, au iourd'huy nous n'auons qu'vn seul genre de nitre qui est le borrax fossile, & sans cuitte, & en la place de l'ancien nitre a succedé le salpetre : & bien que cest ancien nitre nous soit incognu pour l'auoir negligé, nous ne laissons de iouir du benefice des eaux nitreuses, non que le nitre soit pur & entier en nos eaux, mais meslé auec le sel & se nomme sel-nitré se confōdants aysement aux salines souterraines, par l'affinité & communauté par laquelle ils s'eschangent l'vn l'autre, de façon que ce que ie dits du nitre, ie l'entends dire du sel-nitré: le nitre est chaud & sec au commancement du troisiesme degré fort salé, astringeant, detersif, incisif, diuisant auec du miel les humeurs glaireuses les faisant reietter par le vomissement souuerain aux coliques, & toutes affections pituiteuses & venteuses, tüe les vers & les met hors du corps s'il est pris par dedās; il decole les Phegmes attachés : les eaux qui ont en elles le sel-nitre soulagent la teste aggrauee de fluxions, l'estomach trop humide, l'hydropisie, les tumeurs lasches & molles nommées œdemes qui succedent aux maladies, & sont fort commodes aux pituiteux. D'auantage les eaux nitreuses sont fort fœcondes, & corrigent les froideurs humidités & malefices des parties genitales, moindrissent les escruelles, ne sont tant abstringentes que detersiues, chassent les bruits & les vers

Paul ægin. l. 1. ch. 52.

des oreilles, & aydent beaucoup l'ouye, *Nitrosa aqua vtilis est bibẽdo atque purgationibus.* L'experiance touts les iours nous fait voir nos eaux nitreuses estre souueraines aux hydropics, n'estre ennemies de l'estomach cõme quelques vns pẽcent cõtre lesquels Galiẽ les apreuue, qu'elles guerissẽt les esquinâces causees par les potyrons, propres à la morsure du chien enragé, & contre le venin des cantharides. *Buprestis morsibus, taurinò sanguine intoxicatis succurunt*; chassent les sueurs puantes & bouquines, bref font les mesmes effects mais plus puissament, que les salees.

Pline l. 31. ch. 6.

Vitrune l. x. ch. 3.

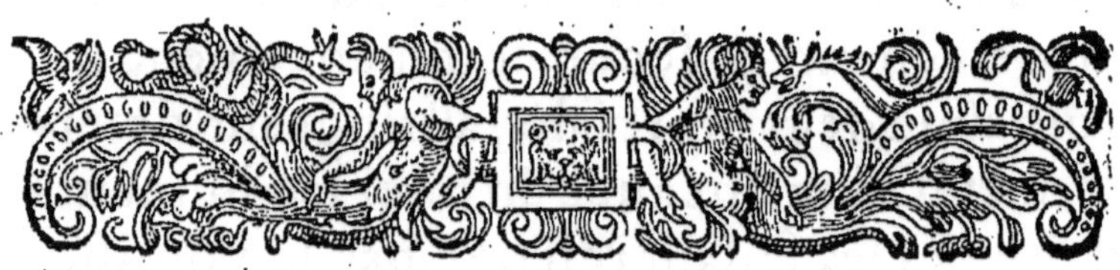

DE L'ALVM.

CHAPITRE XI.

NOus partissons la nature de l'alum en trois sections, alum de roche, de plume, & alum rõd qui se treuuent dans les mines entre les mineraux, ausquels faut adiouter trois autres especes d'Alum, scaiole, alum de catine, & succrin, les deux derniers sont illegitimes & suposés par l'art. Pline definit l'alum, *salsugo terræ, est enim veluti terræ, aqua & limo exundantis natura hyeme corriuata ac æstiuis feruoribus ad maturitatem deducta.* Dioscoride en fait plusieurs genres, mais il se sert seulemẽt de trois en la medecine: l'alum de roche de Dioscoride est nommé liquide, estant tel lors qu'il est tiré de la terre, & puis apres s'endurcit, ioint que si vous le mettés au feu il boult incontinant, & se dissout, ce que nul autre ne fait; il se nomme alum de roche à cause du lieu d'ou il est engendré. Le meilleur alum de roche est celuy qui est transparant, de couleur de laict fort poly, moite de suc, sans cailloux, elançant de soy quelque vestige de chaleur: l'alũ de plume est dit capillaire d'autant qu'il s'effile tout, le bõ doit estre astringent, au goust, blãc en coulleur, d'vne odeur forte, sans cailloux: lors que l'on treuue à la medecine alum simplement cest de luy de quoy il se faut seruir comme le plus efficace qui s'apporte de l'Egypte: c'est l'alum lequel reduit en poudre, & ietté sur la chair y excite vn prurit intolerable fait rougir les ioües à ceux qui s'en frottent, dequoy les femmes l'ont appellé la fleur de pierre. La pierre amyanthe luy est semblable conceuant en soy la flamme sans estre consommee: la differance est, que l'amyãthe est rayee de veines de bois & n'est astringent au goust, comme l'alum de plume: le troisiesme est celuy lequel non par art, mais naturellement est rond, fort astringeant & lissé, sans sable, ayant ie ne sçay quoy de gras : toutes les especes d'alum ont leurs parties fort crasses, & ces trois seulement conuiennent à nostre recherche, pour estre conceus aux veines de la terre, & pouuoir se dissoudre & meler dans nos eaux, cest pourquoy ie tay les autres alums n'estãt propres au sujet que ie traitte. Tout alum eschauffe, astreint, nettoye, corrige les vlceres pourries, desseche les humides & sordides, reprime la chair surcroissante & les eminances superflües, oste la demangaison & guerit la gale, l'alum aux eaux naturelles comme aux nostres, bride le souphre, & empesche la grande penetration, resserrant les passages & repoussant les defluxions : les eaux alumineuses sont chaudes & seches, ineptes à la boisson si l'alum y est seul sans autre mineral, elles proffitent beaucoup aux femmes qui ont des fleurs blanches, & autres purgatiõs irregulieres de mesme aussi à celles qui auortent, les eaux allumineuses sont vtiles aux flux de sang, aux vomissements, aux purgations extraordinaires des fammes, & à celles qui sont suiettes d'auorter, aux apostemes de la matrice, aux creuasses qui sont à son col apres vn penible enfantement aux douleurs d'estomach & des intestins causees par le froid ou par les vents, arrestent le vomissemẽt aux hydropics, dissipent & repoussent les sueurs trop frequentes grasses, fœtides, les puteurs des pieds & des esselles echaufees, sont

Paul Ægin. lib. 1. c. 52.

ennemies de la vermine, degraissent les corps affermissent les dents & les gensiues trop laches, secourent les douleurs de teste, font biẽ aux defluxions de la poictrine, à l'estomach froid & humide, aux gratelles & demangaisons, aux tumeurs pituiteuses faittes par crise ou descente d'humeurs, ou par congestion, apres les maladies croniques, donnent bonne couleur aux choses palles, aydent beaucoup les nerfs en quelque façon qu'ils soient affligés, & en gargarisme guerissent les vlceres de la bouche.

DES QVALITEZ MANIFESTES ET OCCVLTES des Bains de Bourbon.

CHAPITRE XII.

AYant passé legeremẽt sur les natures & qualités des mineraux qui cõposent nos eaux, recherchons quelles qualités doiuent ressortir de leur concours & melange ce qui n'est sans difficulté, ne promettant les balancer à poids defini, mais selõ que les consequences des mixtes, la coniecture, & l'experiance m'ont apris que touttes les choses qui changent ou alterent nos corps, le font, ou par qualités manifestes, ou par occultes procedees de la forme de la chose, ditte proprieté secrette. L'action des qualités manifestes se peut recognoistre sous la guide de la raison, par le goust, par l'odorat, par la veüe, & quelque fois par l'attouchement, auant que de la chose proposee aucun effet se soit aperceu : mais les actions & facultés deriuees de toute la substance qui est la forme de la chose, ne se peuuent cognoistre que par les effects, donc pour la cognoissance des facultés il y a deux instruments ordonnés, la raison & l'experiance. En premier lieu nous auons a discourir de l'action qui s'eleue des qualités aparantes des mineraux, & puis de l'experiance partie iointe auec la raison, ou seulle ouye : vn chacun m'accordera que tout composé reçoit la vertu & la nature des parties dont il est composé, & entr'autre chose l'eau estant exempte de qualité, estre la plus susceptible de toute qualité estrangere : ainsi l'œil n'ayant aucune couleur propre, reçoit & iuge de touttes les couleurs, ainsi les autres sens n'estant preuenus d'aucun objet particulier, les reçoyuent touts & les censurent au vray, de mesme l'eau depouillee de toute qualité (I'entens seconde & troysiesme) les reçoit toutes, de sorte que des choses qui se melangent dans l'eau la saueur, l'odeur, la couleur, & la vertu sont rapportees par l'eau : que si les choses qui se melent ont

Gal. l. 2. de alim. fac. c. de cucurb.

des facultés contraires, l'vne rabbat tellemẽt la force de l'autre, que le plus souuent l'eau ne represente la qualité de l'vn ou de l'autre, mais suruient vne tierce faculté, qui ne ressẽt l'vn ny l'autre des contraires, comme si vous adioutés de l'huile auec du verderis vous faités vn medicament qui encharnera, iaçoit que separemẽt l'huile pourrisse les vlceres, le le verderis, les irrite & les ronge, & toutesfois de la fermentation de ces deux nuisibles naist vn tiers qui guerit. En la composition du theriaque, ou tant de simples chauds sõt vnis & incorporés auec l'opium, apres vne fermentation, touts ces Ingrediens n'agissent plus par qualités manifestes, mais par vne proprieté suruenüe de leur mutuelle harmonie & vnion, ils deuiennẽt tous ensemble Antidotes contre tous venins & poysons. L'herbe ditte hiuca qui à sa racine semblable à la Carrotte mais plus grande & plus grosse & plus blanche par le dedans, & delaquelle le suc exprimé est mortel, ren toutesfois le pain qui se fait de sa racine est tres sauoureux. Le subtil Scaliger demande pourquoy le suc de la hiuca est pernicieux & la farine salutaire, & comme se peut faire qu'vne mesme chose donne la vie & la mort, nous respondons que ceste diuersité de faculté, vient du melange & de la separation du suc auec la racine, & qu'ainsi l'vnion & societé des choses donne des facultés, qu'elles n'ont estant

Gal. 3. Meth.

Cardan l. 12.

Exercit. 153.

separees, & au contraire ce qui a incité vn docte medecim de nostre siecle de s'ecrier. *Diuina quædam vis fermentationibus inest, liberāt enim sese huius vi é corporibus qualitates, liquescunt elementa, diuersis viribus dum trayciuntur, hinc varia ratione sese iungunt potentiæ, cum itaque præcellentibus viribus dotata fuerint iniecta remedia, pariet fermentatio diuinam quandam facultatem in remedio, quæ euomit quidquid noxæ non mixtis inerat, ac vt sublimiorem sensibusque incompertam vim fragret remedium, efficit*, voila comme par la force de la mixtion les simples se depouillent de leurs qualités & en prenent de nouuelles, ou s'entr'aydent par mutuel secours, ainsi ie veux croire que le souphre, le bitume, le sel, le nitre, l'alum, qui sont en nos Bains de Bourbon peuuent eschaufer, desecher, inciser, attenüer, nettoyer, attirer & resoudre les humeurs, bien que le souphre, & le bitume r'amolissent & relachent les parties, au contraire l'alum, le sel, le nitre en resserrant les affermissent, & toutesfois par la mixtion ces contraites qualités s'apointent, & conspirent à mesme action, qui n'est toute à l'vn, ou à l'autre, mais comme surcrüe du melange de tous, & c'est en quoy se trompent plusieurs Medecins estrangers, qui n'ayants obserué les temperamens & les facultés qui partēt du melãge de diuers mineraux les croyēt tousiours maistres & absol⁹ aux eaux, lesquelles ils presument chaudes, froides, humides,

Heurnius lib. 3. prax.

ſeiches, aſtringentes, deterſiues en faculté, ſelon le degré de la qualité des choſes qui y ſont meſlées, & iaçoit que ie leur accorde auec Galien que l'eau ſoit ſans qualité, c'eſt a dire ſeconde, & ſans ſaueur, car elle eſt doüée de qualité premiere eſtant froide & humide, elle rapporte la force des mineraux chauds & ſecs, non en tel degré de chaleur & ſeichereſſe qu'elle les a receuz, mais amortis & diminüez de beaucoup : au contraire ſi des mineraux froids, comme le plomb, le plaſtre, l'argent-vif ſe meſloient dans nos eaux ils accroiſtroient la qualité froide de l'eau. Dioſcoride & ſon moderne Commentateur, ſouſtiẽnent que nulle mauue ſeiche ramollit, & humecte, nul plantin ſec raffraiſchit, mais que l'hyſſop & la ſarriette deſſeichez doublent leurs qualitez chaudes : i'adiouſte que la longue traicte que fait l'eau, & le grãd aër ou elle eſt à plain expoſée, attiediſſent beaucoup de ceſte chaleur actuelle, & potentielle qu'elle reçoit premierement du feu, & puis des mineraux qui ſe diſtribuent en elle, & qu'elle ne differe de gueres du Bain tiede : outre ce certaine quantité de ſel, d'alum, de nitre, ne peut par ſa ſaueur alterer toute quantité d'eau, auſſi luy departir vne force eſgale à leurs premieres & ſecondes qualitez : ainſi que l'on ſoupçonne diminution de qualitez aux eaux diſtillées ſelon le rabbais de leur ſaueur, d'autant que la ſaueur eſt l'indice du temperament, la faculté est posée au temperament, & l'action prouient de la faculté : le mesme est il à la mixtion de nos eaux, le goust moindry de l'alum, du sel & du nitre, & l'odeur du souphre n'estant allumé dans elles, si forte comme il a lors qu'il est allumé seul, on doit croire nos eaux n'estre intemperées & n'auoir aucun exces des qualitez naturelles de leurs mixtes, par lesquelles elles soient nuisibles, car tout Bain qui reçoit l'alum n'est pourtant chaud & sec au troisiesme degré, & ne peut esgalement executer les effects de l'alum, de mesme est il du souphre & des autres mineraux. C'est ce qui a rendu confus Sauonarola d'auoir deposé, que les Bains qui receuoient de l'alum estoient chauds & secs au troisiesme degré cõme l'alum, Que si malicieusement on contredit la douceur & temperature de nos eaux, & qu'on les opiniastre excessiues en chaleur à cause du souphre, bitume, alum &c. pourquoy les eaux de Spas, de sainct Pardoux & de Pougues, ne sont elles plus suspectes & moins frequentées, qui sont vitriolées & alumineuses, & dont le froid actuel est plus pernicieux à l'estomach & aux parties naturelles infirmes, que la chaleur des nostres qui est le fomẽt de la nature, & mesme que le Vitriol est plus caustique & erosif qu'aucun des mineraux qui cõposent nos eaux? Pourquoy boit on si gayement dix, douze, quinze, vingt verres d'vne eau si froide actuellement? & qui en faculté deuroit estre bruslante, caustique, &

corrosiue tenant du Vitriol ? pourquoy la dit-on raffraischir le foye, la ratte, les rongnons, le mesentere, & autres visceres intemperez ? ce que vrayement elle faict heureusement, mais qu'ils m'aduoüent donc que tout mixte ne retient souuerainement sa qualité parmy les choses meslées, ou que tout mixte n'a pas tousiours sa mesme forme parmy d'autres, où il est confondu, car la forme du mixte est differente de celle qui surjonne de la mixtion, iaçoit qu'elle ne soit differente de genre, ainsi i'accorde que le Vitriol est tres-chaud & erosif, mais qu'vne petite portion de Vitriol meslée auec vn deluge & grande quantité d'eau, est si bien alterée & corrigée qu'elle reçoit la premiere qualité de l'eau, en eschãge de quelque subtilité qu'elle luy rẽd. Aristote enseigne *In Meteor.* qu'vne goutte de vin ne se peut mesler & vnir auec cẽt liures d'eau n'y ayãt entr'eux aucune proportiõ, ainsi aux fontaines vitriolées la nature a dosé & infus le vitriol, auec tant d'eau, que son acrimonie & sa chaleur est domptée, retenant la secõde qualité qui est penetratiue, de portions tenües & distributiue des eaux: les Practiciens lauent en plusieurs infusions d'eau de buglosse la pierre d'azur, laquelle par ceste preparation despouille sa qualité veneneuse, & en acquiert vne troisiesme excellente contre les maladies melancholiques, de mesme le souphre & les autres mineraux sont rabatus, par l'affluence des eaux assaisonnées par la nature d'vn temperament inexplicable, lequel eſt non ſeulement diſſemblable par la diuerſe mixtion de pluſieurs qualitez, mais auſſi par l'incomprehenſible quantité des mixtes, deſquels le nombre n'eſt definy, ny telle qu'elle eſt, ceſte varieté de la mixtion de pluſieurs mineraux : ſi ne deuons nous deſiſter d'aprocher leur cognoiſſance autant que nous pouuons, & les apparier aux infirmitez des hommes, & puis que l'on nombre plus de trente maladies ſimples, & que de vingt-quatre lettres foiſonne vn nombre infiny de dictions, qu'aduiendra-il & comme pourroit on remedier à tant de maladies ſimples, mutuellement entrelaſſées, ſinon auec vn remede cõpoſé tel que nos eaux? & ſi pluſieurs hommes affligez de meſme gẽre de mal ont diuers mouuemens accidẽs & ſuccez, d'autãt que la nature eſt differẽte de la nature & le temperamẽt du temperament, & toutesfois Galien ne s'eſt trauaillé a deſmeſler toutes ces alliances particulieres, & les differances de plus ou de moins aux maladies : les conſignant à la prudence & iugement du medecin, & nous à ſon imitation paſſant comme par deſſus les principaux chefs des maladies, en traictant des qualitez des eaux de Bourbõ, nous pouuons hardiment maintenir qu'elles eſchauffent, deſſeichent, attenuent, ſubtilient, attirent, reſoluent, aſtreignent, corroborent, d'autant qu'elles ſont ſouphrées, bitumineuſes, nitreuſes, ſalées, alumineuſes, laiſſant le plus ou le moins pour eſtre approprié aux in-

Gal. l. de diff. morb.

Hyppocr.

firmitez par le medecin expert, que si il est vray comme Galien le prouue en plusieurs lieux, que les contraires, sont les remedes de leurs contraires, nos eaux composées des mineraux susdicts seront des aydes tres conuenables aux maladies froides & humides causées par vne humeur espaisse, froide, gluante, d'autant que la chaleur est opposée à la froideur, la seicheresse à l'humidité, la tenuité à l'espaisseur, la detersion à la cole, & l'euacuation à la quantité d'humeurs, qui a deux especes, la dissipation & l'euaporation, & iaçoit que le sel & l'alum soient de premier front contraires à la dissipation & euacuation des humeurs, à cause de leur astrinction, neantmoins fortifiant les parties affligées, ils donnent vigueur à la chaleur naturelle, la recueillant en elle, ou aydez des autres mineraux leurs associez, attisent & r'allument sa chaleur pour fondre & deschasser le mal, ce que Galien a practiqué aux cures des inflammations des visceres, ou auec les resolutifs il adiouste des astringents. Outre les qualitez manifestes qui redondent de la mixtiõ des mineraux en nos eaux, il y en a d'occultes, lesquelles la seule experience recognoist, conditionnée & assistée de plusieurs circonstances & limites, pour l'establissement d'vne proposition vniuerselle, car l'experience qui vient du vulgaire est mensongere & infidelle, rejectée par Hyppocrate, pour indiscrette & perilleuse, si elle n'est ratifiée, & authorisée par le iugemẽt

10. Meth. 11. Meth.

& la raison, prenant plus de creance du iugement sans experience, que de l'experiẽce sans la raison, & c'est pourquoy l'vn l'autre se doiuent la main, comme l'embleme du boiteux & de l'aueugle, auquel l'vn preste la veüe, l'au-

Sallustius. tre les pieds, *Multa, solitaria ratio suadet, quæ tandem vsus coarguit, quare vtrumque per se indigens, alterum alterius auxilio eget*, mais en nos eaux l'experience de tant d'estrãges issuës aux maladies me faict croire l'opinion de Celse, & qu'il n'appartient à les dispancer qu'à ceux

L.1. qui ont l'vsage de les manier, *Nã ne Agricolã quidem aut gubernatorem disputatione, sed vsu*

L.2.c.10. *fieri*: Et encores le mesme, *Vsus ostendit nihil ex ys esse perpetuum, aliásque potiores obseruationes adhibendas esse, ad quas dirigi curantis consilium debeat*, & l'ancien Oribase, asseure que les eaux Thermales ou chaudes cõsistent plus en l'experience qu'en la raison, & c'est pourquoy on ne me doibt condamner si ie dis des choses estranges à la raison, que le long vsage m'a faict voir & toucher en ces eaux, ausquelles

L.4. dit Celse. *Id sæpe commodè respondere experimenta testantur, ego vero experimentis quemque in se credere debere existimo.* Ce que les Practi-

Et.l.2.c.3. ex mente Arch. ciens vsurpent, Archigene nous aduertit d'vser aux vlceres de la vescie des eaux alumineuses, & à leur defaut des bitumineuses, & souphrées, ce qui semble estrange: car bien que quelques eaux minerales par quelque similitude inuisible, puissent ensemble se succeder au defaut les vnes des autres: toutesfois ne s trouuant aucune affinité entre les eaux alumineuſes & bitumineuſes, celles cy relaſchãt, & les autres aſtreignant, & reſerrãt, nulle perſonne guidée de la raiſon ſeule ne les ſubſtituera à la medecine. Neantmoins Æce de l'authorité d'Archigene par experiēce a tenu ceſte reciproque ſucceſſiõ d'eaux en tels cas tres ſalutaire: & moy de meſme ayant veu maintesfois prouoquer les mois des femmes qui les auoient ſupprimez, & le meſme Bain arreſter leurs pertes blanches, & autres ſuperfluitez irregulieres, reſerrer les matrices, les ouurir & relaſcher, r'amollit & fondre des tumeurs froides & incontinant apres aſtraindre & fortifier les meſmes parties, eſchauffer des corps au commencement, & au ſortir de leur vſage ſe ſentir raffraiſchis, ce ſont des effects contraires à la raiſon, & neantmoins l'experience me les a faict voir maintesfois en nos Bains de Bourbon: De nier l'experience c'eſt impudament nier le ſens, non que ie vueille vſurper ceſte recommendation, laquelle mes collegues Medecins de Moulins meritent mieux que moy, & qui ſe ioindront à ma deposition, teſmoins, que la doctrine, l'experiēce & la probité rendent irreprochables. Voilà la miniere, & les qualitez manifeſtes & occultes des eaux de Bourbon.

Ariſtot.

LA CHALEVR ACTVELLE DES EAVX DE BOVRbon, & le meslange de leurs mineraux, ne sont les seuls autheurs de leurs effects: car outre ces causes naturelles il y a ie ne sçay quoy de merueilleux & de Diuin.

CHAP. XIII.

NOVS auons fourny selon le possible de la philosophie, des sens, du iugement humain, & de l'experience, voire selon les premieres & secondes qualitez manifestes des mineraux qui se couplent, & par diuerses & incomprehensibles proportions & doses, se destrempent & confondent dans nos eaux, desquelles nous voyons tous les iours resulter des effects, qui en aucune façon ne se peuuent rapporter à leur mixtion minerale, & sommes contraincts d'emprunter ailleurs des causes plus eminantes & diuines, lesquelles auparauant que de rechercher & les prouuer par la Theologie,

Theologie, ie veux rabatre des obiections poinctées contre moy, & soustenir qu'en attribuant à Dieu la cause des merueilleux effects de nos Bains, ie ne desroge en rien des droicts appartenans à la Philosophie, ce que Galien prophanement reproche à Moyse qui disoit beaucoup de choses estre telles, & rendre tels effects par la souueraine volonté de Dieu, i'aurois plus de raison que Galien, d'opposer à Platon ses imaginaires idées, & à ceux de sa secte l'ame du monde esparse par tout *L. de vsu par. c. 14.*

Principio cœlum & terras camposque liquentes
Lucentémque globum Lunæ, Titaniáque astra
Spiritus intus alit, totúmque infusa per orbem
Mens agitat molem & magno se corpore miscet. *Virgil.*

Ausquels toutesfois Galien consent, ie pourrois aussi obiecter à Auicenne sa dixiesme intelligence, causant & gouuernant toutes choses, & à plusieurs autres les formes qu'ils disent abstractes, ou nomment intelligences, ou vn esprit cœleste, ou l'aspect des astres, ou vne nature vniuerselle, chacun defendant la cause qu'il s'est imaginé, & laquelle pour estre vaine ils ne peuuent prouuer, comme nous la nostre, qui est essentielle, & la mesme verité: le scrupule des Philosophes Payẽs est de vouloir faire preceder vne preparation de matiere, & nous maintenõs chrestiẽnemẽt, que la matiere auec sa forme & sa preparatiõ, a esté de riẽ, c'est à dire, que nos eaux chaudes sans appareil, auec leur meslange mineral, & tout l'atelage que la nature leur a conserué *L. de placit. Hyppocr. & Plat.*

auec leurs Diuines proprietez, ont en mesme instant esté créez par ceste fœconde, toute-puissante & absolüe parole

Psal. *Il eut dit, & soudain tout commença de naistre:*
Il voulut, & soudain toute chose print estre.

Ce que les palpables tenebres du Paganisme ont empesché de voir à ces doctes naturalistes, contre lesquels le Sage s'escrie, Combien sont vains les hommes qui n'ont la cognoissance de Dieu, & qui ne l'ont peu cognoistre par ses œuures? comme on a accoustumé de iuger les ouuriers par leurs ouurages, mais ont creu que les maistres & gouuerneurs du monde estoient, ou le feu, ou l'esprit, ou le vent & l'air, ou la quantité de l'eau, ou le Soleil, ou la Lune: cest arrest prononcé par le plus grand Philosophe qui fut iamais contre ces infidelles, qui n'ont glorifié Dieu selon mesme les vestiges que la nature leur dõnoit, mais se sont esgarez & perdus dans leurs fantaisies: leur confusion m'authorise auec l'experiẽce de tant de merueilleux effects de nos Bains, de soustenir que ny les mineraux seuls, ou meslez, ny les qualitez manifestes, ou occultes, examinées par les sens plus aigus, ny la raison, ny les accidens, ne peuuent les produire, & nous en informer, mais la seule volonté & puissance de Dieu,

S. Paul.

Virgil. *Iupiter est quodcunque vides, quocunque moueris:*

Et puis encore,

--Iouis omnia plena,

Et bien que plusieurs soient instruits de ces coustumiers succez, toutesfois chacũ les rapporte à sa cause particuliere, l'opiniõ plus cõmune est, que ces prerogatiues & singularitez de nos Bains prouiennẽt du ciel & des astres, d'autant que toutes les choses inferieures ont vigueur & leurs proprietez par les mouuemẽs des astres, & que leur impression est plus particuliere aux plantes & aux eaux qu'à nulle autre chose : il y a des proprietez priuées de plusieurs corps, que bien qu'elles se rencontrent aux mixtes, toutesfois elles ne prouiennent des premieres & secõdes qualitez, mais de l'impression des corps cœlestes : on fortifie ceste preuue par trois indices, l'vn par l'estat de nos eaux tousiours semblable à soy, en qualité, quantité, & proprieté, l'autre par des operations qui surpassent la condition des qualitez elementaires : le troisiesme pour la raison de la forme qui est propre à chaque chose cõme à nos eaux, d'où procede le principe de tout mouuement & action, où la raison humaine ne peut atteindre, où les Sylogismes esmoussez reflechissent à Dieu, qui est ceste premiere & eternelle vertu, la fin de ceste eschelle qui aboutit du Ciel en terre, & qui la tire à soy quand bon luy semble, vertu indefinie qui se specifie & declare plus en des lieux, & en des suiects qu'aux autres, appellée l'Ame du mõde par les Stoiciens, nature ou chaleur par les Peripateticiens, l'establissant pour principe en toutes choses, qui par vne cõuention eter-

Aristot. 1. Meteor.

Theophr. 1. de hist. pl. c. vlt. S. Thom. cont. gent. in opusc. de spir. creat. Fernel. 2. de abd. c. 17. ib.

nelle auec la nature entretient le cours, la quātité, qualité & proprietez de nos eaux de Bourbon, on sçayt qu'aux plantes & aux animaux rayonne ie ne sçay quelle vertu, laquelle Aristote dit estre necessaire, de mesme souz la terre dans ses plus profondes & secrettes veines, les sources de nos eaux acquierent leurs singularitez, de ceste diuine & inexplicable vertu, soit immediatement, soit par l'entremise de la dose, & assaisonnement dont elle tempere nos eaux, nō des seules influences des Astres, lesquelles ne peuuent penetrer la froideur & espesseur de la terre, auec vne si notable & signalée proprieté pour seule la communiquer à nos eaux: Ie ne veux nier q̃ Dieu conserue les choses souz la tutellaire faueur & maistrise des Astres, mais ce qu'ils fōt plus euidament & particulierement en autres lieux & sujets, ils le font à nos eaux par vne raison vniuerselle: car il est certain que les plātes ont esté creées auant les astres, la terre & les eaux ont paru auant la creation du Soleil, afin que l'on ne creut que le Soleil fut leur createur, i'aduoüe le ciel & les astres pour causes vniuerselles, en temps qu'ils conseruent les choses inferieures d'estre separées, corrōpües & aneanties par leurs contraires, de façon que mediatement seulemēt, quelques particuliers agēts, & cōme dit vn subtil Medecin de nostre tēps, *Pendent à superioribus inferiora vt ab vniuersalibus & æquiuocis causis, non vt à causis vniuocis* le Soleil & l'hōme engendrent l'hōme diuer

2. de gener. anim. c.3.

Erastus.

sement, car l'homme & non le Soleil donne la force à l'hôme, iaçoit que la puissance du Soleil, comme cause vniuerselle y concurre, aussi Dieu n'a cômandé au Soleil d'engendrer l'hôme, mais à l'homme de croistre & multiplier son espece, ainsi qu'aux autres animaux : parquoy le Ciel n'ayant donné à l'homme la faculté d'engendrer, mais Dieu seul, nous dirôs le mesme de nos eaux que Dieu absoluement leur escoule ses graces, mais que le Soleil mediatement n'est interdit d'y influer, & contribuer comme cause vniuerselle, car n'ayãt son acces libre aux bases de ces montaignes d'où naissent nos eaux, seul il ne peut leur impartir ny la chaleur ny les facultez, c'est donc ce grãd Dieu qui est par tout, atteignant d'vn extreme en l'autre & disposãt suauemẽt toutes choses. Sapient.

--Deum namque ire per omnes
Terrásque tractúsq; maris, cœlúmq; profundũ. Virg. Georg.

C'est ce qui veritablement a faict appeller les eaux sacrées, estant côme couuées de cest esprit diuin qui les a rendu coulãtes, chaudes & singulieres pour la santé, qui les a diuisées, desseichées, adoucies pour son peuple, les affermit pour son Apostre, leur faict guerir les paralytics, boiteux, arides, & par elles en ceste loy de grace nous faict renaistre en immortalité, ces mysteres ont esté cachez au Paganisme, qui d'vn œil louche voyant briller quelques rayons de diuinité sur les eaux y a recognu quelque chose de sacré aux froides & aux chaudes.

Virgil. 1. Æglog. *Fortunate senex hic inter flumina nota*
Et fontes sacros
Virg. æn. 7. *Consulit Albunea nemorum quæ maxima sacro*
Cato de re rust. c. 32. *Fonte sonat.*

Lors qu'ils vouloient rendre leurs sacrifices plus mondes & agreables à leurs Idoles ils se lauoient d'eau sacrée les mains.

Plaut. in aul. act. 3. sc. 6. & eiusdem comœd. act. 5. sc. 1. *Ego nisi quid me vis eo lauatum vt sacrificem.*
Nunc lauabo vt rem diuinam faciam.
Pers. Saty. 2. *Hæc sanctè vt poscas Tyberino in gurgite mergis*
Mane caput, bis terq; & noctē flumine purgas.

Euripid. in hecub. A quoy regarde leur eau lustrale qui estoit sanctifiée par la trampe d'vn tison ardant pris sur l'autel, & de ceste eau se lauoient & arrousoient par grande ceremonie lors qu'ils vouloient sacrifier aux Dieux du Ciel, ou aux infernaux, pour lesquels ils s'arrousoient legerement comme fit Didon sacrifiant aux manes de Sichée.

4. Æneid. *Dic corpus properet fluuiali spargere lympha.*
6. Æneid. *Idem ter socios pura circumtulit vnda*
Spargens rore leui.

Et le mesme a creu les ames estre purifiées de leurs malefices par le lauement de l'eau.

Virg. 6. æn. -- *Alys sub gurgite vasto*
Infestum eluitur scelus, aut exuritur igni.

Hercule se rendit absouz de son parricide s'estant laué,

Senec. trag. herc. oeth. act. 3. *Nam furoris fonte cynipheo scelus,*
Sub axe Lybico tersit, & dextram abluit.

Ainsi Catulle desesperant de la grãdeur des forfaicts d'vn certain.

Ecquis scit quantum suscipiat sceleris.
Suscipit ô Gelli quantum non vltima Thetis
Non genitor Nympharum abluat Oceanus.

Par ce qu'ils croient l'eau estre sacrée, & notament la chaude, & que toutes ordures estoient esmondées & mesmes les consciences espurées, enquoy se prenant garde Pline tesmoigne que le nombre des Dieux fut augmenté par les eaux desquels elles furent nommées, ordonnant le sejour de leurs Dieux dās les fleuues & fontaines, lesquels ils inuoquoient à leur secours.

Et adhuc ignota precatur, Flumina, Virg. 7. æn.
Fer pater inquid opē, si Flumina numē habetis. Ouid. 2. metam.

Leurs sermens aussi estoient inuiolables lors qu'ils iuroiēt par les Fleuues & Fontaines comme fit le Roy Latin à Ænée.

Fontésque Fluuiósque voco, quæque ætheris alti Virg. æn. 12.
Relligio, & quæ cæruleo sunt Numina Ponto.

Et en ceste cognoissance ils consacroient leurs plus belles Fōtaines à leurs Dieux, comme celle de Iupiter Ammō en Lybie, les Eaux chaudes de Thermopyle à Hercule. Que si no⁹ venons aux Chrestiens, & qu'en passant nous frayons ces deux Piscines de Hierusalem, desquelles celle qui se disoit Probatique lauoit les victimes voüées à Dieu & guerissoit toutes sortes de maladies deplorées, non par la qualité de son eau, mais par le mouuemēt que l'Ange y faisoit en certain temps, enquoy se releue la misericorde de Dieu en nos eaux, ou il ne faut long temps attandre ce mouuemēt de l'Ange en l'eau cõme ce Paralytic Euangelique, mais en tous tẽps, toutes personnes, en tel nombre que la capacité de nos Bains peut comprendre, pourueu qu'ils soient adnoüez & conduits par cest homme, tant reclamé par le paralytic, c'est à dire par vn medecin. Ces merueilles remarquées aux eaux, les Chrestiens ont nõmé aussi leurs fontaines des noms des Saincts, celle de saincte Reine en Bourgongne, S. Pardoux en Bourbonnois, S. Legier, S. Marcel, S. Eutrope, les trois fontaines de Pougues, le bourg S. Legier de Bourbõ Lancy, & vn million d'autres en plusieurs cõtrées, lesquelles estant doüées de quelques proprietez, ont esté pieusemẽt nommées des noms des saincts. Naaman Syrien se pleignoit à sa suitte de ce que Elisée luy auoit conseillé pour guerir sa lepre, de se lauer sept fois au fleuue du Iourdain, ignorãt que Dieu depart ses graces en certaines eaux & non en toutes, tant belles soient elles. Comment disoit-il les fleuues Amana & Pharphar qui sont vers Damas ne sont-ils meilleurs que toutes les eaux d'Israël pour me faire lauer en icelles & estre nettoyé, & toutesfois il recogneut que le lauement de l'eau du Iourdain le guerit, & lors ayant par ce miracle les yeux plus ouuerts, recognoissant que c'estoit non par la qualité de l'eau, mais par la vertu diuine qui estoit en l'eau, retournant vers Elisée luy dit, ie sçay vrayemẽt qu'en toute la terre il n'y a point de Dieu sinon en Israël. Ce Bain d'eau sacrée que

Syluestre prepara au grand Constantin, guerit parfaictement sa lepre spirituelle & corporelle, mieux que n'eut faict ceste inique medecine, par le sang des Innocens, crüel & barbare remede, lequel non plus que semblables autres, cest Archiatre diuin ne fera iamais bien succeder, ceste mesme diuine bonté par vne preuoyance paternelle, estant forcée de nos messaicts d'enuoyer souuent des maladies incognües aux hommes, leur aprend & depart aussi les remedes qui par leur incomprehensible effect, s'oppósants aux causes des maladies secrettes & diuines, non par qualitez ou proprietez specifiques, mais par l'infusion des graces diuines, qui s'influent en eux, Dieu estant la premiere cause des choses qui sont, & qui se font tous les iours, qui par vn petit remede restaura Ezechias abandonné de ces medecins, & au milieu de tous les remedes des auoüés de ses benedictions, laisse mourir entre les tortures de gouttes le Roy Asa, par ce qu'en son infirmité il n'auoit inuoqué Dieu, mais s'estoit fié à l'art de ses medecins, non qu'il faille dedaigner ce qui est en la medecine, qui est vn Don de Dieu, releuant de ses graces, & de sa puissance: car ny herbe ny cataplasme les à gueris, mais ta parole Seigneur qui guerit tout, ce que Herophile à voulu quãd il dit la medecine estre rien, & la main de Dieu. La mesme sainte escriture nous instruit que Dieu pour les pechés enuoye des maladies aux hommes, ce-

2. Paralip. c.16.

Sap. 26.

Ecclesiast. c. 28.

luy qui pechera deuant la face de celuy qui la creé, tombera entre les mains du medecin, auquel l'espece de la maladie, le mouuemét & les mœurs seront incognus, & la cure reseruee a Dieu seul, qui tüe & qui faict reuiure, qui frappe & qui guerit qui luy plaist: la maladie, & la mort du Roy Ioram sont remarquees auoir esté donnees de Dieu. Ces authorités nous font croire qu'il y a des maladies diuines, cest à dire enuoyees de Dieu, & des remedes aussi, ainsi Tobie aueuglé par la fiente d'hirondelle est illuminé par le fiel du Poissō Calionime: ces maladies ont quelque affinité auec les causes naturelles, & quelq̃ similitude abusiue auec les autres infirmitez: cest ce que le grādHypocrate cotte en tāt de lieux par son τὸ θεῖον, nous aduertissant qu'il y a ie ne scay quoy de diuin aux maladies, ce que Homere a remarqué par sa feinte, lors qu'il dit la peste s'estre allumee au camp des Grecs, par des flesches que Apollon courroucé darda contre eux, & que ceux qui en estoient attaints ne pouuoient estre secourus par Podalyre & Machaō. *Podalyrius & Machaon Bello Triano ducem Agamemnonem secuti non mediocrem opem cōmilitonibus suis attulerunt quos tamen Homerus non in pestilentia aliquid attulisse auxilij, sed in vulneribus tantū*, & plus bas parlant des maladies enuoyees diuinemét & de ceste peste Gregeoise descrite par Homere, *Eodemque authore disci potest morbos tum ad iram deorum immortalium rela-*

l. 2. paralip. ch. 21.

Corn. cels. 1. c. 1.

tos esse, & ab iisdem opem posci solitam, verique simile est inter nonnulla auxilia aduersæ valetudinis, plerumque tamen eam bonam contigisse ob bonos mores, quos neque desidia, neque luxuria vitiarant: la cruelle peste qui depeupla l'Italie fut recognüe diuinement enuoyee, & pour icelle apaiser on eut recours aux Dieux selon mesme l'aduis de l'Oracle. Metamorph. 15.

Funeribus fessi postquam mortalia cernunt
Tentamenta nihil, nihil artes posse medentũ
Auxilium cœleste petunt.

L'antiquité a recognu des remedes diuins, les effects desquels surpassoient l'industrie humaine, Virgile discourant du prompt & 12. æneid. diuin secours que Ænee receut du ius de la Panacee que Ven⁹ luy exprima par lequel sa playe, fut aussi tost r'eunie, introduit Iapis son medecin qui n'auoit peu par tout ses apareils soulager ceste playe, s'emerueillant d'vne si soudaine cure, & confessant ingenüement cest ayde estre diuine, s'ecrie vers Ænee.

Non hæc humanis opibus, non arte magistra
Proueniunt, neque te Ænea mea dextera seruat
Maior agit Deus, atque opera ad maiora remittit.

Il me sera facile de conclure par ces preuues, que nos Bains de Bourbon exerçants touts les iours des cures merueilleuses, comme guerissant des paralysies causees par des coliques bilieuses, prouoquants les mois aux femmes & leur astraingnant des flus non reglés, & superflus : euacüer les humeurs, lascher les parties & les resserrer, r'amollir, affermir fortifier, effects qui ne se peuuent rapporter aux premieres, secondes, ny troisiesmes qualités des mineraux qui les composent, ny au feu qui les echaufe, mais à vne proprieté toute diuine, laquelle cest Esprit diuin voltigeãt sur les eaux, leur a infus, & plus particulierement aux Bains de Bourbon, ausquels plus frequemment on voit reüssir telles merueilles & ausquels plusieurs autres choses sont recelees plus grandes que celles que nous voyons qui sont en peu de nombre, au regard de la grandeur de ses œuures, contemplant les extremités du monde & tout ce qui est sous le Ciel, qui a poisé les vents, & suspend les eaux par mesure.

Ecclesiast. c. 43.

Iob. 28.

Fin du second Liure des Bains de Bourbon.

A MONSIEVR DV LAVRENS CONSEILLER Medecin ordinaire du Roy, Premier de la Royne Chancelier de l'Vniuersité de Mõtpellier Seigneur de Ferrieres.

MONSIEVR,

Iusques à quand n'auray-ie que des parolles, & vous, des effets si signalés d'amitié enuers moy? Iusques à quand pour les fruicts de vos bien-faicts, vous offriray-ie des feuilles? Le Ciel qui dispãce toutes choses, par poids, nombre, & mesure, qui peuple l'Vniuers, & le maintient par l'inegalité de la forme à la matiere, de l'agent au patient, a mystiquement ecoulé ces loix naturelles, parmy les inclinations & habitudes de plusieurs Ames, me donnant pour le prix de tant d'aduentages dont infiniment vous me precedés, vne affection non-

pareille vn deuot & perpetuel souuenir pour honorer vostre nom, non à l'egal de son merite, ou de ce que ie vous doibs, mais au possible de touts les mouuements de mon Ame : Iaçoit que tout cela soit sterile pour vous & que ne pouués attendre autre contantement de moy, si non que de rien, faire quelque chose, affin que vostre honneur mesme, de moy, reflechisse vers vous, comme les rayons du Soleil vers leurs corps. Ceste defiance, mais plutost cognoissance de moy-mesme me fait recourir à vous, pour n'oser fournir ceste carriere toute medicinale que par vous, de vous, & sous vous, dautant que,

A te principium tibi desinet.

Mais que dirat-on d'vn champ si ingrat où l'yuraye & telles autres engeances ont suffoqué les semences de vos belles fleurs, que vos LAVRIERS *que vous y aués planté se sont assauuagis, & que vostre propre culture, le soing de vos mains, rande vn fruit si peu digne de vous? Et toutesfois ie sçay bien que vostre douceur accoustumee ne laira d'aduoüer, pour siennes ces gerbes glanneés de vos riches moissons, & que par cest adueu, vous releuerés ma gloire atterrée, par les contrepois de mon demerite: mais souuenés vous mon cher*

Mæcene que le ſeul honneur de voſtre amitié, & le contantemẽt que vous publiates receuoir de moy, ont allumé les tiſons de l'enuie, qui couuoit ſous de cendres d'affinité, la malice qui s'euanta deuant vous, & qui touts les iours ſe rend de tant plus violente, plus elle aprend que voſtre faueur s'accroiſt enuers moy: fortifiés pour ſa derniere confuſion vos tutellaires auſpices, vers ceſt ouurage voſtre adopté, faittes plus viuement rayonner ſur moy les eclairs de voſtre affection paternelle, pour aueugler ou au moins faire reboucher ſes louches & enuieux regards, qui ne peuuent ſupporter ce iour, que ma reputation emprunte de vos brillants, affin que l'on recognoiſſe le Ciel vous auoir commis le timon de ma fortune, & que vous l'appropriant, ie viue par vous auſſi glorieux, comme ie proteſte de mourir

MONSIEVR,

Voſtre treſ humble Diſciple & treſ-affectionné ſeruiteur

AVBERY

A MONSIEVR DV LAVRENS CONSEILLER DV ROY Son Medecin ordinaire & premier de la Reine.

STANCES.

Vous par qui cet Autheur entreprit son ouurage
Empruntant du dessein autant que du courage
En sa perfection monstrez vous son appuy,
L'Ouurier instruit par vo⁹ à ce soig vous oblige,
Et luy mesme vous croit la racine & le Tige
Des Lauriers que l'honneur plante & cueille pour luy.

Vous les plantez vous mesme, aussi peut il bien estre
Que dans l'eau de ses Bains ses Lauriers puissent naistre
Vous estant l'Appollon qui l'auez là reduit,
Pres de son eau natale ainsi fut transformée
En vn Laurier Daphné d'Appollon bien aymée,
Encor le fuyoit elle & celuy-cy vous suit.

Isis dit autrefois à Teletuse enceinte,
Quoy qu'il naisse de toy ne l'estouffe de crainte
Ne crains point le trauail ie te le randray doux,
Vous donniez ce courage ains bien cette asseurance
A l'Auteur qui doutoit de l'heureuse naissance
De l'Enfant né de luy, qui doit viure par vous.

Aussi vient-il à vous tant pour auoir la vie
Qu'il espere de vous, que pour la sainte enuie
De voir ce grād Esprit de vertus ennobly,
Croyez aussi de luy qu'aux sources souterraines
Ayant cherché par vous tant d'Eaux dedans leurs veines
Il n'a touché pour vous à celles de l'Oubly.

DE-LINGENDES.

LES BAINS DE BOVRBON.

LIVRE TROISIESME.

DE L'VSAGE DES BAINS SELON LES ANCIENS ROMAINS

CHAPITRE I.

COMME i'ay ourdy la trame de cest ouurage par l'antiquité, opulence, & nonpareille structure des Bains Romains, & r'apporté leurs parties aux nostres, auant que d'expoſer, comme, en quelles maladies on les permet, quel temps, preparatiõ, præcaution, doyuent conditionner leur vſage, ſuyuant l'ordre que ie me ſuis propoſé, & en faueur du Lecteur qui ayme l'antiquité, Ie pretends toucher comme en preface, l'vſage des Bains Romains, en quel temps, l'heure, & le ſeiour du Bain, les choſes qui luy apartenoient, & la fin pour laquelle il estoit frequenté, alleguant les authorités à leur source & en leur langue: En la conferance des Bains Romains auec les nostres, i'ay legerement passé sur les parties des Bains anciens, & notté ce qui se faisoit. Mais pour estre mieux & plus expres informé, ie me suis voulu donner ceste carriere, sortant de ces mines souterraines ou l'horreur de ces lieux, & la difficulté de balancer leurs melanges, proportions & qualités, m'ont appesanty & comme aggraué de profondes meditations, lesquelles i'ay voulu egayer dans les parterres fleuris de l'humanité: Ie treuue dans les bons autheurs le temps des Bains Romains double vniuersel & particulier, le temps vniuersel est pris pour la saison, & semble que le haut de l'Esté les Bains naturels ou chauds fussent interdits. Martial s'excuse de se baigner au mois de Iuillet

l. 3. epig. epig. 57.

Horrida sed feruent Nemæi pectora mõstri,
Nec satis est Baias igne calere suo.

Le mesme se voit obserué en Tibulle

Nos tenet Hetruscis manat quæ mõtibus unda
Vnda sub æstiuum non adeunda canem.

eleg. 3.

Par les Antiquaires il se voit que les Empereurs permettent se baigner en Hyuer, & en Esté sous quelque restrinctions, pour les heures qui estoyent diuerses, & selon la qualité des Bains naturels, ou artificiels. *Commodus imperator tanto studio balnea prosecutus est, vt septies atque octies diebus singulis lauaret, quod*

allex. ab alex. gen. die 54. c. 10.

de Galeno & Gordiano proditum est, qui æstate quinquies hyeme vero bis in die lauerent Que si nous voulons des tesmoignages de la medecine, nous verrons comme les Romains se baignoient Hyuer & Esté: Telephe grammerien qui vescut cent ans sans interest aucun de sa santé, iusques à son dernier iour, se lauoit deux fois le mois en hyuer, en esté quatre-fois, & en automne & au printemps trois fois. Iulius Capitolinus parlant de Gordian Empereurs dit qu'il se baignoit trois fois, cinq fois, sept fois le iour en esté, & tousiours en nombre impair, & l'hyuer deux fois: le téps particulier des Bains est selon les parties du iour naturel, la nuit comprise, les saisons, & les personnes. L'Empereur Adrian ordonna que les sains se baigneroiét aux Bains publics l'esté depuis les huit-heures, & l'hyuer à neuf, mais les malades estoient dispancés de ces heures presises, & se baignoient à leur commodité. Et la nuit aprochât, les Bains estoiét clos *Horamque Balnei Hyeme Nonam, Æstate verò Octauam fuisse, nec Balnea apud veteres Nocte, aut ante Auroram nulli patuisse: vtque sine metu cuiquã lauare liceret à primis tenebris ad Auroram sequentem clausa fuisse, si quidem Noctu lauare veteribus interdictũ erat Hadrianus vero Cæsar ante octauam nisi valetudine laboraret publicis balneis neminem admisit, tempusque lauandi à meridie ad vesperã destinauit.*

Gal. 5. de S. an. tuend.

Alex ab alex.

Martial. l. 3. epig. 36.

Lassus vt in Thermas DECIMA *vel* SERIVS *hora*

Te sequar Agrippæ, cum lauer ipse Titi.

Ils souloient se baigner auant le repas, & apres, mais le plus commun estoit auant le repas. Horace parlant du festin s'enquiert.

L3. ode. 19. & saty. 4. *Quis aquam temperet ignibus*

Et le mesme.

Præter eum qui præbet aquam.

Ciceron inuitant son cher Attique a manger ches luy.

cic. in att. l. 2. epist. Plaut in Stoec. & Amp. *Tu pridie compitalia memento, balneum calefieri iubebo.*

Et plus expressement le Comique.

Quam mox cocta est cœna, impransus ego sum
E. abi intro ad me & laua.
Plaut in persa. *Quid postquam laui A. accubuisti:*

Que si les Romains ne se lauoient auant le repas tout le corps, au moins il se lauoyent les pieds.

---Locus hic tuus est.
Plaut in rud. *Hic accube, ferte aquam pedibus: præbe tu puer*

Les prodigues, bãqueroutiers, & ceux qui estoient infectés de quelque maladie contagieuse se baignoient apres souper.

Plaut in persa *Quia post cœnam credo lauerunt heri.*

Toutes persõnes se pouuoient baigner aux Baīs publics sans differãce d'age ou de sexe, & pour ceste cõuersation dereglee se fomẽtoit & attisoit la concupiscence, surquoy le Poëte.

Pontanus. *Quid Thermæ, nisi molle, lene mite*
Hic fas est iuueni, hic licet puellæ
Certatim teneros inire lusus
Hanc legem sibi balnea edidere.

L'Empereur Hadrian fut le premier qui separa les Bains des fẽmes d'auec ceux des hõmes, & depuis fut publiée la Loy Censoria qui defendoit par de grandes peines la communauté des Bains aux hommes & aux femmes; *Nec mulieres commune lauacrum cum viris intrent repudij & dotis amissione periculo*. Et puis vne autre Loy: *Vir qui Thermas mulieribus discretas violenter intrare præsumpsisset, capite puniatur*. Ce reglement se doit à ce sage Hadrian, comme la debauche à cest effeminé Heliogabale, qui apres mesla, & randit cõmuns les Bains des hommes & des femmes, & mesmes par vne licence debordee les permit la nuict, iusques à son successeur Alexãdre Seuere, qui reformant cest abus, diuisa les Bains des hommes & des femmes, comme auoient fait auant luy Hadrian, Antonin, & Marc Aurelle, qui auoit fait condamner plusieurs Bains. Et ne voulant Alexandre incõmoder le peuple, ne retrancha les Bains nocturnes, mais fournit des deniers des son espargne, de l'huile pour y eclairer. Et par ceste lumiere reuoquer & restraindre l'impudicité des tenebres, qui sont les aydes, & les rideaux de l'amour. Auant la grãdeur de l'Empire, le peuple souloit payer vn liar aux Bains publics, & de ceste taxe estoient seulement exẽpts les enfãs iusques à l'age de quatorse ãs.

Plaut in pœnulo

In l. fin. de rep.

Iul. capitol.

Iuuenal. saty. 2.

Nec pueri credũt nisi qui nondũ ÆRE lauãtur.

Ce payement s'appelloit *quadrans*, ou *res quadrantaria*, *At olim & pauca erant balnea nec*

Plin. 2. epist. 17. l. 2.

vllo cultu exornata, cur enim ornaretur quadrā- cic. pro cœol de clodia *taria?* comme chose qu'ils estimoient de vil prix, ordonné pour le maistre du Bain. *Nisi forte mulier, quadrantaria illa pernitatione familiaris facta erat balneatori.*

Hor de sat. 3. *dum tu QVADRANTE lauatum, rex ibis*

Iuuenal. *Cedere Syluano porcū, QVADRANTE lauari.*

Le seiour que l'on faisoit au Bain augmentoit le salaire du baigneur, qui vendoit son seruice plus l'heure estoit hautte. Et qu'il auoit de tant plus assisté & solicité celuy qui se baignoit.

Martial. l. x. & l. 3. epig. g. *Balnea post decimam lasso centumque petiuit QVADRANTES.*

Et encore le mesme.

Centum miselli iam valeti QVADRANTES
Ante ambulonis congiarum lassi
Quos diuidebat balneator elixus.

Et depuis cest impost fut aboly par la liberalité d'Antonin, qui donna gratuitement ses Bains au peuple. Lamprid. *Ob popularem gratiam balneum sine mercede exhibuit, cum ante singuli QVADRANTEM expromerēt.* De sorte que aux Baīs publics chacun estoit receu cōme en place publique, dequoy Horace se riant d'vn Philosophe qui peinoit beaucoup à contrefaire le sage.

Art. Poet. *Secreta petit loca, balnea vitat.*

Et Martial gaussant vne femme qui n'osoit pour sa laideur paroistre aux Bains publics. l. xi. epigr. ep. xlviii.

Omnia fœmineis quare dilecta cateruis
BALNEA deuitat blatera?

Les Empereurs mesmes se lauoient souuent auec le peuple dans les bains publics, comme i'ay remarqué de Vaspasien, de Tite, d'Hadrian, d'Antonin, Commode, Galien & Gordian.

Nous auons maintenant a rechercher quel apareil, & quels instrumens leur estoient propres & familiers, pour se seruir au Bain qu'ils nommoient *Balneare* ou *Balnearia*. *Milonem iussi cum Balnearibus assequi*, ces vstancilles & commodités baignoyres estoient des robes, des manteaux, des chemises, des vaisseaux d'or & d'argent, des Estrilles & des fioles, qui ont tous esté exprimez par le Comique. Apul. l. 3. Plaut. in persa.

AMPVLLAM, STRIGILEM, SCAPHIVM, SOCCOS, PALIVM.

MARSVPIVM *habeat*.

Les Romains vsoient de certaines robes qui estoient reseruées pour le Bain, & des manteaux aussi. *Thermis & suis & veterum frequenter cum populo vsus est, & æstate maxime Balneari veste ad palatium reuertens, hoc solum imperatorium habens quod lacernam coccineam accipiebat*. Lampr. de alex. seuero. Et le mesme Autheur parlant des presents que les Empereurs faisoient aux Gouuerneurs des Prouinces, remarque entr'autres vne robe baignoire. *Præsidibus prouinciarum dabat vestes, forenses binas, domesticas singulas, balneares simgulas*. D'autres Particuliers allans au Bain se couuroient aussi d'vn manteau.

Numnam ita balineis circumductus pallio.

Dans le Bain les femmes pudiques s'accõmodoient de chemises, qu'elles haussoient & couloient, selon qu'elles entroient ou sortoient du Bain, d'autres plus honteuses les portoient tousiours basses. *Lysidice præ insigni quaam in pudicitia, ne tum quidem cum lauabatur subuculam exuebat: Phylotera cum in balneare labrum descendebat, quantum corporis aquæ immergebatur, tantum ab inferiori parte sensim detegebat, subucula paulatim ad superiora subducta, cumque aquis lota emergeret eadem ratione superiora corporis amictu obtegebat.*

Theodorit. in l. de Virt act.

Les vaisseaux aussi dont ils vsoient au Bain, soit pour repandre de l'eau sur eux, ou autre commodité, sont assés clairement specifiés par le Iurisconsulte Scæuola. *Semproniæ dominæ meæ hoc amplius balneare Argentum quæsitum est, an etiam id argentum quo diebus festis in ballineo vti consueuit legato cedat.* Et ayant à discretion seiourné au Bain pour y fondre la crasse, & autres immondices du corps, ils souloient se faire frotter, & abattre telles ordures par vn garçon auec vn instrument nõmé par eux *Strigil* : & par nous Estrilles.

l. vlt. de auro & arg. leg.

Pers. saty. s.

I puer, & STRIGILES Crispini ad. BALNEA defer.

Gal. x. meth. Plin.

Ces Estrilles estoient d'or, d'argẽt, de bronse, de fer, d'ebene & de corne selon la qualité des personnes, les plus delicats au lieu d'estrilles, vsoient d'Eponges qu'ils faisoient parfumer & teindre en escarlate, ou les faisoient blanchir par grande singularité, la crasse estant emondée de leurs corps, ils se faisoient le poil auec le Psilothre, & autres depilatoires & detersifs du cuir, dont ils le polissoient, & entr'autres auec farine de Feues.

PSILOTRO *nitet, aut acida latet oblita* CRETA *Martial.*

Aut TEGITVR *pingui terque quatérque* FABA.

Ce perdu d'Heliogabale, fut le premier qui s'ayda du Psilothre, tant enuers luy qu'enuers ses Concubines, lesquelles l'histoire luy reproche, *In Balneis semper cum mulieribus fuit,* *Lamprid.* *vt eas ipse* PSILOTHRO *curaret, ipse quoque barbam* PSILOTHRO *accurans*: Et finalement auec vne fiole dite par eux *Guttus*, à cause que *Varro.* goutte à goutte l'huile en sortoit, ils faisoient respandre sur eux des baumes & huiles odorentes, qui tomboient doucement sur leurs corps, telles huiles estoiēt communement de roses, de fleurs de lis, de cyprés, de myrrhe, nō de celle qui nous viēt d'Alexandrie, toute sophistiquée: mais de ceste ancienne & souueraine myrrhe Arabesque, & par ces precieuses liqueurs s'vnissoiēt le cuir, auec beaucoup de delice & de mollesse, *Si ad illam vitam quæ* *Cicer. 4. de finib.* *cum virtute degatur,* AMPVLLA *aut* STRIGILIS *accedat, sumpturum sapientem eam vitam potius cui hæc sunt adiecta,* Que si on veut sçauoir la forme & l'vsage de l'ampoulle dite *Guttus*, & de l'estrille aussi, on les verra despeincts au vif par ces mots, *Qui magno incœptu prædicauit fa-* *Apuleé.* *bricatā semel sibi* AMPVLLAM *quoque oleariam quam gestabat lenticulari forma, tereti ambitu, pressula rotunditate, iuxtáque honestam* STRIGILECVLAM *recta fastigiatione clausulæ, flexa tubulatione legulæ, vt & ipsa manu capulo moraretur, & sudor ex ea riuulo laberetur.* Et pour cõclure tout cest appareil du Bain qui fasse mention du garçon qui portoit ceste fiole, pour y voir ce que la modestie me faict taire de ce

Gellius. garçon, *Puerum iubet Taurus oleum in ollam indere, (erat is puer genere Atticus, festiuissimus, ad annos maximè natus* VIII. *ætatis & gentis suæ argutijs scatens)* GVTTVM *Samium imprudens inanem tanquam inesset oleum, adfert &c.* La fin pour laquelle les Romains vsoient du Bain estoit ou la santé, ou le delice: l'vsage du Bain pour la santé est notté par Cornelle Celse, comprenant les parties du Bain ancien, & ce

L.1.c.4. qui s'y faisoit pour les malades, *Si in Balneum venit, sub veste primùm, paulum in tepidario insudare, ibi vngi, tum transire in caldarium, vbi sudabit, in solium non descendere, sed multa calida aqua per caput se totum perfundere, tum tepida vti, deinde frigida, diutiúsque ea caput quam cæteras partes perfundere, deinde id aliquãdiu perfricare, nouissimè detergere, & vngere.* Cleo-

Plin.l.26.c.3 phante medecin faisoit vser du Bain aux Romains malades. Asclepiade aussi du temps de Pompée, Celse du temps d'Auguste, & Antonius Musa son medecin, qui defendit les eaux chaudes de Baye à Horace.

Epist. *--Nam mihi Bajas*

Musa superuacuas Antonius, & tamen illis

Me facit inuisum gelida cum perluor vnda.

Galen mesme du temps des Empereurs, loüe & vse à Rome des Bains, *Seculis labantibus non solum integram valetudinem Thermis conseruabant, sed lapsam restituebant.* Cassiodore dône aduis au Prefet de la ville d'vser pour sa santé des Bains naturels, *Vtere igitur aquis illis primum potu delinitoriys, deinde Thermarum exhibitionibus siccatiuis*: mais ce qui estoit voüé à la santé, & à la restauration des corps lassez & couuerts de poussiere & de sueur apres leurs exercices, ils le profanerét en abus: premierement à la qualité du Bain, au sejour qu'ils y faisoient, & aux fautes: pour la qualité, les voluptueux aymoient mieux se lauer dans des Bains froids que dans les chauds, ainsi Horace loüe beaucoup vne source froide de laquelle il se baignoit & lauoit la teste

10. Meth. Iul. Capitol. l. 10. Variar. ep. 29.

Fons etiam riuo dare nomen idoneus, vt nec
Frigidior Thracã, nec purior ambiat Hebrus
Infirmo CAPITI *fluit vtilis, vtilis aluo.*

L. 1. epist. ad Quint.

Martial prend congé des eaux chaudes pour se baigner plus delicieusement dans les eaux froides.

Ergo sacri fontes & littora sacra valete,
Nympharum pariter Nereidúmque domus.
Herculeos colles gelida vos vincite bruma,
Nunc Tyburtinis cedite frigoribus.

L. 3. epigr. 53.

Ce que ie croyrois auoir esté moins nuisible en ces pays plus chauds, que non pas aux nostres, ou les iniures causées par le froid d'autour, nous offencent dauantage, l'abus se commettoit pour la mollesse, & pour ce sujet les Bains furent nommez par le Philosophe Romain, *Fomenta mollitiei*: Et peu apres, *Quid mihi cum istis calentibus stagnis? Quid cum sudatorys, in quibus siccus vapor corpora exhauriens includitur, omnis sudor per laborem exeat.* Et de tant plus estoient-ils pleins de luxe, par l'artifice qu'ils apportoient à l'eau du Bain, meslée de precieuses liqueurs & de saffran, cōme il se lit de ce lascif Heliogabale, *Hic non nisi* VNGVENTO *nobili &* CROCO *infectis piscinis natauit, momentarias de* ROSATO *&* ROSIS *piscinas instituit*, & auparauāt luy d'autres Empereurs s'estoient mollement laschez à ceste superfluité, *Parietes Balneorum* VNGVENTIS *spargi nonnulli iussere, atque Caium principem ita solitum lauari*, & non seulemēt les Empereurs, mais beaucoup des Cheualiers, voire du peuple se laissa aller à mesme luxe & despence. Horace parlant de Neuius qui prepara à ses hostes vn Bain huilleux.

Seneque. | Lamprid. | Pline l.3.c.17

L.2. Saty.5.

Non sic vt simplex Neuius VNCTAM
Conuiuis præbebit AQVAM.

Pour le sejour des Bains il n'estoit limité à ceux qui se baignoient en leurs Bains particuliers, mais y beuuoient & mangeoient, ce que les Satyriques condamnent.

Horac. *--Crudi tumidique lauantur.*
Iuuenal. *Turgidus, & crudum pauonē in Balnea portas.*

Plutarque ne donne autre cause de la mort de l'Empereur Tite, que le grand sejour qu'il faisoit au Bain, & ou mesmes il mangeoit, ce que enuers d'autres censura griefuement le Philosophe Romain long temps auant Tite, *In ipso penè Balnei limite inter nudos bibunt, imò potant, vt sudorem quem mouerunt sub inde stringant*, Et sans discretion des temps, auant ou apres le repas, inconsiderement ils prouoquoient la sueur pour apres estre plus alterez & boire d'autant, *Quotidianam cruditatem Laconicis excoquimus, & ex vcto sudore sitim quarimus*, Et de mesme que le peuple estoit aduerty de l'heure du Bain par le son de la cloche, par le mesme aussi la retraicte du Bain luy estoit denoncée.

Seneque epist. 123.

Columella in proem.

REDDE pilam sonat æs THERMARVM. Martial.

Apres s'estre baignez ils prenoient quelque aliment leger, les vns plus, les autres moins, pour se preparer au souper, ce qui se dit d'Alexandre Seuere, *Egressus Balneas multum lactis & panis sumebat, oua, deinde mulsum.* Lamprid.

Ayant donné à l'Antiquité cest auant-propos, il ne sera mal seãt si ie parle en passant des Bains des Turcs, & comme ils en vsent, affin que le Lecteur rapporte les Bains de nostre siecle aux anciens, & que les Bains modernes des Turcs m'ouurent le chemin aux nostres. En la Grece, Asie, Affrique, Constantinople se treuue grand nombre de beaux Bains, tant publics que priuez, lesquels à l'imitation des anciens Grecs & Romains, sont construits auec industrie, somptuosité & despence presque incroyable, & sur tout ceux du Serrail du grãd Turc, de ses femmes, & de ses Bachats, desquels ie ne veux toucher aucunes particularitez hors celles qui concernent l'vsage, renuoyant le curieux au liure deuxiesme, chapitre vingt-deuxiesme des nauigations du sieur de Nicolay, ou on apprendra l'opulance de leur structure, leurs diuerses parties, les officiers qui y seruent, & leur façon de traicter & lauer ceux qui s'y presentent, & entr'autres ce mignon Rusma, qui est vne paste, laquelle estant appliquée sur les parties velües, en vn instant faict tomber tout le poil, & de laquelle vsent souuent les Turcs & les Turcques. Soliman Empereur des Turcs de nostre memoire a fait edifier grande quantité de Bains publics, & reparé plusieurs Bains ruynéz, ayant remis ceux de Hongrie les plus pres de Bude en leur ancienne splẽdeur, les rendãt delicieux par l'eau du Danube qu'il y fit conduire par canaux, auec plusieurs edifices pour leur commodité. Tous Mahumetizés vniuersellement võt aux Bains le plus souuent, tant pour leur volupté & santé corporelle, que principalement pour obseruance de leur Loy, qui commãde à tous Musulmãs de n'entrer en leurs Mosquées sans estre premieremẽt bien lauez & purifiez, mais sur tout les femmes en vsent auec de l'appareil beaucoup, & de l'abus aussi, cõme on verra au liure susdict. Reprenons nos premieres brisées, & couronnons nostre œuure de son fruict, qui est l'vsage des Bains tant redits & approuuez par la verité, & par l'expience.

Vernherus.

Et pour n'apporter aucune confusion, nous

partirons les Bains en huit parties, l'Estuue, le Bain ou lauoir, la Boisson de l'eau chaude, la Douche, les Fanges, les Cornets, la Fomentation, la cuite des viandes, auec la trampe du vin, discourant en detal de leurs facultez, de leur vsage, des cautions qui se doiuent obseruer, & puis nous ferons vn denombrement vniuersel des infirmitéz qui sont gueries par le Bain & ses autres parties.

DE L'ESTVVE ET DE SES FACVLTEZ.

Chapitre II.

NOvs ne pouuons par methode poursuyure les cures des maladies, si nous ne sommes premierement informez, des facultez des diuerses parties du Bain, que nous auons dit huict en nõbre, l'Estuue, le Bain, la boisson d'eau chaude &c. lesquelles nous deuons exactement cognoistre, pour autant qu'il y a des Natures, & de certaines cõstitutions indiuiduelles des corps, qui abhorrent le Bain, ou la Douche, & qui souffrent l'Estuue : d'autres qui ne peuuēt suer par l'Estuue, mais par le Bain, ou au contraire, & que de mesme difference se trouuēt des parties affligées, des especes, & temps des maladies, ausquelles ou le seul Bain, ou la seule Estuue, la Boisson, la Douche, ou les Fanges, par fois deux, & trois, & d'autrefois vne seule de ces parties, ou toutes ensemble, lesquelles vtilement ne se peuuent mettre en vsage, si leurs facultez sont incognües. Ie craindrois suspendre vainement & l'attente du Lecteur, & le secours d'vn pauure malade, si ie destournois vers les Ethimologies des Estuues, Laconics, Hypocaustes; ce que ie me suis obligé d'enseigner de leur faculté, moins encore leur definition, & antiquité de ce fameux archite- *Diod. Sic. l. 5* cte Dedale qui construict ses merueilleuses Estuues. Les facultez des Estuues sont diuerses selon deux differantes especes, seiches & humides, nous appellõs Estuue seiche vn lieu clos de tous costez, enfermant en soy vn air chaud & vaporeux, procedant d'vn feu allumé, & telles Estuues se nomment Poisles: l'Estuue humide est celle en laquelle l'air est reschauffé par les vapeurs de l'eau chaude, alterant la qualité naturelle de l'air, & obscurcissant sa transparence, telles que sont celles dõt nous pretendons parler, desquelles la faculté consiste en vne faculté aërée, agissant vers le corps en deux façons, exterieurement frayant le cuir, & par inspiration s'insinuant au dedãs, cest air chaud, moite & subtil escoule ses facultez plus facilement que nul autre, d'autant que sa substance tenüe, penetre & se distribüe mieux par les plus cachés destroicts du

corps,

corps, qu'vne plus grossiere (l'esgalité gardée en tout): & non seulement son action est plus facile, mais encore plus vniuerselle, ne laissant aucune partie externe sans estre plus lasche & ouuerte par ceste moite vapeur, ioinct que promptement & generalemẽt dehors & dedans furettant les lieux plus secrets, elle desserre, eschauffe, & fond les matieres en tout le corps, vnit & polit les choses aspres, inesgales, adherantes au cuir, donne passage aux excremens qui y croupissent, deprend les humeurs colées aux parties. Ce qui est commun aussi à l'Estuue seiche, mais moins seurement aux corps secs & bilieux, qui ont le cuir dense, & non si bien que l'Estuue humide, par laquelle quand nous disons que les humeurs sont fondües, nous entendons celles qui sont seiches, comme aux melancoliques, ou seiches par froideur, espaisseur, & viscidité, cõme la pituite vitrée, ou autres humeurs affichées contre les parties, qui sont par l'Estuue humide rendües plus faciles au sequestre, par le moyen d'vne moite vapeur & d'vn air ny trop chaud, ny trop sec, ny trop humide, esleué d'vne eau non douce, & commune, mais d'vne eau souphrée, nitreuse, & salée, pourueüe d'vne force incisiue, detersiue, auec vn hale moitement chaud, en attirant au dehors auec plus de facilité, & d'effect en l'Estuue humide qu'en la seiche.

Galen. 10. Meth.

Que si nous persistons en la maxime des

contraires, par ceste mesme voye l'Estuue humide relaschera & desgelera dauantage le cuir, & les humeurs adherentes, & leur fera la voye plus aysée pour leur resolution : mais ie preuois des reproches sur ce que ie discours du partage de la peau du Lyon qui est dans les Forests, comme des facultez d'vne partie supposée en nos Bains de Bourbon, & qu'il falloit premierement monstrer l'Estuue, & Puis annoncer ses facultez. Ie responds les Estuues de Bourbon Lancy n'attendre que les liberalitez d'vn grand Roy & son authorité pour les faire deterrer, ce que attendant & le reclamant par les instances de la santé publique, on se pourra seruir de celle que Monseigneur de Beaulieu a faict dresser sur le grand canal de la vuidange des Bains : toutesfois auec moins de profit que si elle estoit plus proche des sources, & moins esleuée du cours de l'eau, ce qui est aux autres anciennes, recogneües par le modelle & disposition des Bains Romains, par la tradition publique, & par les vestiges restez pour confins.

Les Estuues humides se peuuent facilement trouuer à Bourbon Larchambaud, si des trois Puis qu'il ya, on en reserue vn, ou deux pour l'Estuue, voire tous trois, en leuant le treilli de fer qui est par dessus, & qu'on le descend par le dedans deux ou trois pieds pres d l'eau courante & bouillante, & par dessu l'anneau du puys on esleue quelque hemi phere pour estre à l'abry des iniures de l'air, & pour l'esuenter par vn air frais qui y aura entrée quand le malade en sera hors, afin d'exhaler ceste humide vapeur, qui couuée trop long temps se corromperoit, il ne se peut projecter vne plus nette, & plus vtile Estuue qu'en ces endroicts: d'autant que l'eau y est tousiours fort chaude & courante, se renouuellant par sa perpetuelle source, qu'elle distribüe apres au grand Bain, en quoy ces Estuues excelleroient les artificielles & mercenaires, ou l'air sans esuent seiourne long temps, plus facile a se corrompre; par sa qualité simplement chaude, humide, sans mineral, ou l'eau qui exhale les vapeurs n'est tousiours nette, claire & coulante, mais le plus souuent trouble, infectée de crasse, ou des ordures des malades contagieux qui y affluent, & sont receuz pour leur argent, en quoy le dommage est plus euident que le profit. Les facultez des Estuues, outre qu'elles sont communes auec celles du Bain, encore plus particulierement elles s'accommodent à l'imbecillité & foiblesse des delicats, soulagent les natures & indispositions froides & humides, principalement des nerfs, & des ioinctures, resoluent doucement les superfluitez arrestées aux enuirons du cuir, preparent merueilleusement les Paralytics, les membres racourcis, les nerfs foulez, & semblables incommoditez qui veulent passer par les parties du Bain, de-

LES BAINS graissent les habitudes surchargées de leur propre faix, & les rendent plus gresles.

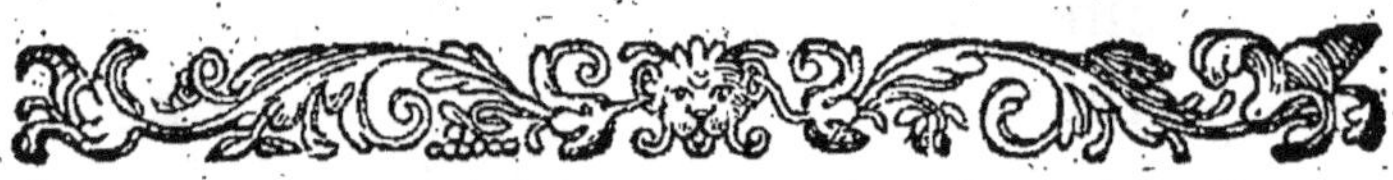

DES FACVLTEZ DV BAIN.

CHAPITRE III.

LE nom du Bain est equiuoque entre les Medecins, & se prend generalement, & particulierement : generalement, lors qu'il comprend souz le Bain toutes les autres parties, les Estuues, la Douche &c. & les autres aydes mises en vsage auant, pendant, ou apres le Bain, par vne suitte iudiciaire de la medecine : particulierement lors qu'ils entendent par le Bain, le seul lauoir, ou l'eau est simple, non mixtionnée, & par consequent sans qualité dicte ἄποια, ou meslée par art, ou par nature, auec la qualité de son mixte, l'vne se dit eau douce, l'autre naturelle de qualitez de laquelle Galien promet escrire, mais emporté par la diffusion de son discours, il prend l'essor vers les lassitudes, oubliant son premier dessein, sinon que par rencontre il passe par dessus, parlant d'vn qu

Gal.3.de San. tuen.

Com. in aph. 2. sect. 4.

pour s'estre laué dans vn Bain alumineux, par le resserrement des pores du cuir, tomba en fieure Ephemere, mais bié de propos deliberé s'arreste en diuers lieux, sur les facultez du Bain d'eau douce, lesquelles i'ay recueilly, comme ayant beaucoup de conuenance auec nos Bains, & notament de Bourbon Lancy, lesquels on tempere à discretion, par le destour de l'eau du grand puis de marbre, & ce qui peut encore estre à Bourbon Larchambaud, si dés le soir on puise l'eau, qui s'euente toute la nuict, & le matin se reduit au degré de chaleur commode & supportable au malade: par ceste industrie on acquerra vne qualité temperee au bain, & par consequent les facultés qui sont d'echaufer & r'amollir les parties hebetees ou engourdies, dures & tendües, fondre, rarefier, dilatter les passages, mettre hors les excremens reclus & moisis, pris au cuir, vuider toute la circonferance du corps, digerer & resoudre les reliefs de la troisiesme digestion, qui ne sont que fumée, & suye attachée au cuyr, ayder les coctions fomentant la chaleur naturelle, faciliter la distribution de l'aliment par tout le corps, y faisant couler le sang qui ou par sa consistance espaisse, ou par la negligence de la partie n'estoit attiré, restaurant les Ectiques & desseichez: adoucir, & acoiser les douleurs des costez, de la poictrine & du dos, faict meurir le cras, réd la respiratió libre, remet les lassitudes.

Gal. 3. de san. tuendæ Actuar. l. 3. c. 10. Meth.

Gal. l. de const. art. Gal. de maras. & com. ad sent. 1 3. l. de sal. diæ.

Com 3. de vict. rat.

prouoque les vrines, allege la pesanteur & douleur de teste, resiouyt les tristes, console les melancoliques, relasche les maniaques, & confere infinies autres commoditez que ie tays, ayant par ces indices generaux tracé aux Lecteurs methodics, les facultez du Bain, sans les vainement detenir dans vn long, & particulier denombrement de leurs effects attribuez pour la plus part à vne chaleur temperée, & à vne rude digestion d'eau simple, effects qui doiuent doubler en nos Bains, ausquels outre la chaleur estrangere acquise par le feu, adioinct vne autre, par leurs mineraux sagement dispencez par la nature, par lesquels ils subtilient, incisent, nettoyent, & resoluent par la force du souphre, du nitre, & du sel. On assigne encore d'autres effects au Bain d'eau douce, raffraischir, humecter les chaleurs & seicheresses des visceres intemperez naturellement, ou par accident de la chaleur du Soleil, secourir les fieureux, faire glisser le sommeil au milieu des tortures douloureuses, & des veilles, abreuer les alterez, ce qui ne peut arriuer à nos Bains sinon par accident, ou en temperant & esmoussant les poinctes des humeurs reschauffées, & les esuentant, ou mettant hors du corps, lequel ils purgent generalement par vne faculté digerante & resoluante les humeurs, qui sont à terme, & au temps de leur coction, ce que plus viuement & auec profit, les Bains natu-

Paul. ægin.

Auicen.

Gal. l. 9. simpl.

Gal. 10. Meth.

rellement chauds executent mieux que ceux d'eau douce, d'autant plus infirmes aux naturels, que la nature surpasse l'art, & que les mineraux y sont plus industrieusement meslez: cest aduantage de facultez plus actiues ne me peut argüer, confondant les facultez des Bains d'eau douce, auec les Baïs naturels par vne cõferance inesgale, car les hypotheses premises me couurẽt, qui ont allegué les facultez d'eau simple prouenir d'vne mediocre chaleur, & d'vne douce euaporation d'humeurs, lesquelles accroissent & meliorent par les eaux nitreuses, souphrées & salées, & que la preuue du moins au plus estoit indifferente en la philosophie.

Ie serois plus coulpable si i'entreprenois specifier tous les effects des Bains de Bourbon, & encore plus presomptueux de les limiter sans reprehension, comme Dioscoride qui se lie & s'abuse à la description des effects particuliers de certains simples. Il ny a Lecteur si traictable & si indulgent, qui ne s'offençast, m'oyant publier qu'vn mesme Bain eschauffe, rafraischist, engraisse, emmaigrist, bien que ce soit la verité enueloppée dans les distinctions, car nostre Bain a des facultez cõtraires, non de soy, mais par accident, ce que ie proueray en mes questions. *Gal. 6. simpl.*

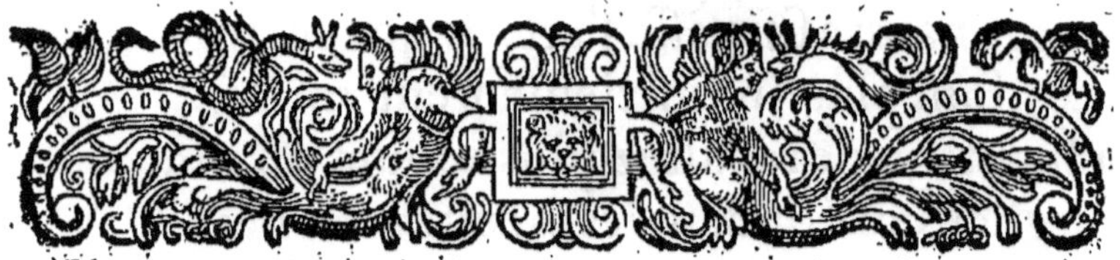

DES FACVLTEZ DE LA BOISSON de l'Eau.

CHAPITRE IIII.

LA Boiſſon de l'Eau des Fontaines chaudes & minerales eſt fort ancienne : du temps d'Auguſte les Romains en vſoient, & auant eux les Grecs, en la cõtrée des Cynarthenſes il ſe beuuoit de l'eau d'vne Fontaine dicte Alyſſos ſinguliere contre la morſure du chien enragé. Quelques eaux chaudes, dict Vitruue, ſe prenoient en breuuage, les autres en Bains, leſquelles à raiſon du Nitre & du Bitume purgeoient les corps, & gueriſſoient leurs maladies, l'eau de Cutilie profitoit auſſi de meſme. Ætiꝰ doſe les eaux minerales & medicinales, & les ordõne. Scribonius Largus, plus anciẽ que Galien au defaut des eaux ferrees qui eſtoiẽt en Toſcane, faiſoit eſteindre pluſieurs fois le

Pauſan. Arcadic.

L. 8. c. 3.

Plin. l. 3. c. 16.

Ex Archig. l. 2. c. 3.

c. 146.

fer ardant, dans l'eau qu'il donnoit à boire aux vlceres & tumeurs de la vessie, Gallien ordonne les eaux chaudes, souphrees, nitreuses, bituminees, pour la purgation des excremens retenus, Paul Æginette pour ladrerie, Alexandre Traillian pour la colique, Auicenne pour les obstructions & imbecillités des parties naturelles, Archigene outre l'approbation de leur vsage ancien atteste encore les facultés de l'eau büe. Par son esprit mineral soulager les douleurs de la vessie, & vuidant l'impurité & la lie du sang, rendre sa substance plus viue, & leur distribution par tout le corps, emonder les vlceres & operát si delicieusement, qu'il n'y a rien de plus doux & de plus puissant pour la guerison, elles consomment l'hydropisie & la vuident par la pointe du nitre, qui eguillonne la nature à se decharger par le ventre, & par les vrines.

l.4.de sa tuenda *l.4.c.1.* *Cap. de Colic.* *l.3.fen.16. c.35.* *Archigen. ch.30.*

DES FACVLTEZ DE LA DOVCHE.

CHAP. V.

COMME l'vsage des Bains à esté premier en Grece plus recommandé qu'en nul autre lieu de l'Europe, aussi les noms qui seruent aux Bains sont Grecs pour la plus grande part, comme le Laconic, Baptistere, Apoditaire Alyptere, Embroche, que les Latins nomment *Irrigatio*, nous Arrousement, ou Douche, par laquelle l'eau du Bain est naturellement ou artificiellement repandüe sur telles parties du corps qu'il nous plaist, enquoy elle differe du Bain, qui est vn remede vniuersel, & la douche vn particulier à la teste, aux epaules, à l'epine du dos, aux bras, à l'estomach, aux reins, aux hanches, & sur toutes les parties du petit ventre, sur les cuisses, sur les genoux, & aux extremités du corps, ioingt que la Douche penetre plus auant que le Bain, agissant auec plus de violēce. Quelques modernes trop indiscrettemēt s'attribuent l'inuention de le douche en nos Bains, Homere, Archigene, Horace, Galien Ætius, en font mention particuliere laquelle ie n'ay voulu oublier, pour ne consentir qu'ō depouilla les morts de ce qu'ils ont doctemēt inuenté & traitté.

Gal. 13. meth. cap. vlt.

Hom. odyss. κ

Sur la teste & les reins goutte à goutte s'écoule
Vne aymable liqueur.

Archigene deliure des veilles & du delire sō maistre Agathin, par l'arrousement de la teste auec huille chaude.

Horat.

Qui caput & stomachum supponere fontibus audent
Clusinis.

Gal. 4. de sanit. tuenda

Plusieurs dit Galien soumettoient la teste sous l'egout de l'eau souphree, & plusieurs autres en ont si ouuuertement parlé que c'est

Aet. tetrab. ser. 3. c. cl. xxii.

trop vainement en presumer l'inuention à ce siecle. Que si no⁹ desirõs no⁹ seruir de ceste partie du Bain qui est tres-vtile, lors qu'vne partie du corps est possedee & randüe impuissante par vne humeur froide & grossiere, soit par le depost des autres parties, ou par le recueil de son propre vice, sans offencer les parties seines & innocentes, on peut secourir la partie affligee par la douche, laquelle outre la qualité chaleureuse de son eau, par sa cheutte se subtilie, & penetre les plus secrets, durs, & plus éloignés recoïgs du corps: ainsi

Gutta cauat lapidem non vi, sed sæpe cadendo.

Il est quelquefois expedient que la faculté de l'eau penetre dans la capacité du cerueau, ce quelle ne pourroit faire, sans l'ayde du mouuement, le cuir de la teste estant dur, & l'os encore dauantage. *Gal. 13. meth. c. vlt.*

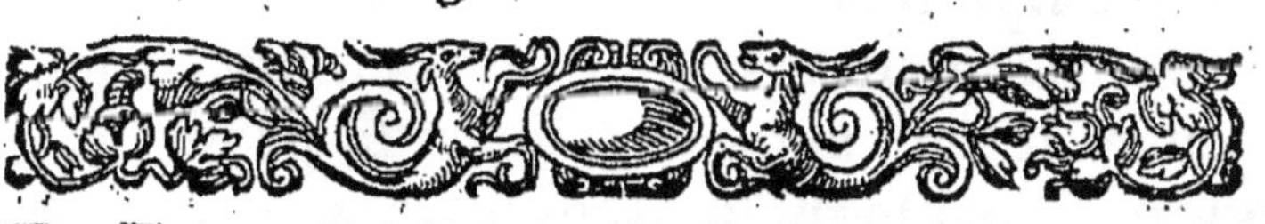

DES FANGES ET DE LEVR FACVLTEZ.

CHAP. XI.

DAns le grand canal des Bains de Bourbon Lancy, aux iointes des pierre de taille, desquelles il est cõstruit pour la plus part, & dans le vuide des canaux qui s'y rẽdent de touts costés, la vapeur de l'eau eloignee de ses sources, attiedie, & plus epessie, s'attache aux pierres, & se fige en vne espece d'argille en consistance, la plus douce, grasse, & plus traictable que ie manié iamais, sa couleur n'est partout semblable, bien que ce ne soit qu'vne mesme eau le plus communement elle est grise, meslee de vert, de rouge, & de noir, par fois(. Argumēt des diuers Ingrediens qui composent ces eaux) le goust en est comme terrestre & incipide, mediocrement chaud. A Bourbon L'archambaud on se sert de ce limon qui nage sur l'eau, & qui est adhærant aux murailles des puys & du Bain : Les fanges tiennent rang entre les parties du Bain, voire tel qu'en leur action, elles surpassent de tant plus le Bain, qu'vn corps solide donne impression plus forte que le liquide: ainsi le fer ardāt brule plus asprement que la flamme, ou comme le feu epris en vne matiere dense & solide, brule plus ardemment que la haut en sa propre region. Et par le mesme rapport des contraires la glace refroidit beaucoup plus que l'eau coulante. Et en la medecine vn emplastre à plus de force sur vne partie, que l'arrousement ou fomentation faitte des mesmes choses qui composent l'emplastre, & non seulement les fanges ont plus d'action par leur epesseur, mais encor par l'abondance de leur matiere, & par la duree plus longue de leur impression, par laquelle elles echaufent, r'amollissent, attirent, & resoluent, ce qui est si familier par l'experiance qu'vne plus lonque preuue seroit inutile apres ce tesmoignage. *Sordes balneorum calefaciunt modicé, emolliunt discutiunt, rhagadibus ani & condylomatis accommodata.* Paul agin. l. 7.

DES CORNETS

CHAP. VII.

Les cornets sõt especes de vãtouses longuettes, accessoirement introduits entre les parties du Bain, la matiere dont ils estoient pour la pluspart les fait ainsi nommer, & desquels on vse diuersement au Bain, ou sans iersure, ou auec iersure, selon l'intention que l'on à d'attirer de dessous le cuir, ou du vent enclos, ou du sang, ou autre matiere inutile. *Vbi inhæsit si concisa scalpello cutis est, sanguinem extrahit, si integra est, spiritum.* Et d'auttant que leur vsage est moins frequent à Bourbon L'ancy, que à Bourbon L'archambaud ou il est receu, plus communement, ie nommeray quelques indispositions qui reçoyuent grand allegement par les Cornets: les micraines & douleurs de teste inueterees, les rougeurs, deformités & mauuais teint, qui ternissent ou tachent le visage, semblablement les douleurs fixes à vne partie, comme au bras. On voit souuent sans apparance exterieure, ceste douleur cau-

Gal. 13. meth.

Cels. l. 2. chap. 11.

ſec, par vn eſprit venteux & vaporeux, ou par vne humeur ſereuſe coulee ſous le perioſte, auſſi vtiles pour les vices du cuir, & pour epuiſer les humeurs enſerrees aux plus ſecrettes, & profondes parties du corps, bref euoquer la cauſe conioincte de pluſieurs infirmités, conduire le ſang aux parties langoureuſes, arides, & my-mortes faute d'aliment. *Idque auxilij genus, vt minus vehemens, ita magis tutum.* Ils ſuppleent aux infirmes & aux aprehéſifs, pour leſquels on ſuſpend la ſeignee, & at-on recours aux Cornets, ſelon l'aduis du meſme Celſe. *Ideoque vbi ſanguinem mitti opus eſt ſi inciſa vena præceps periculum eſt, aut ſi in parte corporis etiam vitium eſt, huc potius confugiendũ eſt*, auec vn petit fer nommé Flammette duquel on ſcarifie les parties cornettees.

Celse. 2.

DE LA FOMENTATION.

CHAP. VIII.

COMME la nature vniuerſelle deſtallé ſes threſors aux facultés qu'elle a liberalement octroyé à nos eaux, pour le ſecours des maladies, preuoyant que quelque nature, ou imbecillité particuliere ſe pourroit abſenter, ou priuer de ce bien qu'elle à voulu rẽdre vniuersel, elle nous a enseigné des moyens pour nous faire ressentir les effects de sa maternelle preuoyance, à ce que nulle nature priuee, nulle horreur, ou imbecillité, ne peut empescher qu'elle ne fut secourüe par nos eaux, & ou le Bain, l'estuue, les fanges, la douche ne pourroient estre vsitées, les fomentations auec l'eau du Bain, ou des fontaines selon la souffrance du malade succedassent en leur lieu, & les continuer de tant plus que la constitution de la partie fomentée ou de la maladie sera recognüe froide, humide & vẽteuse, & de facile souffrance.

DE L'EAV DV BAIN CHAVDE OV REFROIDIE.

CHAP. IX.

LA derniere partie des Bains de Bourbon est, que de leur eau on se sert communement a paitrir le pain, cuire la chair, & tramper le vin, estant refroidie, ou chaude si l'on veut, sans que l'on y cognoisse aucun goust de mineral, fors vne certaine presque insensible aspreté au gosier, qui reste en l'eau refroidie, mais le Pain, ny les potages ne s'en ressentent aucunement.

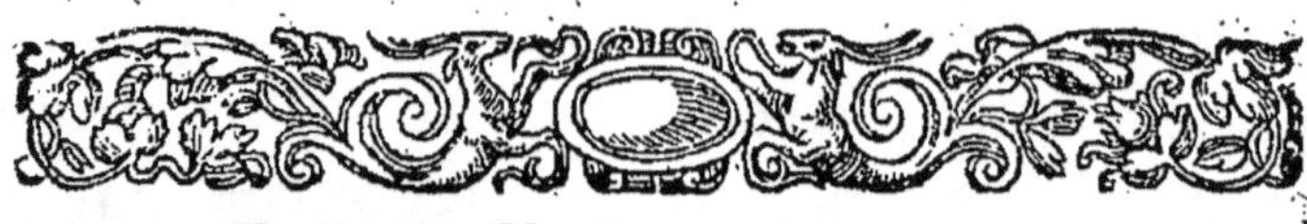

QVELLES CHOSES DOYVENT ESTRE CONſiderees auant l'vſage des Bains pour la cure de chaque gẽre de maladie.

CHAP. X.

PAr la declaration que i'ay fait des facultés du Bain, & de ſes autres parties on peut pretendre la gueriſon de ſix genres de maladies, l'intẽperie froide, humide, froid-humide, ou froide auec humeur ou humide auec humeur, ou froide-humide auec humeur, auſquelles toutesfois ſont enueloppees pluſieurs differances de maladies organiques, & cõmunes aux parties des vnes & des autres r'aſſemblees ſe forme vn nombre infini de maladies, qui ſurpaſſe les demonſtrations & limites de la methode: de façon que pour l'enſeigner, il faudroit neceſſairement deuier de l'ordre, que la raiſon nous trace, pour nous egarer dans vn labyrinthe confus de l'aſſociation des maladies impliquees, non que ie me vueille diſpancer de la queſte epineuſe des indications, qui ſe doyuent tirer de la diuersité des parties du melange de plusieurs humeurs, du temps general, & particulier des maladies voire iusques a faire effort aux causes indiuiduelles, ou git autant l'honneur, comme elles sont le timon de la medecine: mais le destail en est si importun & la consequẽce si incertaine, que ce m'est assés de donner vn crayon qui serue de patron, & d'indice general, pour la guerison des autres parties, & maladies, par nos Bains. Mettãt sur le bureau vne intemperie froide-humide associée d'humeur causant indisposition en quelque partie que ie presente, pour chef du fait c'est vn malade griefuemẽt trauaillé d'vne douleur articulaire, qui s'eleue aux deux pieds en tumeur œdemateuse: ceste douleur est vn symptome, suscité de double maladie, intemperie froide-humide, & solution de continuité, faicte par la tension, prouenüe d'vne maladie organique, qui est la grãdeur accrüe ayant pour cause d'augment vne abondance de pituite, pour alleger ceste douleur. Il faut remettre l'imtemperie, & relacher la tension par le retranchement de la pituite, qui regorge, de laquelle elles sont accrües: Pour à quoy paruenir, il faut considerer si la partie est malade, ou par son indisposition propre, ou prestant consentement, par la contagion du voisinage, ou par les deux ensemble: cest a dire si ceste humeur maladiue, s'engendre, & cõtinüe de s'accumuler en la partie, ou si d'aileurs elle y est versee, & comme elle y coule, & s'y le flux luy est familier, que si telle humeur est estrangere, il se recognoistra par les propres vestiges de l'intemperie de chaque partie, soit de la teste dolente, de l'estomach, du foye, ou de la famille des veines, ou quelqu'autre partie conspirante à l'intemperie froide. Ceste obseruation verifiée, il faut proceder à l'interogatoire, si telle intemperie est solitaire, ou r'alliee auec quantité de pituite, & si quelque vacuation solemnelle supprimee en est la cause, & finalement s'enquerir, si la plenitude y contribüe, ou non : par exemple vn homme sanguin & replet, qui par des viandes de mauuais suc, par vne vie oysiue, sedentaire & gourmande, suyuie d'vn long sommeil sur iour & de labus des femmes, aura accueilli au cerueau, & en l'estomach quantité de pituite, de laquelle Nature surchargee cõme d'vn superflue. Et inutile excrement, par Periodes la depose sur les pieds, sans d'aucune vacuation ordinaire par laquelle l'ordre, de la guerison se deburoit commancer, si elle estoit suspandüe, la plenitude estant perilleuse, & la grandeur de la maladie inuocquant la saignee, & ainsi le mesme proceder se gardera aux autres vacuations, qui se feront ou par les purgations, par la diette, par les Bains, n'oubliãt de preuoir au cerueau & à l'estomach desquels nous auons supposé la pituite s'engendrer.

COMME AVX MALADIES IMPLIQVEES, ET confuses la medecine methodique administre le Bain.

CHAP. XI.

POVR methodiquement proceder à la cure des maladies par le Bain, & m'exempter pour vne fois d'vne importune reditte, à quoy m'obligeroit le rencontre des communautés des maladies, i'ay voulu par vn r'acourcys, abreger ces prolixes exceptions, & discussions necessaires au medecin methodic, Et establir des ordonnances generales, sur lesquelles se doyuent regler les maladies impliquees auant qu'elles soient licentiees par la medecine à l'vsage des Bains : La maladie qui se presente pour le Bain doit estre recognüe ou simple, ou accompagnee d'vne autre, ou de plusieurs qui soyent encore entretenües par leur cause : ceste cognoissance s'acquiert, si on preuoit trois choses aux maladies impliquees, combien de maladies sont annexees, combien de causes maladiues sont presentes, & combien d'accidens. Secondement faut sçauoir si la maladie est telle de soy, ou engendree d'ailleurs, lors que les maladies impliquees sont contraires, comme l'hydropisie auec la fiebure: il faut aussi auoir egard au temperament du corps, soit naturel, soit acquis, comme si vne paralysie se treuue en vn temperament pituiteux, plus hardiment on vsera du Bain que l'on ne fairoit à vn temperament bilieux, de sorte que pour l'vsage du Bain aux maladies accouplees, il faut obseruer l'ordre de guerir. L'ordre en telles maladies est qu'il ne faut seulement vser du Bain, qui soit contraire par ses qualités manifestes, ou occultes, mais encore à laquelle des indispositions on addressera l'intention du Bain, ce qu nous sera asseuré par les regles qui suyuēt. Lors que la maladie est iointe auec sa cause, soit cōiointe, ante cedante, ou externe comme à l colique prouenüe d'vne defluxion de cerueau dans les intestins, il faut auant le Bain retrancher ceste cause antecedante, par pur gations, & apres la maladie qui reste seull sãs entretiēt: autremãt autãt que vo⁹ sustraire de la maladie par le Bain, tout autant par v fœcond relief en sera adiouté de la cause ante cedante, & iaçoit que le Bain pour vn temp semble moderer les trances de la colique, tou tesfois la perfaitte guerison est differee apre la restrinctio n de sa cause: ainsi Galen en pelade purge premierement tout le corps, & puis la teste par masticatoires, & finalemen plique les remedes topiques sur la teste. Que si la colique est recente & legere, & que par droit de longue possession elle ne se soit establie, par l'indisposition & debort ordinaire du cerueau, on pourra sans autre appareil que d'vn clystere commun vser du Bain, par lequel elle s'euanoüira auec sa cause, n'ayant encore pris pied ferme, ainsi Galien à l'origine de la pelade, par la seulle purgation guerit l'adolescent. Cest ordre peruerty rend des issües pernicieuses, comme si quelqu'vn au premier assaut d'vne Ischiatique, causee d'vne humeur bilieuse temerairement se precipitoit dans les Bains, sans premettre la purgation & la seignee, & le destour du flux de l'humeur debordee il rendroit plus acerees les pointes de ceste douleur. Que si plusieurs causes s'affrōtent en vn sujet, on commancera par la substraction de la cause externe, & puis de l'antecedante interne, iusques à la conioincte. D'autant que l'vne naist de l'autre, & que leur succession est aussi fœconde que celle des testes de l'hydre, ausquelles le fer & le feu sont necessaires, & comme de mesme ces deux causes externes font repulluler la conioincte, si l'vne ou l'autre reste, ainsi si quelqu'vn se nourissant d'aulx & d'oignons conçoit en son estomach vn chile acre & vaporeux, qui raui par le foye & respandu dans les cysternes du sang, le corrompra, & par son impurité, reietté des parties, refluera vers le foye, & vers l'estomach, & ne pouuant passer outre, r'emplissant d'ordures le canal du fiel, teindra de iauneur tout le corps par vn reflus vniuersel: En ce transporr soit que par sa presance actuelle, ou par vapeurs emües il fasse des nausees, vomissemens, debattemens de cœur, qui ne cesseront iamais par la boisson de nos eaux chaudes, ou leur lauement, si tel sang n'est espuré & vuidé par mouuemens reglés de la nature, ou employé & assimilé à la substance des parties, lesquelles fla tttiront & secheront plustost, que de l'attirer impur: qui sera tousiours tel, tant que l'estomach fornira vn tel chile, extraict d'vn si peruers aliment, de sorte que pour tenir vn ordre à la guerison de ceste iaunisse & Symptomes susdits, auantque d'vser de nos eaux, il faut eloigner arriere les

1. Reg. aulx & les oignõs, purger l'estomach & le foye.

Que si les maladies r'alliees conuiennẽt par quelque droit de race, ou de communauté, & que l'vsage du Bain proffite à l'vne, ou pour le moins ne l'interesse, alors separément, ou conioinctement on peut permettre le Bain, comme quand le foye languit d'vne intemperie froide, & d'vne obstruction simple, quand l'estomoch est refroid goufle & sans appetit par la boisson de l'eau des fontaines, & par le Bain encore on peut sans esgard, par ou commancer d'vne seull epierre comme on dit faire

3. Reg. deux coups. Que si il echet que les indispositions associees egalement fortes, soient discordantes, & que la cure de l'vne qui se pourroit faire par Bain, offençat l'autre, en tel cas

.ne faut du tout se porter au Bain pour l'vne u l'autre, mais par vne sage mediocrité se te-ir neutre, & par interualles seulement, & ar melange de contraires alternatifs assister vne& l'autre, comme en l'estomach froid, & u foye chaud, & ainsi des maladies chaudes : froides, ou le medecin est sommé de sa pru-ence & l'excellence de son art solicitee, & ou on dit que *magis naturæ industriam hominum, uam vim aut tempus deesse*, aussi il n'apartient ue au sage & rusé, de couler ces ecueils, & se aintenir entre ceste Sylle& ce Carybde sans aufrage de sa propre reputation, ou de la vie es malades Salluft. Terence.

Nihil loci est segnitiei, neque socordiæ
Quæ si non astu præuidentur, me aut herum pessundabunt
Nec quid agam certum est, si illum relinquo eius vitæ timeo,
Sin opitulor, huius minas, cui verba dare difficile est.

Ce qui nous doit rendre attentifs a n'aigrir : depiter vn mal, par le soing d'vn autre: mais ır remedes successifs, mediocres, internes & :ternes, echanfer, refroidir, fortifier la par-: qui aura receu quelque dommage, par le cours fait à l'autre, n'eloignant iamais la pã-e& la veüe de dessus l'excellence& neçessité :s parties affligees.

Si les maladies sont enueloppees auec leur use contraire à leur essence, comme la Pa-lysie causee d'vne colique bilieuse, plus dif- 4. Reg.

cretement on procedera au Bain, que si l'effect estoit semblable à sa cause, c'est a dire que la paralysie fut causee d'vne humeur froide & glaireuse, ou l'on se bagneroit auec plus de licence, mais la cause estant contraire, les circonstances doibuẽt estre religieusement gardees, & hors du Bain rafraichir le foye &c.

5. Reg. Que si il arriue que les maladies impliquees partie conuiennent en quelque chose, partie discordent, il faut que le Bain soit dressé à celle qui par sa guerison n'endommage l'autre, & par celle encore, sans laquelle l'autre ne peut guerir, & cõsiderer laquelle est presumee estre la cause de l'autre, & icelle aduẽtager du Bain, s'y luy est propre. En l'inflãmatiõ de la matrice auec vn vlcere interieur, causant la sterilité, les Bains seroient propres pour emonder & encharner l'vlcere : mais l'inflammation se pourroit augmenter, laquelle premierement il conuient guerir, & apres l'vlcere par les Bains, qui par mesme moyen disposeront la matrice à la conception.

6. Regl. Aux maladies enlassées il faut ourdir par la

Gal. 10. Meth. plus vrgente & ou le peril est plus eminent, ceste vrgence se doit recognoistre par la grãdeur & precipitation de la maladie, par la dignité de la partie, & l'excellence de la faculté offencée : la douleur articulaire causée d'vne intemperie, & tension, l'intemperie de la pituite qui s'y escoule du cerueau & de l'estomach par les cruditez de cestuy, & par la superfluité de l'aliment, ou excremẽt de l'autre: en ces enlassemens de symptomes & de causes, il faut preuoir à celle qui est la plus poignante, comme si à ces conionctions suruient vne douleur aigüe, & si violente qu'elle abatte les forces, & se rende complice de la tyrannie des veilles, tout le reste en surceâce, il faut commencer la guerison par le calme de ceste douleur, non seulement par les Nepenthins & purs anodyns, mais encore toutes autres causes & accidents negligez, par Narcotiques, qui sont les charmes des douleurs, & puis ces tortures acoisées, venir aux Bains. Representons nous l'intemperie de l'estomach auec peu de douleur diminuer, voire corrompre la coction, d'autant que ceste intemperie, à raison de la necessité de l'action de la partie surpasse les autres cõtr'aduis, pour fondre ce glaçon en l'estomach on ourdira la guerison par les Bains, ou par la Boisson de l'eau: ce sont les Ources, & addresses par lesquelles l'ordre, & la practique du Bain, se doiuent conduire, souz vn aduis general, que au rencontre & confusion de plusieurs indications pour l'vsage des Bains, il se faut regler & commencer par celle qui surpasse les autres, & sans laquelle rien ne se peut entreprendre ou executer, & de laquelle dependent tous les accidens. Ce qu'à voulu abreger vn docte Medecin, disant qu'en la guerison des maladies confuses & associées, tant pour les Bains que pour les autres remedes, qu'il faut mediter & cognoistre, *Quid à quo? quid ante quid? quid cum quo? quid post quid sanari queat.* *Cliuolus.*

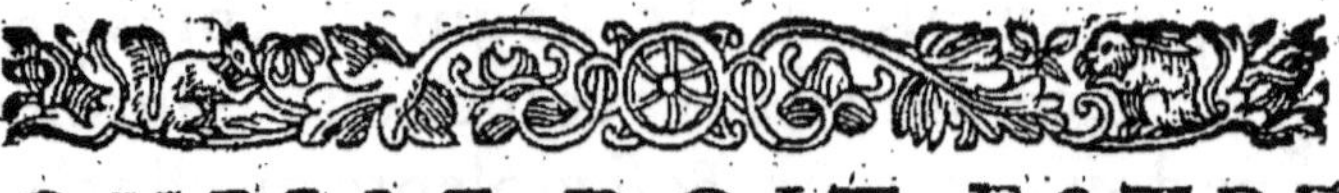

QVELLE DOIT ESTRE LA PREPARATION DES Humeurs auant le Bain.

CHAP. XII.

LA medecine practique, pour la legitime vacuation des humeurs, demande trois choses, la preparation de l'humeur, la liberté des passages, & la force de la nature, ceste derniere est particulierement reseruée pour l'action des purgatifs, les deux autres sōt affectées à l'ordre de la preparatiō : les passages par lesquels l'humeur doit estre euacuée, sont les veines & les intestins qui se doiuēt ouurir, s'ils sont empeschez, la cause de cest empeschement est diuerse, ou parce q̃ ces passages se sont resserrez & vnis, ou par ce qu'ils sont occupez en leur cauité interieure par choses interposées, ou par-ce qu'ils sont pressez par la partie voisine, ou parce que l'essence de tels passages est comme aneantie, retirée vers son principe : ceste oppression & retraction est causée par la seicheresse, ou par la durté, inflammation, corruption, gangrene, suppuration, enfleure, ou par autres parties qui oppressent & foulent par leur voisinage, ou grandeur accrüe, le vuide de ces passages, ou les empeschent. Ce que ie veux estre entendu du tronc de la veine caue, de la porte, du mesentere, & de celles qui leur sont contigües, par embouchcheures communes: car encore que d'autres veines soient occupées, (si ce n'est celle, de laquelle la partie reçoit son aliment) l'euacuation ne peut estre empeschée, bien que toute obstruction soit nuisible & perilleuse au grand froid, & au grand chaud: ces destroicts de passages sont communement causez par des humeurs crasses & glaireuses, doncques pour preparer le corps & rendre la purgation facile le chemin doit estre ouuert, & bien que ceste purgation ne soit de mon suject, si ay-ie esté forcé de passer par dessus, pour l'ordre de la preparation deüe aux humeurs auant le Bain: ceste ouuerture de conduicts au corps ne suffit, il faut que l'humeur suyue, & bien remarquer ce qui empesche ce flux, soit par sõ espaisseur. Ainsi les Fleuues qui ont leur eau crasse, sont moins rapides, (l'esgalité du lieu reseruée ou ils coulent) ou par sa cole, par laquelle elle s'églüe à tout ce qu'elle touche. Ces deux empeschemens se treuuent à la pituite qui est de substance crasse & glaireuse, qui ne peut se rẽdre coulante, si par contraires elle n'est attenüée, deprise, & fondüe: & puis faut commettre l'effort de la purgation à la faculté attirante & expulsiue, qui ne peut rien faire heureusement succeder, si l'humeur n'est preparée comme cy dessus: de sorte que le premier & principal appareil des humeurs est celuy que la nature œuure en nous: laquelle com-

Hyppoc. sect. aph.

me substitus, nous deuons non seulement assister, mais encore inciter: cest appareil se nomme coction, suyuie incontinent de l'expulsion, la nature agit contre les humeurs crües pour les transformer en vne substance nourrissiere, & par ceste actiō separer l'vtile de l'inutile, lequel elle met dehors, mais les humeurs crües & incapables de receuoir ceste transformation, telles que sont l'vne & l'autre bile, la serosité du sang, & autres, lesquelles la nature cuit lors qu'elle les surmonte & les separe des autres humeurs alimētaires. Nous disons la matiere estre capable de purgation, si elle est, ou turgente, ou cuite: on nomme vne matiere turgente, lors que par vn mouuement extraordinaire emancipé de son propre instinc, sans adueu de la nature elle se precipite d'vne partie en l'autre, ainsi qu'vn torrent enflé des esgousts des montaignes par cources desbordées, sans autre mouuant que sa propre impetuosité: on appelle vne matiere estre cuite, lors que la Nature maistresse d'vne humeur, desioinct le bon du mauuais, & l'entreprend pour le mettre hors. Ce que toutesfois nous ne deuons trop nous promettre tousiours, mais seulement en certaines maladies, comme fieures continües, & semblables, mais aux autres ausquelles ne se faict aucune cuitte, la purgation est en vain attendüe, comme à la goutte, à la colique, à la gale, à la lepre, & autres, de façon que nous pourrions acquerir par l'vsage de l'Estuue & du Bain les deux pre-

Gal. com. in l. Hyppocr. de rat. vict.

mieres intentions de la preparation, qui sont la liberté des conduits, & le flux de l'humeur, desquelles souuent par droict de suitte despend la troisiesme, qui est la cuitte: mais ce n'est non plus nostre desseing que le pouuoir de purger toute la pituite, par insensible transpiratiõ, d'autant que par ces parties du Bain alleguées, nous pretendõs apres les purgatiõs vniuerselles preparer seulement la pituite qui est aux enuirons du cuir, & la vuider en preparant, autrement la vuidant par entresuitte, ces moyens susdicts attirent, & remplissent les veines, & les autres parties, & ainsi accroissent les obstructions, farcissent de mauuais suc toute l'habitude du corps, & le refroidissent encore plus qu'il n'estoit. Que si on opiniastre ceste totale purgation pretendüe de pituite par les Bains, & que l'on perseuere a resoudre la chaleur du malade: ou vne debilité extreme, ou la mort succederont à ceste temeraire ignorance. Il faut donc reflechir ailleurs vers les syrops apozemes & semblables decoctions alteratiues, & par interuales purgatiues, que les medecins nomment Epicrase, y entremeslant la boisson de l'eau des Fontaines, commençant par les moins chaudes & fortes, de peur que l'abondance de la matiere, solicitée au mouuement, partant des escluses des grosses veines, ne seiourne à my-chemin dans les replis & labyrinthes des petites veines, & y croupissant, s'y rebelle, inhabile de plus couler. Le Medecin present sçaura mieux que moy approprier tels preparatifs, s'accommodant aux causes indiuiduelles, & natures particulieres des malades, ne se contentant d'vn nombre definy en tels preparatifs, ny de leur fascheux deboire, mais plustost des signes de la cuitte de l'humeur: laquelle cognoissant, il vuidera par purgatifs, assortis à la qualité & quantité de l'humeur, & des autres circonstances, & de là en apres on pourra secourir par la Douche la teste, & l'estomach par potion, & par succession & renfort de secours, aduancer les pieds dans l'Estuue, les tremper au Bain, qui doit estre d'vne qualité temperée: car le Bain trop chaud ferme à soy-mesme le passage, reserrãt & ridant le cuir, & lors que par l'vsage des susdites parties du Bain nous presumerons la plus grande & tenüe portion exhalée, pour fondre & destrẽper la lie plus crasse restée, nous reïtererõs la Douche plus longuement acrüe par la qualité & quantité de l'eau, les fomentations aussi auec les decoctions de simples meslées auec l'eau des Fontaines, les Cornets affichez, & finalement les Fanges.

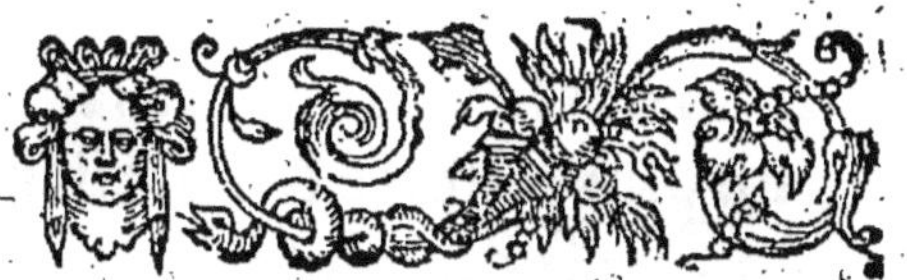

LIMITES ET CONDITIONS GENERALES CONCERNANT l'vsage du Bain, & de chaque partie d'iceluy.

CHAP. XIII.

POVR proceder à l'vsage du Bain par raison & methode, & n'estre condamné auec ceux qui indifferament chopent à chaque pierre, nous deuons planter des buttes pour y faire viser nos intentiõs. Ces Cyrcques seront quatre en nombre, le premier nous instruira à quelles personnes le Bain est propre, le secõd limitera le temps, le troisiesme conditionnera la façon de l'administrer, & le quatriesme par vn indice & affiche vniuerselle, designera les maladies qui peuuent receuoir secours & guerison par nos Bains: & afin que le Lecteur n'entre en scrupule sur les facultez des Bains d'eau douce, lesquelles i'apparie auec celles de nos eaux de Bourbon, pour la preuue d'vn effect plus signalé qu'elles rendent, attesté par doctes, ie me seruiray des mesmes circonstances, par lesquelles nous sommes aduertis que

Hyppocr. l. de rat. vict. acu. ceux qui ont le ventre plus lasche & destrampé, ou plus resserré & paresseux qu'il n'est de besoin, ne se doiuent baigner, non plus que ceux qui ont leurs forces atterrées, les degoutez, ceux qui ont des raports bilieux, & moins encor que tous ceux qui saignent volontiers, sinon qu'en temps que quelque flux de sang ordinaire est supprimé, & qu'il est expediant que le sang flüe dauantage. De ces oracles interpretez par ce truchement fidelle nous re-*Gal. ex com. 3.* cueillons quatre considerations vniuerselles, par lesquelles nous serons encore mieux esclaircis, à quelles personnes les Bains conuiénent, par l'espece de la maladie, par les forces, par la coustume & la mode de l'euacuatiõ, &c. Pour ce qui cõcerne l'espece de la maladie, no9 deuons sçauoir qu'il y a des maladies froides *Gal. l. de diff. morb.* causées par intemperie semblable, d'autres humides, & d'autres encore froides, humides sans humeur, ou auec humeur pituiteuse : telles maladies, quelques parties du corps qu'elles assiegent, sont heureusement gueries par les Bains, & leurs parties ; & leur facilité ou difficulté de guerison despend de la longueur habituelle de la maladie, de la diuersité & vsage de la partie, de l'aage & autres formalitez semblables : les sus-alleguées n'estant que pour patron & reigles vniuerselles, sur lesquelles se conformera le Medecin, preferant tousiours ceste maxime generale, que nos Bains sont singuliers aux maladies froides & pituiteuses, & que sans circonstance, ou ra-

bais

bais induſtrieux de leur qualité ſouphrée, ils ſont pernicieux aux corps ſecs & recuits, & aux maladies bilieuſes en origine, & exiſtance telles touſiours, ſans que par ſuitte de temps, elles ſoient deuenües pituiteuſes, comme au change des fieures intermittantes; lors que par la cuitte que la nature a faict de la premiere humeur, & que par la ſurcrüe & maiſtriſe d'vne humeur eſtrangere les mouuemens, periodes & accés ſont autres que les precedans, d'autant que le meſlange des maladies, & le changement qui ſe faict par leur temps, obſcurcit beaucoup: enquoy doit exceller le Medecin, lors qu'ayant recogneu les gouttes, ou coliques cauſées meſme d'humeur bilieuſe, fondant le phlegme, par ſuccez de temps eſtre deuenües phlegmatiques, hardiment il ordonnera le Bain, qui en la naiſſance du mal eſtoit contraire, & ſur ceſt aduis comme vn modelle vniuerſel il moulera (ſouz la cenſure de ſon iugement) les autres plus particulieres maladies, pour les reuoquer du Bain, ou le leur faire adminiſtrer. Les forces limitent le Bain, ſoit ou que la grandeur de la maladie les oppreſſe dauantage que la perte de ſubſtance, ou que deſia elles ſoient eſcoulées, ou que par les ſueurs inſupportables elles menaſſent vn funeſte euenement par le Bain, à quoy il faut prudẽment ſoigner, d'autant que les forces ont vn ſi grand empire ſur toute la medecine, qu'elles rappellent & deſtournent tout ce que la medecine, & les indications au- *Hyppocr. Aph. 8.*

roient decerné la consideration des forces possedant toute la medecine, ainsi Galien en la vigueur mesme de la maladie ordonne le mãger, contre les decrets de la medecine : car la maladie tant soit elle vehemente, ne doit tant occuper le medecin, comme la cause de la maladie, remarquée estre, ou par oppression, & agitation de matiere, ou par defaut & langueur. *Non enim quidquid aut intentionem animi, aut prudentiam exigit protinus faciendum est, cum præcipuè in hoc ars sit, quæ non annos numeret, neque conceptionem solam videat, sed vires æstimet*, l'estime & iugement des forces ne se doit indifferemment croire, car il y a vn certain poids & moien aux forces qui se doiuent balancer par la iudiciaire conference & meditation faicte à part soy du malade, de son tẽperament, des circuits, des accez, de la longueur & briefueté de la maladie : il y a vn certain moien aux forces, qui excuse l'estomach s'il ne peut cuire les noyaux, ou les pepins, & ne condamne les dents pour inutiles, de ne pouuoir moudre les cailloux, tous ne peuuẽt auoir l'estomac d'Austruche, les courages & les forces d'vn Eudeme, qui aualloit tant de potions d'Ellebore, mais chacun selon sa portée, non vainement presumée par le courage, ou le desir de guerir. Vn docte moderne sur l'aduis qu'il dõne au Medecin pour dispenser l'vsage du Bain, dit que les bornes qui ne doiuent estre franchies par celuy qui selon l'art combat genereusement contre la maladie,

Cor. Celſ. l. 2

Theophraſt.

ſont le maintiẽ des forces, leſquelles outrepaſſer eſt vne cruauté criminelle de la mort de celuy, auquel il rauit par vn meſme aſſaſin la vie & la maladie.

La Couſtume au Bain, l'horreur d'iceluy & la facilité de le ſouffrir ſe preſente à l'examen, auec autres partiſans pour le Bain, non moins conſiderables, comme l'aage, le temperament, la partie malade, la particuliere nature d'vn chacun, l'exercice & façon de vie, la longueur & briefueté de la maladie, les temps particuliers des maladies, & la conſtitution de l'air, tous leſquels bien qu'en leur particulier ils ſoient foibles pour conditionner le Bain: toutesfois ils accroiſſent & perfectionnent l'intention, & font ce que dict le Poëte amoureux,

Et ſi non proſunt ſingula, multa iuuant.

La Couſtume eſt vn tyran qui ſe gliſſant ſecrettement en nous, vſurpe la ſouueraineté de ceſte monarchie naturelle, l'opiniaſtrant meſme contre ſon genie, qui eſt forcé de luy ceder, rendant les choſes accouſtumées bonnes, bien qu'elles fuſſent mauuaiſes, inaccouſtumées, & ſ'en faiſant a croire à toutes les functions du corps, qu'elle tourne & manie comme bon luy ſemble. Si ne doit on tellement fleſchir à la couſtume indiſpoſée au Bain, que la grandeur du mal, le requerant ne la puiſſe aucunement ployer: d'autant que l'inſtance du mal preſſant ſurmonte tou-

Hyppoc. ſect. 1. aph. 17.

Hyppocr. aph. l. ſect. 2.

Gal.

te couſtume. Ainſi aux fieures ardantes on donne la boiſſon d'eau froide, voire à ceux qui y ſont inaccouſtumez, auſſi bien que le Bain, lequel iaçoit qu'il ne ſoit familier aux malades, leur maladie eſtant grande & neceſſitée au Bain, elle nous y contrainct, & plus le Bain eſt vſuel, plus les deuons nous licentier de le continuer, *Fatigato quottidianum cubile tutiſsimum eſt, inſolitum contra laſſat, quod enim cõtra conſuetudinẽ eſt, nocet, ſeu molle, ſeu durũ eſt:* Et plus bas, *Facile igitur ſecurus eſt in ijs aliquis, quæ ſæpe ſine periculo euaſit, ille ſollicitari debet cui hæc noua ſunt, aut qui nunquam iſta ſine cuſtodia ſui tuta habuit:* tellement qu'il faut aucunement conſentir à la couſtume, mais la faire touſiours releuer de la grandeur & vrgence du mal, comme ſi quelque Damoyſeau paralitic n'a accouſtumé le Bain, craignant pour l'odeur & chaleur du Bain d'y tramper tant ſoit peu, il faut que peu à peu il y conſente, & eſſayant ſe concilie ceſte couſtume, & lors qu'elle luy ſera plus acquiſe par frequentation, il doit plus longuement perſiſter à l'vſage du Bain, que ſi il l'a deſia accouſtumé, plus confidament le Medecin l'en diſpencera, la nature ſ'eſiouyſſant des choſes qui luy ſont familieres & comme domeſtiques: que ſi l'inaccouſtumence au Bain ne ſe peut aucunement fleſchir, & que le mal aye des trefues, & des moiens autres pour eſtre ſecouru, ie ſuis d'aduis que l'on deſiſte le

Cor. Celſ. l. 2. c. 2.

Bain, de peur d'vn euenement semblable à celuy d'Arrius Peripateticien, lequel ayant l'estomach debile, de façon qu'au premier sentiment de froid il sanglottoit & se reteint de boire de l'eau froide, en fin detenu de fieure, & pressé par les Medecins de boire de l'eau froide, mourut subitement.

Gal. 1. de alim. fac. l. de consuet.

L'Aage est fort considerable pour l'vsage du Bain, l'adolescence, la virilité, & la verte vieillesse, supportent mieux le Bain que les enfans, ou les vieillarts descrepitez: les enfans pour ne pouuoir supporter la diette, & defaut de leur substance radicale, qui se pourroit trop eschauffer & desseicher par le Bain souphré, non plus que les vieillarts qui languissent affoiblis faute de ceste humeur originelle: ceux qui sont d'aage mediocre, plus seurement peuuent vser du Bain. Ceste mediocrité d'aage est celle qui se dit, *Tutissima ætas, quæ neque iuuentæ calore, neque senectutis frigore infestatur*: mais encore la necessité les y contraignant, temperant le Bain & abregeant le sejour, on leur permettra, ce qu'ordinairement se faict en nos Bains sans aucun preiudice, auec quelque discretion de leur estomach, lequel auant le Bain, on doit oindre d'huile de mastic, & de coings, & d'absynthe, &c. leur octroyer le sommeil apres le Bain, pour tenir les humeurs en iuste assiete & refaire les forces. Ce que non seulement se peut practiquer aux enfans, & aux vieillarts,

Hyppocr. 7. Aphoris.

Cels. l. 1, c. 3.

mais encore aux femmes & aux debiles, ne nous arrestans trop scrupuleusement à l'aage, mais aux forces, *Interest enim non quæ ætas sit, neque quid in corpore intus geratur, sed quæ vires sint.*

Celſ. l. 2.

Le Temperament de tout le corps restraint ou eslargist beaucoup l'vsage du Bain, & bien qu'il soit aucunement alteré, si ne faut-il du tout le peruertir, c'est le temperament qui nous limite la qualité & le sejour du Bain, car lors que le corps est comme glacé, nous ne pouuons imaginer en quel degré & nombre de chaleur il doit estre remis, si au prealable nous ne sommes deüement informez de quel temperament nature a doüé le corps malade: que si nous ignorons ceste cognoissance, ou nous eschaufferons outre mesure, & ferons naistre au corps vne contraire intemperie, ou moins reschauffant qu'il n'est requis, nous lairrons quelques restes du mal: bref, il nous arriuera le mesme reproche que iadis à Asclepiade Prusien, à Themison, à Soran Ephesien, & Thessale, qui en tout temperament & habitude indifferamẽt ordonnoient la diette de trois iours, si pernicieuse au temperament bilieux, & c'est enquoy le Medecin doit veiller, qu'à la recherche du temperament du corps malade, & de combien de degrez il est descheu, & regler par ceste decadence la force & le choix des remedes contraires, iusques à la remise du premier temperament. Par exem-

Gal. 5. 9. 11. Meth.

Gal. 8. meth.

Hyppoc. l. 2. Acutor.

ple vne maladie froide à vn corps froid, demande la qualité du Bain plus chaud, & sa continuation plus longue, que si c'estoit vn temperament chaud auec vne maladie froide, ou au contraire, non que ceste licence soit absolüe, & qu'il faille aller à vn extreme, d'autant que le temperament ne se doit temerairement offencer, mais garder discrettement, pendant que l'on pouruoit à la maladie. Ainsi pour maintenir la nature par similitude de substance, la diette humide est conuenable aux enfans. Mais parce qu'en nos Bains chacun parle du temperament cõtraire, ou assorty à la maladie, & aux Bains, i'ay voulu vn peu m'estandre sur ce discours, pour rendre ce doute plus certain par exemples & distinctions, afin que par cest exercice nous puissions former & perfectiõner nostre iudicieuse & methodique intention : si le malade se treuue d'vn temperament froid & humide, & qu'en toute l'habitude il soit impur, & bouffi de mauuaises humeurs, nous commencerons par l'Estuue moderée, apres il vsera du Bain auec vne singuliere preuoyance de ses forces, car y voulant proceder plus violemment, les esprits & la chaleur s'esuanouyssent, & empirent l'intemperie froide : que si le malade est d'vn temperament froid & sec, nous deuons estre du tout attentifs, sur toutes les parties du Bain, de ne le porter à vne extreme seicheresse, chaque partie du Bain desseichant

Hyppocr. 1. Aph. 16.

beaucoup, & par exhalation euapore tousiours quelque chose de la chaleur naturelle: que si le malade est d'vn temperament chaud & sec, gresle, & de peu de sang, le Bain, la Douche, l'Estuue, les Fanges, s'ils sont administrez en tout son corps, l'offencent grandement, augmentent l'intemperie, & par trop en abuser, le conduisent à l'ectique: que si le corps est deüement purgé, & qu'en vne de ses parties l'humeur maladiue se soit ramassée, sans foment d'aucune cause antecedante. En ce cas, sans autre scrupule nous poincteront toutes nos intentions à l'humeur restée, & l'assaillirons par tous les genres des remedes, & des parties de nos Bains: mesme procedure se doit garder en toutes les maladies originaires de la pituite, ou des vents espais & froids, & de l'humeur melancolique, prise pour le limon du sang, & autres semblables, mais s'il se rencontre des indispositions qui ne soiét simples, qui ont plusieurs & diuerses humeurs adioinctes, l'ordre susdict se doit changer, selon la qualité & quantité de l'humeur estrangere meslée. Ainsi vn œdeme schirreux est plus rebelle aux Bains, qu'vn œdeme simple, l'œdeme phlegmoneux encore plus: ce sont les guides que nous deuons suyure aux intemperies materielles, & diuersitez de temperamens. Maintenant voyons ce qui cõcerne les intemperies simples sans humeur qui sont froides, humides, & froid-humides, l'intemperie froide simple en quelque partie du corps qu'elle aye retraitte, pouuãt estre pl⁹ seurement assistee de contraires alteratifs, n'a besoing de nos Bains, pour luy estre preiudiciables, ayãt outre leur chaleur, des facultés minerales, par lesquelles la chaleur naturelle pourroit estre incommodee, & aussi tost refroidir, qu'echaufer. Que si moderement à l'intemperie simple froide, nos Bains sont practiqués, & que leur action soit limitee iusques au reueil & foment de la chaleur naturelle, qui languit estouffee ils seront singuliers : l'intemperie humide se dispose dauantage à nos Bains, & la froid humide encore plus, authorisee toutesfois par le medecin.

La partie affligee change par son temperament & vsage, l'intention du Bain, qui auoit esté proiettee par la maladie, & autres indications suffragantes. Ainsi les vlceres ne se doiuent humecter que du vin, si ils sont aux articles, & les vlceres de la reste ne se doyuent humecter, mesme du vin, parce que la partie affligee destourne la force du remede, chaque partie estant aduentagee d'vn tẽperament particulier & d'vn inst n propre. *Cuilibet parti sua contigit Idyosincrasia: propterea talia remedia remiscemus quæ peculiari quadam vi parti ægrotanti amica & familiaria sunt, quo vna vis alierũ medicaminum illi importetur.* Heurn. Si les bras ou les iambes ou autres parties charnües sont atteintes & possedees du mal, d'autant qu'elles sont eloignees de la chaleur, plus seurement le Baĩ ſera permis en qualité plus chaud, & en ſeiour plus long, d'auttant que l'indiſpoſition froide, affichee à vne partie froide, ceſt à dire moins chaude que le poulmon, le foye & telles autres, eſt moins offencee par la chaleur du Bain. *Ainſi aux vlceres du palais ou de la veſſie, qui ſont lieux humides, on double la doſe des deſſicatifs, & vient on à l'eau fort, & au verderis.* Ce que l'on ne feroit, ſi l'vlcere eſtoit à vn lieu plus ſec: Que ſi nous auons quelque fomentation a faire auec l'eau des fontaines, on pourra dans vn eau cõmune faire boüillir des ſimples, ou cephaliques, pulmoniques, hepatiques, ſpleniques, Iſteriques, diuretics, neruaux & articulaires choiſis & doſés par le medecin preſent, & puis meler ceſte decoction auec l'eau des fontaines, qui perdroit ſa faculté, ſi on la faiſoit boüillir: de ce melange d'eau des fontaines, & decoction de ſimples on ſe ſert à la douche, pour les fanges, & aux fomentations. Mais il faut noter comme ſe comporte le temperament de la partie affligee auec celuy du corps, car s'il echet que la partie malade aproche du temperament vniuerſel, comme vne tumeur froide venteuſe aux genoux d'vn phlegmatique, le Bain & ſes autres parties luy conuiendront plus abſoluement, que ſi le temperament vniuerſel eſtoit chaud, & celuy de la partie froid: que ſi les genoux ou eſt la tumeur ſont imbecilles, la douche & le Bain luy ſeront moins ſupportables & propres, que l'eſtuue, ou la fomentation: au

Gal. 5. meth. 8.

Gal. 3 meth. 9.

contraire s'ils sont robustes & valides? Que si tout le corps est d'vn temperament contraire, à celuy de la partie, nous enclinerons plus au general, que au particulier. *Magis ad rem pertinet vim totius corporis moliri, quam propriæ partes ægræ sanentur.* Mais il y a des parties ausquelles il faut se soubmettre plusqu'aux autres, & cest pourquoy il faut preuoir l'vsage & dignité de chaque partie, celles dont l'office s'estend par tout le corps, & le ministere desquelles est commun & necessaire à la vie, ne doyuent estre indiscrettement abandonnees à la douche, aux fanges, à la boisson d'eau chaude, mais estre soignees & fortifiees de peur que la violence de tels remedes relachāt leurs fibres, & soustiens, leur force s'euanouisse, comme il arriua à Theagene Philosophe Cynicque, qui mourut, temerairement assisté, par Attalus, pour ne luy auoir adiousté des defensifs & astringents mediocres à l'inflammation du foye: ainsi si nous recognoissons le foye estre occupé de durtés & de schirre, nous ne procederons au Bain & en ses parties auec pareille violence, comme si la ratte, le pancreas, ou le mesentere sont schirrés, ou quelque autre partie moins noble. Les maladies qui sont recluses sous le cuir requierent l'vsage du Bain, & de ses parties plus violent, & plus long, que celles qui sont sur le cuir: ainsi Galien fait difference de remede aux nerfs leses decouuerts, & aux cachés, la distance du lieu requerant vn Bain plus fort,

Gal. 6. meth. 3.

Celsus l. 2. c. 3.

Gal. 7. meth. 3.

& plus assidu, dautant qu'il s'afoiblit en la longueur de la traitte, & ne peut estre porté en la partie malade auec des forces telles, qu'il exerceroit sur vne partie decouuerte.

La nature particuliere du malade abhorant le Bain, ou le souhaittant est d'vne grande cõsideration, car *nihil cuiquam horum, sic vt aliud curatur, ita protinus in his à communi fluentis morbi contemplatione ad propriam medicina descendit, proprietatis notitia sæpe necessaria est, quia non eadem in omnibus, etiam in similibus casibus opitulatur.* En tous hommes il y a ie ne ne sçay quoy de caché, impenetrable aux sens & imprenable aux coniectures & demonstrastions, surquoy Galien ayant veu reboucher les pointes de ses arguments, est contraint de confesser que si il pouuoit recognoistre ceste nature particuliere, qu'il seroit egal à Æsculape & à Appollon, & qu'il y a certaines proprietés personnelles, sans la notice desquelles rien d'asseuré ne se peut predire, & guerir. Et cest pourquoy il conuient s'enquerir de la nature particuliere du malade, s'il n'a point trop d'horreur au Bain. Et bien examiner ceste Sympathie, & anthipathie au Bain, pour rẽdre la medecine plus certaine, & l'euacüemẽt du Bain plus heureux: Mais ie ne puis croire que ces merueilles des eaux, ordonnees par le Createur, pour la santé de touts les hommes, quelles puissent estre à horreur & frayeur, sinon aux imbecilles.

Cels. lib. 1.

Gal. l. de consuet. c. 2.

La condition & genre de vie d'vn chacun

lieu en l'examen des Bains, lesquels plus ou moins se dispancent, selon les diuers exercices de la vie, & function des hommes. Il est certain que puisque, *Imbecilli stomacho sunt magna pars vrbanorum, omnesque pené cupidi literarum*, Que aussi le Bain doit estre ou plus liberalement, ou estroittement permis, selon le genre de vie & vacation d'vn chacun, & craignant que la suitte de la varieté des diuers employs & exercices des hommes, ne fut importune, ie l'ay reduit en deux, chaude, ou froide, comme la plus generale. Et dits, que les forgerons, charbonniers, chaufourniers, alKimistes, accoustumés au feu, souffriront mieux le Bain chaud, que le marinier ou le pescheur, desquels l'institutiõ de vie est froide, humide, que si vn pescheur est detenu d'vne maladie froide, plus hardiment s'estant cõcilié le Bain il se baignera, qu'vn forgeron recuit, atteint d'vne maladie chaude. Sur ces deux exemplaires on peut former à plus pres, & r'apporter toutes les autres differences de condition. Cels. l. 1. c. 2.

La longueur & briefueté de la maladie decide encore le Bain, car s'il se presente vne maladie aigüe qui promptement & precipitement coule ses temps, toutte pleine de trauaux & de violences, oppressant la nature de causes maladiues, le Bain en tout ne se doit permettre, mais seulement si la maladie est moins aigüe & precipitee, & encore plus en la declinaison: car en la naissance des maladies il n'ya riẽ de digeré par la Nature qui seuremẽt puisse estre purgé & cõme par le trait du tẽps, se font diuerses cuittes. Les degrés des purgatiõs & des Bains doyuent succeder de mesme, cest pour quoy le Ægyptiens defendoient expressemẽt par leurs loix de ne donner des remedes, auãt le quatriesme iour. Ioingt que trois choses sõt necessaires auant le Bain, la liberté des passages, la preparation de la matiere, & la force de Nature, qui ne peut estre à l'origine des maladies, mais seulement à leur declinaison ce qui nous conduit à la cognoissance des temps des maladies.

Aristot. 3. Polytic.

Le temps empiette vne grãde authorité sur l'vsage du Bain, soit consideré de la part de la maladie, ou de celle du Bain: pour la maladie telle doit estre la façõ du Bain, quel est le chãgement des maladies par leur temps, sans rien oser pandant que la matiere à cours, mais lors seulement quelle est tranquille & accueillie à vne partie, auant quelle change le temperament d'icelle & qu'elle en estrange les esprits & la chaleur. Ceste obseruation à fait prononcer à Hypocrate que l'Ame de la guerisõ, estoit l'occasion empoignee & employee, & que l'opportunité estoit le chef de toutes choses, tant de tumeurs froides foiblesses de membres, paralysies & retractions negligees, & sans prendre l'occasion du Bain, ou s'empierrent, ou esteignent la chaleur de la partie, & la depouillent de son action, & ce que le Bain en peu de iours eut gueri, fauorisé de la pre-

ance de la chaleur, & des Esprits plus famili-
rs de la partie, ne s'estant seruy de l'occasion,
c le mal s'estant acreu voire randu domestique, en vin souuent apres on s'opiniatre aux
Bains, nous pouuant seruir en ce sujet de medecine, du reproche que fait pour l'estat. Por-
ci⁹ Latro à Catilina. *Nũ in negotiis agendis igno-
as, sequendas temporum oportunitates & in occa-
ione rerum desidiam ac tarditatem omnem quam
diligentissimè fugiendam? Mirabilissima quidem
sunt deorum voluntates, & fortunam cum abire
permiseris, frustra post modum discedentem ac
fugientem sis imploraturus.* Ie propose vn gouteux phlegmatique: le vulgaire duquel parle
Salluste en la persõne de Marius. *Hic forte cor-
recta Marii temeritas gloriam ex culpa inuenit.*
Qui aura veu quelque succes par les Bains, sãs
autre scrupule precipitera le goutteux au
Bain, le medecin iudicieux remachant à part
soy les temps de la goutte, faisant distinction
des temperamens, des causes de la goutte, des
realités, ou de l'abus des choses semblables,
ou dissemblables, de la collation des signes &
remedes, de l'immunité & franchise de la Nature particuliere & de la Coustume, il aprandra
de l'Hipocrate Romain. *Coniecturalem artem
esse medicinam cum sæpius aliquando responderit
interdum tamen fallat nos, si quid itaque vix in
millesimo corpore aliquando decipit, id notam non
habet, cum per innumerabiles homines respondeat, idque non his tantum quæ pestifera sunt, sed
in his quæ salutaria, neque id euitare humana in-*

Procopius *Celsi. l. 2. c. 6.*

becillitas in tanta corporum varietate poteſt. Ce que pour l'abus, qui ſe commet à nos Bains ou vn chacun pace eſtre le meilleur maiſtre, ſous le ſuccés de quelque euenement particulier, ie ſuis forcé de rembarrer par l'authorité du meſme, *Non ſequitur vt quod alium non afficit eundem alias, id ne alteri quidem, aut eidem tẽpore alio noceat.* Affin que l'on ne ſe rebutte trop legerement du Bain, s'il ne proffite à vn temps il ſera bon à vn autre, de meſme s'il a bien ſuccedé vn temps, que l'on ne preſume qu'il faſſe touſiours le ſemblable, ſans l'approbation du medecin : De ſorte que pour reuenir à noſtre malade, le Medecin au premier aſſaut des gouttes, moins a leur augment ou eſtat n'ordonnera nos Bains, pour reſoudre les matieres, mais ſeulement apres la purgation, Et en la declinaiſon, & non en arrogant Empyrique, qui ſe promet tout & oblige ſa vie & ſon honneur (s'il en auoit) ſur la certitude de ſon Mercure vniuerſel, ſans le calcul des temps, & des corps, mais le medecin procedera plus diſcrettement en la conduitte du Bain, imitant Galien, lequel aſſiſtant Eudem⁹ qui par le trop precipité vſage du Theriaque eſtoit tombé en triple quarte, & depuis fut gueri par le meſme Theriaque ſous la faueur de l'oportunité du temps, cotté par Galien. *Heureux le medecin qui aparie & aſſortit ſes remedes aux temps des maladies, car ſuyuant le bout du fil que la Nature tire & luy preſante, il ſe l'acquiert fauorable, ſans laquelle toutte la medecine*

Celſ. l. 1.

Heurn. l. 3. prax.

decine est vaine, celuy vole sans alles compagnon, de la hôte & du naufrage d'Icare, qui sans la remarque & deduction des temps des maladies faict la medecine. Mais pour rendre plus intelligible ceste tant necessaire obseruation des temps pour le Bain, il y à trois articles qui doyuent estre mis sur le bureau, ou plustost trois deffences, qui sont que le Bain ne soit concedé au malade auant l'entiere digestion de l'aliment, auant la preparation des humeurs & leur purgation : Nous auons desia couru ces deux derniers, reste le premier à discuter. *L'vsage du Bain est vne ayde pour la distribution de l'aliment aux corps, notament apres la coction car celuy qui se baigne incontinant apres le repas se remplit de crudités, & de sucs impurs* : enquoy faillét beaucoup de medecis lesquels pour faciliter la distributió de l'alimét au corps aride, plógét le malade au Bain immediatemét apres qu'il a pris le lait d'anesse : sous correction ie dits, l'aliment ne pouuoir estre assimilé à la partie, qu'il n'aye premierement passé par les cuittes de l'estomach & du foye, ce qui ne se peut qu'enuiron quatre heures apres la boisson du laict d'anesse, car nos maistres redisent souuent *que le Bain doit estre ordonné apres la digestion, & que pour tout il ne faut baigner vn homme remply d'aliment.* La coction faitte se doit entendre celle qui fait en l'estomach, & au foye, laquelle a plustost, ou plus tard sa perfection, selon la diuersité des sujets, La qualité, & quantité des viandes, estant instruits

Gal. l. de maras.

Hipp. l. 3. de racolic. ac. & aph. 54.

Gal.

du temps qu'elle sera paracheuee par signes propres, enseignés par Galien lors qu'il marque l'heure de l'exercice. Et entr'autres nous nous seruirons de l'vrine, qui sera plus coloree & teinte que la precedente, iaçoit qu'il ne soit du tout certain que l'vrine mediocrement rousse & pale notte la fin de la seconde coctiō dautant que Galien parle d'vn homme sain & nous des malades, ausquels plusieurs causes peuuent plus ou moins teindre les vrines: c'est pourquoy nous serons plus asseurés de la digestiō, lors qu'il ny aura aucune tension & pesanteur à l'estomach, qu'il sera sans rapport aigre, & autre goust ou odeur des viandes. Le mesme Galien cōmande de premettre la preparation des humeurs, & leur purgation auāt le Bain, & puis encore apres il nous enseigne *que le Bain adoucit les douleurs, & confere plusieurs autres vtilités mais, seulement apres la vacuation des humeurs: autrement si la purgation n'a precedé, que le Bain fait fondre & couler les humeurs sur les parties affligees, corrompt le sang par vne inondation de sucs crus & impurs, causants vn million de maladies, mais apres la purgation. que le Bain ayde à la cuitte du reste.*

Gal. 2 san. tu.

l. de marat.

Outre la consideration des temps particuliers des maladies, & de l'estat du malade, il ya encore le temps Vniuersel à examiner qui est, la constitution de l'aër, receuant sa discussion pour l'vsage du Bain lequel on interdit, dilaye, abrege, & permet on selon la dispositi-on de laër, car *quel est l'air tels sont les Esprits, les*

meth. 4. Gal. 19. de

parties solides & tout le corps. La situation des Bains de Bourbon semble auoir esté choisie par la Nature, pour vn abry contre l'aër froid, pluuieux, & venteux, ennemy des Baĩs dautant que *lair & le Bain doyuent estre de mesme qualité, & que lair est nombré entre les parties principales du Bain, car il nya rien si pernicieux que d'entrer au Bain auec frisson, ou y seiourner pendant vne constitution d'air pluuieuse & froide*: Mais pour estre plus plainement informés, qu'elle constitution d'aër, est ou fauorable ou aduersaire au Baĩ, il le faut aprendre par la diuision que nous fairons de la diuersité de laër, par la region, par la saisõ, & par la disposition du Ciel, qui doyuent estre obseruees si nous voulons sainement vser des Bains, *parce que quelques ignorants pẽcent les eaux chaudes proffiter, pour la conseruation de la santé, & pour ceste cause imprudamẽt & auec dommage ils en vsent, n'ayant aucun egard à la constitution du temps, & de l'air qui est le seul suiet de leurs sinistres euenements.* Hyppocr. Hyppocr. 1. arph. 2. Oribas. l. 10. c. 5.

La Region ou nos Bains de Bourbon sont situés, est assez temperee, le lieu bas reuestu & abrysse de toutes parts de montaignes, & par consequent propre pour le Bain: La Saison change la qualité de l'air, ou chaud, froid, sec, & humide, ce qu'il faut prudemment aduiser: car à ce suiet Hippocrate differe ou entreprend les purgations. *Les humeurs par la saison s'entrechangeants & leurs mouuemẽs aussi, ainsi la bile hyemale plus grossiere & phlegmati-* 4. aph. 5.

que se purge en bas, l'estiuale par le vomissement. De sorte que auant que determiner la constitution de l'air propre, ou incommode au Bain, nous nous assisterõs du precepte d'Hippocrate qui nous commande *d'obseruer les changemens & les defauts des temps, mais notament du chaud & du froid*, ce que pour obtenir auec plus de certitude nous nous ayderons de l'ancienne diuision de l'an, faicte par les Grecs en sept temps. Le Printemps qui commançoit depuis l'Equinoxe Printanier, iadis le vnziesme, maintenãt le vingtdeuxiesme Mars, iusques à l'aparition des Pleiades, iadis le douxiesme, maintenant le vingt deuxiesme May, pendant lequel temps, le Bain est propre, si l'air n'est debauché par bourrasques de Mars, ou autres iniures: L'esté se diuise en trois temps, le premier depuis l'aparition des Pleiades, iusques au Solstice d'Esté, iadis le douxiesme, maintenant le vingtdeuxiesme Iuin, qui est le temps le plus commode & plus asseuré pour le Bain: le second depuis le Solstice iusques à l'aparition de la Canicule dit Opora. Iadis le vingquatriesme Iuillet maintenant le troisiesme d'Aoust, temps encore assez fauorable, si l'insolence de la chaleur n'afoiblit tellement celuy qui se baigne qu'il ne puisse supporter la sueur. Le troisiesme coustumierement plus incommode au Bain, qui est depuis l'aparitiõ de la Canicule iusques à lors qu'Arcturus cõmẽce aparoistre l'Automne se prolonge depuis l'apparition

Aphr. 1, sect. 3.

d'Arcturus, iusques à la disparition des Pleiades, iadis le vingtvniesme Octobre, maintenãt le deuxiesme Nouembre, auquel temps le Bain est licite: Ioingt que ce climat à les Autonnes ordinairement beaux. Et ne nous prẽnent gueres les aduenües de l'Hyuer qu'éuiron le vingtiesme Nouembre, parce que nous sommes plus eloignés du Septentrion, que les Flamãs, Allemans & autres. L'hyuer à deux parties, vne depuis la disparation des Pleiades, iusques au Soltice hyuernal iadis le douxiesme, maintenant le vingt deuxiesme Decembre. La seconde depuis le Soltice hyuernal, iusques à l'æquinoxe primtanier, pãdant lesquels, les froidures, vents & pluyes, estant ordinaires, les Bains sont en surseance. Que si le mal presse & que nous ne puissiõs euiter quelqu'ũ de ces tẽps iniurieux & dereglés, il faudra dés le soir faire puiser l'eau & la porter à vne chambre bien calfutree, Et la verser dans vne cuue, & le landemain temperer le Bain de nouueau, selon l'intention du medecin: iaçoit que i'aprouu e dauantage le grãd Bain, tant à cause de son effect plus puissant par la quantité de son eau, que par le voysinage des sources, & que les vapeurs, s'exhalent & se purifient par le Soleil, que les baigneurs y respirent vn aër plus libre, & que leur teste n'est offencee par la retenüe des vapeurs minerales. Doncques les mutations & successions des saisons se doyuent considerer, que si elles sont telles que la Nature ordinaire les dispance, nous persisterons dans les octroys & permissions susdictes; mais si elles sont débauchees, & insolentes, comme si l'Autõne degenere en l'Hyuer, ou au rebours, que l'Esté soit pluuieux, & que les saisons debordees empiettent les qualités, les vnes sur les autres, ou quãd vn mesme iour est inegal & dissẽblable en ses qualités, outre l'ordinaire comme en Automne lors que le froid succede immediatement au chaud, ou le chaud au froid, on se conseruera plus discrettement en l'vsage du Bain; ou du tout on s'en abstiendra auant que le Bain fut en aucune façõ nuisible, ne le pouuant estre si peu, qu'il ne le soit beaucoup.

Gal. meth. l'Estat du Ciel pour estre vne cause Vniuerselle, a peu ou point du tout de conseil pour nos Bains, & nous doit suffire d'examiner la qualité de la saison. Ainsi les sages Pilotes ne preuoyent les orages par la planette de Mars ou de Saturne, mais par la constitution de l'aer, des vẽts, & des nues. Ainsi les laboureurs ne prẽnent aduis des Estoilles, mais cognoissent les dispositions du temps, & de la saison par l'air, de mesme que les medecins ne s'instruisent de la sãté, ou de la mort de leurs malades, non du Ciel ou des Astres, mais des mœurs & mouuemens de la maladie, & autres particularités. Ansi nous ne nous abuserons à des Ephemerides Chymeriques, à des aspects d'estoyles qui n'influent non plus la santé, que le peril aux malades qui se baignẽt

Andreas. Laurentius li. de cresib.

quelles font la faculté ſur nos eaux, en quoy ſe laiſſent piper ceux qui croyent, que l'an Biſſextil diminüe la bonté de nos eaux, ſur l'opinion qu'ont quelques peureux qui tiennent pour infortuné l'An du Biſſexte, & diſent la Nature des choſes en ce temps eſtre alteree: Ils auroiét quelque raiſon ſi l'an Biſſextil eſtoit vne œuure de la Nature, & non comme il eſt vne inuention des hommes, treuuee par Auguſte. Au temps que les maladies peſtilentielles ont cours, les Bains ſont ſuſpects, dautant que les pores plus ouuerts par le Bain, & les forces infirmées, ſont plus capables des iniures externes, ou que la tranſpiration de l'aër impur, plus grande, aux corps echaufés par le Bain leur ecoule ſes qualités malignes, mais auſſi le meſme Bain par ſueurs prouoquees & par eminante qualité minerale & diuine, aduerſaire des venins, peut beaucoup ayder le malade attaint de contagion.

La derniere conuention du Bain eſt compriſe dans la façon de ſon vſage qui nous eſt tracee par Hypocrate diſant le *chemin du Bain deuoir eſtre court & ſon entree & ſortie commode, le baigneur ſe tenir coy & ſās agitatiō du corps ou de l'Eſprit, & que pandant le ſeiour au Bain il tienne la teſte couuerte. Et les autres parties qui ſeront hors de l'eau, de peur du froid*, Ie ſcay que l'on me reprochera, non les teſmoignages, mais le ſens que ie leur donne, les diſpoſant à nos Bains naturels, contre l'intention de l'Autheur, qui les a dreſſés pour des Bains *l. de rat. Vict. acut.*

d'eau douce, & pour seruir aux Ectiques & fieureux. Ce que i'aduouë, mais cest pour authoriser ces ordonnances, l'obseruatiõ desquelles s'accommode du tout à nos Bains, le plus ou le moins estant sans consequence. L'vsage de nos Bains se limite par trois circõstances, La qualité de l'eau, le seiour du Bain, & ce qu'il faut faire pandant que le malade est au Bain; La qualité de l'eau est d'estre pure, nette, telle que celle des Bains de Bourbon, sans melange par d'autres eaux cõmunes, sans ordure ou infection, procedent ou de la purgation des femmes, des ladres, des verolés, vlcerés, galeux & pestés: ce qui se deuroit diligemment soigner, par quelqu'vn preposé à la visite, auãt que prẽdre le Bain, i'açoit que nos Bains, par egouts tousiours ouuerts, se dechargẽt & emõdent des impurités cõtractees des baigneurs, & par la perpetuelle successiõ & cource d'eau nouuelle, qui rejallit des Fontaines: En apres l'eau du Bain ne doit estre trop chaude: mais supportable & assaisonnée à la souffrãce du baigneur, car trop chaude, elle se bouche la voye, & n'effectüe ce que nous attendons, ayant esgard que celuy qui aura la chair lasche, molle, & sensible, trouuera le Bain plus insupportable que quelque rustique, ayant le cuir plus dur, resserré, & calleux: mais il est impossible de pouuoir escrire ces circonstances, sinon que par aduis vniuersels.

Gal. 3. de santhé. c. 8.

Les forces, & la preparation de l'humeur

limitent le ſejour du Bain ſouz les forces i'entends auſſi la maladie, la nature particuliere du malade, l'aage, la conſtitution de l'aïr, la facilité ou difficulté d'endurer le Bain, & autres ſemblables, deſquels i'ay traicté, qui en detail ne laiſſent de prefire le ſejour du Bain, lequel en general ſe rend treſdangereux, ſi l'on y perſiſte iuſques à vne debilité extreme, ce qui eſt condamné, *Plerique in gloria ducunt, pluribus horis perpeti calorem earum, quod eſt inimiciſsimum, neque paulo diutius quam Balineis vti oportet:* Le temps que l'on doit demeurer au Bain eſt definy par les ſeules forces: *Hic quoque habenda virium ratio eſt, neque committendum vt per æſtum anima deficiat, ſed maturius is auferendus:* Enquoy nous deuons eſtre plus aſſidus de veiller celuy qui ſe baigne, principalement qui eſt pourueu d'vn temperament chaud & ſec, d'vne chair rare, molle & laſche qui a le ſang & les autres humeurs promptes & ſubtiles, delicat & inaccouſtumé au Bain, au contraire, les robuſtes, ceux qui ont de l'embonpoint, froids & humides, auec vne maladie froide ou inueterée, portent plus lõguement, & moins perilleuſement le ſejour du Bain.

Pline l.3.c.6.

Celſ. l.2.c. 17.

La troiſieſme conſideration eſt des choſes que doit faire le Malade, ou ceux qui ſont deſignez autour de luy. Le decret d'Hyppocrate eſt, *Que le malade qui ſe baigne ſoit tranquille & ſans mouuemẽt.* Galien interprete ſans trauail, parce qu'eſtant l'eau agitée, les vapeurs ſ'eſle-

Hyppocr. 3. de rat. vict.

uent, & causent des douleurs de teste aux baigneurs, ce qui se doit entẽdre des Bains d'eau douce, & non des Bains Naturels: car si la mutuelle & reciproque suitte des contraires est receüe. Nous disons, que ceux qui ont quelque engourdissement, stupeur ou retraction de membre, le doiuent agiter & mouuoir dãs le Bain : le repos qu'Hyppocrate & Galien commandent au Bain d'eau douce, est propre à relascher & subtilier le corps, autrement par l'esmotion, les muscles s'estendent, se ramollissent & relaschent. Parquoy nous qui ne decernons la façon d'vser le Bain à la fieure, mais à plusieurs natures & maladies differantes, no⁹ appreuuõs que les mouuemẽs qui s'excercent deuant, pendant & apres le Bain seront conditionnez par la qualité de la maladie, & les forces discouruës, par le Medecin present, ayant l'aduis du docte Practicien deuant les yeux. *Il faut que l'entrée des Bains naturellemẽt chauds, se fasse sans trop d'agitation: afin que leur force par la remise du corps, penetre dauantage, car ceux qui y entrent auec de l'esmotion, leur corps par horreur se resserre, & ne reçoit la qualité de l'eau.* De sorte que les mouuemens des membres racourcis & engourdis ne se doiuent faire à l'abord du Bain: mais sur la fin, lors que la partie a conçeu la chaleur du Bain, & que les nerfs & tendons sont ramollis & relaschez par la moite chaleur de l'eau.

Anthillus.

Ætius tetrabibl. 3. c. 167.

La continuation du Bain & le nombre des iours sera prefix par le Medecin, qui sçait que e malade doit perseuerer aux Bains, ne desister, & ne les blasmer, s'ils ne succedent selon son intention: car tout ainsi qu'il y a des momens aux temps qui meurissent les choses, & leur donnent la perfection: ainsi en la medecine le temps accomplit le fruict par l'vsage. *Oportet itaque vbi aliquid non respondit, non tãti putare authorem, quanti ægrum, & experiri aliud, atque aliud, quod maxime in logis morbis, quos tempus vt facit sic etiam soluit, non statim condemnetur si quid non statim profuit, minus vero remoueatur si quid paulum saltem iuuat, quia profectus tempore expletur.* Cels. l. 3, c. 1.

La derniere partie du Bain est employee à ce que nous deuons faire apres le Bain, si quelqu'vn à le cuir infect & taché de demangaison ou autre espece de gale & prurit, doit estre au sortir du Bain enueloppé dans vn linceul bien sec, & transporté au plus proche logis, qui soit chaud: mais non en veüe du feu allumé, de peur que les esprits ne se dissipent par cest obiect lumineux & chaleureux, & que le malade ne defaille, là auec linges rudes biẽ secs sera frotté de tous costez, puis pourra estre arrosé, d'eau tiede approchant peu à peu d'vne plus froide: non que ie sois autheur que cest arrousement se fasse à tous subjects, & à tous temps, ne voulant estre si temeraire, que en tel cas, & en tous ie vueille establir quelque chose pour les particuliers, sans de grandes circonstances, à raison de la diuersité des malades, & differãce des maladies, mais pour ne couler trop secrettemẽt: l'aduis que ie donne pour cest arrousement moins chaud que le Bain. Ie ne luy donne lieu, que sous deux intentions, la quantité de l'euacuation pretendüe, & des forces, pour nous rendre capables interpretes & imitateurs de cest oracle Hyppocratique, des preparatifs & meslanges d'eaux, dont il nous somme: lors que nous sommes desireux de beaucoup purger, à ce esmeuz, ou par la nature de la maladie, la quãtité de l'humeur, & l'integrité des forces, & telles autres: au sortir du Bain il ne faut arroser le malade d'eau tiede iusques à la froide; mais soigneusement l'enuelopper dans des linges, le mettre au lict, le couurir mediocrement, laissant couler la sueur en abondance, & l'abatre estant amortie, le seicher auec linges ou esponges fines & seiches, & entre autres prendre garde à la teste pour la bien desseicher, ce que pour plus commodement faire, le poil doit estre couppé le plus pres que se pourra: car le danger est grand que ne pouuant essuyer les cheueux, ils restẽt encore humides, & refroidissant le cerueau, & repoussant ce qui s'en exhale, ils engendrent vne infinité de defluxions & de douleurs de teste: ce qui faict nous commander par Hyppocrate, & par l'experiance iournaliere d'auoir vn grãd soing que la teste soit exactement desseichée, en la frottant auec esponges par le derriere en haut, autrement (que ie redicts encore pour la consequence de cest abus) le cerueau humide poussant au dehors ses superfluitez fondües par la chaleur du Bain, si elles ne sont diligemment recueillies, & qu'elles sejournent souz le cuir de la teste, qui est fort espais, elles causent de grands maux: Apres la teste, tout le reste du corps doit estre essuyé, & puis peu à peu se doit remettre en l'assiette de son premier temperament: mais si nostre intention est de ne vouloir gueres purger, ou que les forces soient affoiblies, ou pour les deux ensemble: on peut reserrer doucement le cuir: notament aux personnes saines, & d'vn Bain chaud descendre à vn autre moins chaud, ius-iusques au froid aucunement, & au defaut du Bain, souffrir l'arrousemét d'eau. Ce que nous pouuons faire à Bourbon Lancy, ou il y a diuersité de Bains & de canaux, & de sources chaudes & froides: mais les malades & debiles ne peuuét sans offence soustenir l'eau froide, si elle n'est aucunement corrompüe par l'eau chaude, & le moyen de trouuer cest assaissonnement & meslange d'eaux est, que nous visions à la qualité de la maladie, la Nature du malade, l'Aage, la constitution de l'air, & ie crois que si les recherches de nos Bains estoient authorisées, que l'on pourroit d'vn Bain chaud, passer au moins chaud, & d'iceluy à vn troisiesme gére d'eau plus froide que chaude: c'est ce que Hyppocrate par ses mixtions d'eaux a commandé à ses successeurs, & ce par des degrez & moiens, sans aller d'vn extreme en l'autre, du chaud au froid, ce qui seroit à craindre au malade: mais en nos Bains de Bourbon, n'ayant que le Caldaire ou Lauoir libre, le Tepidaire, & Frigidaire estants supprimez & prescripts par les ruines, ie ne voudrois q̃ le malade debile vsast d'eau froide au sortir du Bain: notament en ce pays vn peu froid, puis mesme que Galien defend l'eau froide au malade, luy permet de passer par vne autre plus tiede, & luy ayant aualé l'eau auec linges, le met au lict pour y reprendre alaine & les forces: ioinct mesmes qu'en tous malades apres le Bain, le sommeil & la sueur legere sont vtiles: d'autant que la sueur resoult les excremens, qui se sont attirez & abordez autour du cuir, & le sommeil, par ce qu'il recueille la chaleur & les esprits espars en la superficie, & les retire au centre du corps, & par ceste retraicte relasche & oste les lassitudes, & restablist les forces: adioustons que *la sueur & le sommeil par vn priuilege special s'entr'aydent, toutes autres euacuations estãt arrestées par le sommeil hormis la sueur.* Hyppocr.

En ce mesme temps s'il y a quelque vnction à faire sur les parties affligées, l'excrement estant vuidé, & les pores encore beants, comme aux Ischiatiques, paralysies, gouttes, tumeurs froides, retractions, tremblemens, foiblesses de membres, pour tous lesquels communement on vse d'huiles, de therebentine de ſcorpions, de vers, & de renardeaux, de quantité de baumes, cataplaſmes, emplaſtres, beurres neruaux que l'on ſe forme ſelō la nature du mal, du malade & des autres circonſtances ſuſdictes, & les meſmes topiques ſe peuuent agencer ſur les parties malades apres l'Eſtuue, la Douche, les Fanges & Fomentations, augmentant ou diminuant ſelon la varieté des indiuidus : ce qui ſemble impoſſible du premier front, mais facile à l'experiance. *Multæ res id difficile inſcio faciunt, quod perito facillimum eſt.* Celſ. 102

DE L'VSAGE DE L'ESTVVE.

CHAP. XIIII.

L'ESTVVE pour eſtre moins violante qu'aucune partie du Bain a ceſt aduantage, d'eſtre frequentée, lors que par l'ardeur des grands Eſtez le Bain eſt interdict, & par ainſi moins nuiſible aux enfans, vieillards, femmes, & autres imbecilles : d'autant qu'elle n'eſchauffe pas ſi fort, deſſeiche moins, reſoult doucement les ſuperfluitez affichées ſouz le cuir, amaigrit les perſonnes trop graſſes. Toutes ces aydes ſe doiuent authoriſer par le Medecin ſouz les meſmies cautions que le Bain, n'oubliant le particulier dommage qu'elle rapporte à ceux qui ont la poictrine aislée, estroicte, & qui sont pulmoniques, arreste quelquesfois le ventre, & les vrines par accident, desserre les ioinctures des articles, remplit la teste, trouble les yeux & l'ouye: c'est pourquoy la teste doit estre hors la vapeur, mais sur tout incommode, si incontinent apres on s'abandonne à vn air froid, venteux, & pluuieux: les autres cautions sont communes auec celles du Bain.

DE L'VSAGE DE LA BOISSON DE L'EAV DE Bourbon.

CHAP. XV.

LA Boisson d'eau recognüe estre proffitable, doit estre practiquee le matin au poindre de l'Aurore, les excremens vniuersels, & particuliers vuidés: En la boisson trois choses sont remarquables, la qualité, la quantité, & la façon d'vser, auec quelques cautions particulieres: la qualité est que l'eau soit chaude, nette, recentement puisée des fonteines, & non transportée, ou refroidie (si

ce n'est

ce n'est pour en vser au repas) pour à quoy obuier, il faut aller aux fontaines chaudes & suiure le mesme ordre que tient Galien au laict d'anesse, qu'il ordonne aux Phtisiques, lequel est de tant plus vtile, qu'il est chaudement pris au sortir des mammelles, sans attendre qu'il soit refroidy, non pas que Galien creigne que le laict s'aigrisse, la corruption ne se pouuant si promptement faire, mais bien que la chaleur du laict ne s'euapore, par laquelle la nature est non seulement restauree, mais encore les facultés du laict sont plus fauorables : ainsi en nos eaux qui sortent chaudes des leurs sources, est contenüe vne faculté naturelle, vtile aux maladies froides non seulement par sa contrarieté, mais encore par la chaleur actuelle, par laquelle elles ont vne force propre à conduire, distribuer, & accroistre leurs facultez : que si ceste chaleur est exhalée, la force des mineraux s'esuanouyt, & l'eau demeure sans action : Aussi le plus chaudemét qui se pourra il les faut boire, tant à raison que elles operent auec plus de puissance & plus promptement, que parce que l'eau attiedie, dissoult & relasche l'estomach, & le desgoute, ce que l'on doit craindre au Bain.

La quantité de l'eau est communement de douze onces, tous les iours augmentant iusques à trente ou plus si l'on peut, continuées en cest estat quelques iours, & puis les diminuer à proportion cõme l'on a augmenté, ie ne limite à personne la quantité de deux, trois

ou quatre verres, la diuersité des maladies, temperamens, forces & d'estomach me retié-nent: mais seulement i'aduertis du plus ou du moins, que l'on ne doit outre-passer sans le contrerolle du medecin: la promenade modeste ayde beaucoup la distribution de l'eau, soit deuãt, soit apres boire, reschauffant doucement les Entrailles, au contraire le mouuement violent est nuisible, remplissant le cerueau de vapeurs agitées: Le vomissemẽt aux premiers iours est vtile, par l'euacuation des coles qui sont au fonds & aux parois de l'estomach, mais s'il continüe au quatriesme iour, il faut destourner ce vomissemẽt par clysteres acres de l'eau mesme des fontaines, auec opiates propres, & par vne vantouse aposee sur l'estomach: Il ne faut tout à coup prendre toute son eau, mais differer selon que l'on se cognoistra chargé en l'estomach, qu'il faut sur tout conseruer, & ne point exceder ses forces, par vne dereglee quantité d'eau pour n'estre repris de Pline. *Quidam plurimo potu*
l. 3. cha. 6. *gloriantur, vidique iam turgidos bibendo in tantum, vt annuli integerentur cute, cum reddi non posset hausta multitudo aquæ.* Que si on veut boire de l'eau chaude, on le peut au sortir du Bain, en la façon que Galien l'ordonne aux supressions d'vrine, & puis on suera. Ie ne puis permettre vne erreur qui s'est glissee en nos Bains, mesme par des doctes, lesquels fondez sur le seul renfort du contraire opposé, & par la force se faire voye, pour faire plus copieu-

ſement ſuer, donnent de l'eau froide aux malades, ou pour leur rafraichir le foye, diſent ils, ſous quelque couleur de conſerues de violes battües auec l'eau actuellement froide, lors que tout eſt en feu, & que l'eſtomach eſt depourueu de chaleur eparſe en l'habitude: ce qui eſt contraire à la Nature qui ne peut ſans offence ſuporter vne ſi ſoudaine & extreme mutation du chaud au froid, & contre les preceptes des Practitiens & entr'autres d'Archigene. *Qui venientem à balneo ac ſudantem à potu frigidæ arcebat: Que ceux qui ſortent du Bain ſe gardent de boire de l'eau froide, parce que la froideur eſt fort nuiſible aux parties, & aux membres & corrompt leurs facultés & actions, d'où vient la phtiſie, & l'ectique*, Cornelle Celſe condamne telles procedures de donner l'eau froide à ceux qui ſuent, ou qui ont trauaillé, *ex labore ſudanti frigidæ potio pernicioſiſſima eſt, atque etiam cum ſudor ſe remiſit itinere fatigatis, inutilis*. Les cautions de la boiſſon d'eau chaude ſont, que la ſueur eſt dangereuſe eſtant pouſſée par la boiſſon de l'eau chaude, parce que ſon action eſt de vuider de la circonferance au centre, ou par vomiſſement, ou par vrines, ou par eſmotion de ventre, que ſi l'eau flotte dans l'eſtomach auec vne peſanteur qui dure long temps, il s'en faut abſtenir, & par purgations, pillules communes, ou agregatiues leur faciliter le paſſage, il ne faut auſſi trop longuement s'opiniaſtrer a boire (non que i'aye iamais notté in-

Hyppocr.

Celſ. l. 1. c. 11.

Auic. in 2. l.

L. 1. c.

conuenient quelconque) mais par ce que les Practiciens ont obserué d'autres eaux chaudes se rendre incommodes pour en trop boire, & trop long temps. *Aqua ex calidis fontibus si bibitur continuis diebus, vlcera parat & cruentam vrinam.*

Alex. bened. c. 6. l. 21.

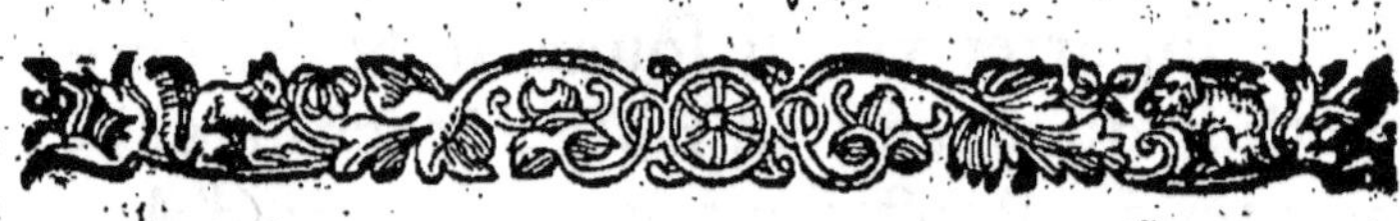

DE L'VSAGE DE LA DOVCHE.

CHAP. XVI.

APRES que quelques iours auront esté employez au Bain, à l'Estuue & à la Boisson de l'eau, si l'humeur est sequestrée & rãgée à vne seule partie, ou qu'il y aye quelque partie affligée. La Douche aura lieu souz l'ordre de la medecine, qui faict preceder les purgations vniuerselles. La Douche se donne generalement sur toutes les parties du corps, ors le cœur & le foye, & encore pour l'estomach on se dispense : le plus communement on l'ordonne pour desseicher le cerueau: d'autant que son humidité superflüe est crüe pour la plus ordinaire cause des defluctions, mais non seule, comme les modernes pretendent : toutesfois ayant recogneu par signes inseparables l'origine de la fluction, ou autre mal proceder de l'humi-

Hyppocr.

Fernel.

dité du cerueau, nous l'arrousons de nos eaux, & le plus frequemment sur le deuant, & au droict du congrez des costures de la teste, l'os du front estant plus rare & deslié que les autres, ce qui rend plus facile l'accez de l'eau dans les cambreures du cerueau, au subeth Apoplexie, Phrenesie, Melancholie, conuulsion & autres indispositions du cerueau. Galien applique les medicamens sur l'os du frõt ou aboutissent les coustures plustost qu'ailleurs: En la molesse des nerfs, prouenüe d'vne humeur bilieuse, qui a fondu la pituite, & l'a respandüe sur les nerfs voisins, auec l'incõmodité d'vne paralysie imparfaicte, ou autre imbecillité des nerfs, on distille l'eau chaude quelque temps sur le commun concours des coustures, ou tout le lõg de la sagitale, on descendra vers la lambdoide, & de la sur toute l'espine du dos. La qualité de la Douche sera assaisonnée par la prudence du Medecin auec l'eau des Fontaines incontinent puisées, ou long temps deuant, & destrãpée s'il veut, auec celle du Bain la plus nette & pure qui se pourra, la quantité sera estimée de mesme: la distãce se doit iuger en deux choses, la cheutte de l'eau de haut, ou de bas, & la capacité de la cãne par laquelle l'eau passe: pour la cheutte, plus elle est de haut, plus elle a de violence, & s'imprime plus auant, l'ordinaire est de trois ou quatre pieds: plus l'eau tombe grosse plus elle a d'action, & c'est pourquoy on faict prouision de cannes grosses & menües pour s'ac-

Gal. 12. Meth. & 2. decomp. med. sec. loc.

commoder à l'intention du Medecin qui iuge la maladie, la nature du malade, & le remede. On doit cesser la Douche quelque tẽps apres que manifestemẽt on ressent la chaleur auoir penetré au dedans. L'heure de la Douche est le matin ou le soir, auec mesmes preuoyances que le Bain: quelques-vns qui veulent mesnager le temps, & qui se sentent assez robustes prennent la Douche sur la teste pendant le Bain, ce que ie n'appreuue, tant par-ce que la nature ne peut estre attẽtiue en deux lieux, que parce que le cerueau desia attaqué de la vapeur du Bain, & pressé de cest arrousement impetueux, ne s'estonne & ne s'affoiblisse: ayãt vn esgard particulier au temperament du cerueau, & de tout le corps: car si le cerueau est bilieux, suject aux defluxions, & imbecille, la Douche luy est perilleuse, voire hors du Bain, semblablemẽt i'ay plusieurs fois veu suruenir des ardeurs & suppressions d'vrine lors qu'on donne la Douche sur le petit vẽtre, & aux encours de la vessie, & ce par l'inflammation de son col musculeux, ce que incontinẽt se passe, par foments tiedes, ou par iniections temperées. Il prend à plusieurs vn grãd desir de dormir pendant la Douche; d'autant que la chaleur de la teste attire dauantage les vapeurs d'embas, & la remplit, ce qui est nuisible, & ne faut permettre ce sommeil, que l'on se rende soigneux de desseicher la teste, non seulement apres la Douche: mais encore apres les sueurs, & que l'on ne se haste à sortir dehors en tẽps pluuieux, froidureux, & venteux.

Archig. Gal. 6. de san. tuend.

Hippoc. sect. 4. de rat. vict. acut.

DE L'VSAGE DES FANGES.

Chap. XVII.

Les Fanges ſuccedent plus communement aux autres parties du Bain, qu'elles ne les deuancent, lors principalemēt qu'il faut reſoudre, & fortifier quelque partie, ſouz les meſmes cautions que les precedentes: les Fanges ſe tirent du grand canal à Bourbon Lancy, & à Bourbon Larchābaud du marc des puys, n'approuuant celuy qui eſt dans le Bain, pour eſtre ſale, & ramaſſé des ordures des baigneurs: nous pouuons adiouſter aux Fanges & marcs, des huiles, des gommes, des eaux diſtillées, les paiſtrir ou ramollir enſemble, auec l'eau des fontaines, & ainſi reſchauffées enduire la partie ou pluſieurs, ſoupoudrées ſi l'on veut auec ſouphre puluériſé, les expoſant apres au Soleil, tout le reſte du corps eſtant à l'ombre, & la ſeule partie enduitte deſcouuerte au Soleil, iuſques à tant que les Fanges ſoiēt ſeiches, & apres faudra lauer la partie de l'eau des fontaines, & reiterer pluſieurs fois la meſme choſe, deux ou trois heures apres le repas, *Vtuntur ex* COENO *fontium ipſorum vtiliter, ſed ita, ſi illitum, ſole inareſcat.* L'autre mode eſt que le *Pline 31. c. 6.*

ſoit entrant au lict on prenne les Fanges à la maniere cy deſſus, que l'on couure vn peu plus la partie lutée, puis la laiſſer iuſques au refroidiſſement & ſeichereſſe des Fanges, & qu'on aye le ſoing d'en remettre d'autres iuſques au lendemain, que l'on deſtrampera le tout au Bain, ou en la chambre auec de l'eau des Fontaines: on continuera les Fanges ſelon que le Medecin iugera eſtre neceſſaire.

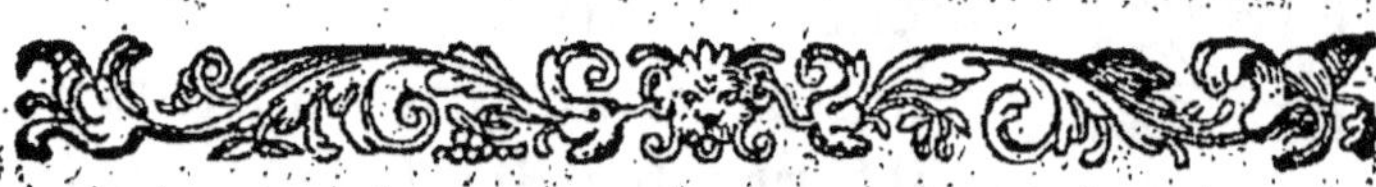

DE L'VSAGE DES CORNETS.

CHAP. XVIII.

LES Cornets couſtumierement s'apliquent apres les autres parties du Bain, lors que l'humeur rebelle ne ſe peut reſoudre: les Cornets s'affichent indifferemment par tout, ſouz la prudence de celuy qui doit ſcarifier en lieux deſcharnez, ou nerueux & tendineux. On appoſe telle quantité de Cornets que le Medecin recognoiſtra eſtre neceſſaire, ſe propoſant deuant les yeux que chaque cornet eſpuiſe vne once de ſang, afin que ceſte conſideration retienne l'abus qui ſe commet auiourd'huy en l'appoſition de trente & quarante Cornets, pour vne fois, & iaçoit que leur vſage aye lieu à toute perſonne, ſi eſt-ce q̃ plus particulieremēt ils conuiennēt à deux ſortes de perſōnes, aux galeux & à ceux qui ont quelqs impuritez au cuir, & à ceux qui craignent la ſaignee, leur plꝰ aſſeuree & ordinaire aſſiette ſe fait ſur les parties charnües, ou eſt le cours des grā-des veines, aux epaules, aux feſſes, aux genoux, & vn peu plus bas l'inciſiō faicte pour les articles, ailleurs ſur l'endroit meſme de leur afiche, & puis faut lauer auec l'eau tiede, & laiſſer r'aſſoir le ſang.

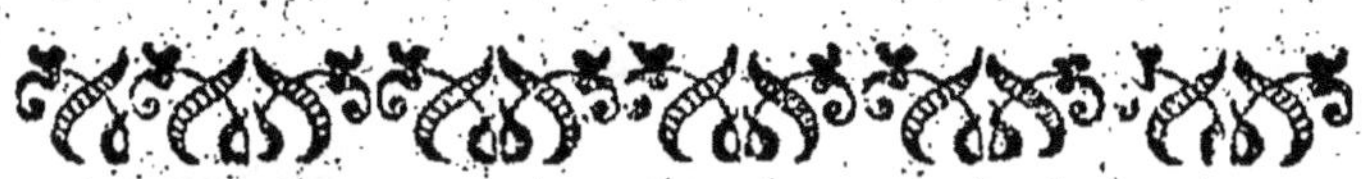

DE L'VSAGE DE LA FOMENTATION.

CHAP. XIX.

S'Il ſe rencontre des perſōnes ſi debiles, timides, & delicates ou auſquelles pluſieurs incidents cōtredisent le Bain, & les parties ſuſnōmees, on pourra fomenter vne partie affligee par l'eau de nos Bains, meſlee de quelque decoction de ſimples aſſortis à la maladie: Et bien que la fomentation ſoit l'vne des moindres parties du Bain, elle ne laiſſe ſe maintenir dans les meſmes priuileges & conditions des autres (non ſi exactement toutesfois) toute partie malade eſt capable de fomentatiō, qui ſe faira ou auec eponges ou auec poulmons de mouton, ou veau nouuellement egorgés & encore touts chauds.

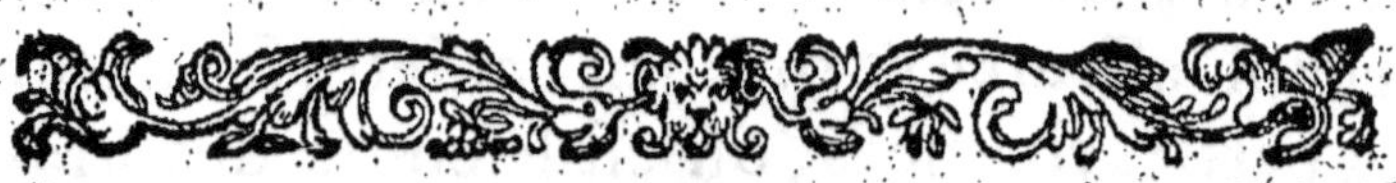

DE LA FAÇON DE VIVRE DE CEVX QVI se baignent.

CHAP. XX.

LES mesmes cõuenances requises de la part du malade, de la maladie, & autres semblables doyuent entrer en reprise pour la façon de viure des baigneurs plus liberale, ou estroitte, selon la disposition des malades, de leurs forces, de la maladie, & de la coustume &c. Par lesquels nous serõs instruicts de nous elargir quelquefois, de dõner à manger, deux, ou trois, ou quatrefois le iour, d'autrefois moins: Les aliments doyuent donner la loy aux Bains, & non les Bains aux Aliments: ce que Plutarque remarque en la mort de Tite Empereur, qui s'opiniatra ne vouloir manger qu'il ne fut premierement laué. *Hem victus & vitæ rationem imperatoriam, quæ præpostero ordine non necessarium ad vitam balneum, necessario vitæ victum funestas leges imponi sciuerit.* La mesme regle se doit garder en la qualité de L'aliment, plus ou moins succulent, ou nourrissãt. Nous sommes quelque fois forcés de donner mesme pendant le Bain, ou vn peu apres, des choses qui promptement restaurent, comme du pain trempé au vin, quelque massepain ou autres pastes & confitures instituees par le Medecin: Hippocrate & son fidele truchement ordonnent, qu'il ne faut incontinant apres le Bain boire ou manger, parce que la chaleur eprise & difuse par tout le corps, rauit à l'estomach le moyen de cuire l'aliment, mais lors seulement que le trouble & agitation suscitee par le Bain, est calme & tranquille, & que le corps est remis au point de son egalité: car ou boire ou manger pandant ceste emotion, remplit le cerueau de vapeurs, & l'estomach de crudités par l'absance de la chaleur egaree en la superficie du corps, de façon que le temps du boire & du manger aux Bains, est apres la sueur, & la reduction des humeurs en leur iuste assiette, & l'estat paisible de tout le corps, tel qu'il estoit auant le Bain. Ce que nous disons du Bain, nous l'entendons de toutes ces parties, vers lesquelles on se relache & restraint selon le besoing.

Gal. 3. com. de rat. vict.

La qualité de l'aliment aux maladies pituiteuses en general sera en ses premieres qualités chaud & sec, & en ses secondes attenuant, incisif, & de bon suc, le pain salé bien cuit, paistri de l'eau des fontaines, touts oyseaux de montaignes, perdrix, phaysants, grites, merles, aloüettes, ou pigonneaux sont propres, & apres les poulets & les chapons, qu'il se garde des aliments froids, humides grossiers, & venteux, cruds, aigres, glaireux des laictages, legums & fruicts trop humides: Qu'il soit discret aux melons, i'accorde les poissons pierreux qui ayment les eaux viues, comme Truittes, brochetons, Ombres, perches, loches, escreuisses, & autres frequētāts les eaux pures & nettes, pleines de cailloux: Vn vin blanc & clairet bien meur, & cuué d'vne mediocre consistance, doit estre chosi: la muscade, le poiure, & autres aromates serōt discernés par le medecin, & de mesme soing le deguisement des viandes, car leur apareil change, augmente & decroit les facultés des aliments. L'ordre qui s'y doit garder c'est que les liquides precedent les solides, & les plus secs apres, & d'autant que le ventre est plus oysif par le Bain, on permettra quelquefois des boüillons de chair auec herbes cōmunes y mettant vn peu d'hyssop & de s'arriette, aussi aux entrees de table quelques pommes cuittes ou des pruneaux, le sommeil doit doit estre euité apres le repas. *Et à venere sit pax ob exhaustum.* Le reste ie le consigne au maniment du Medecin, qui selon les occasions dispācera les alimēs, functions, exercices, & les choses naturelles & non naturelles par sa prudance.

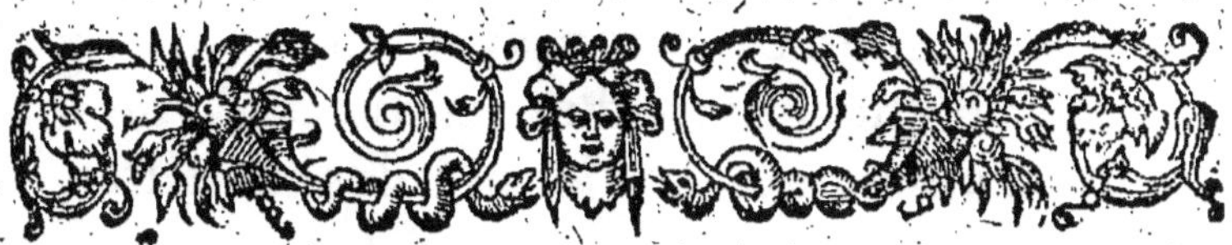

INDICE ET SOMMAIRE DES MALADIES QVI se peuuent guerir par l'vsage des Bains de Bourbon.

Chap. XXI.

HYppocrate ayant couru vne partie de l'Ægypte, Thessalie, Macedoine, & toute la Grece, pour confirmer par experiances les maximes qu'il pretendoit establir en la medecine naissante, recueillit des temples d'Apollon & d'Æsculape toutes les represetations, titres & memoires qui y estoient affichés, appellés Μνημόσυνα, mesme ceux qui anciennement estoient posés autour des Bains, en forme de vœux ou enseignes, qui marquoyent les maladies, qui y auoient esté gueries. Ces petits tableaux n'estoient que rudes esbauchemets, qui receurent despuis leur perfection par les diuerses couches du iugement, & des experiances d'Hippocrate, & apres sous la præcaution des causes indiuiduelles, il ieta les fondemens de la medecine methodique & Rationnelle. Depuis douze ans que ie suis assidu aux Bains de Bourbon, ayāt esté tesmoing oculaire d'vne infinité d'experiances & merueilleux euenemens en la cure des maladies, desquelles curieusement i'auois rempli plusieurs cayers, que ie supprime & dissimule pour brieueté, & pour la foy publique d'vn milliõ de personnes qui y ont esté presentes, & ceux mesmes qui en ont receu le proffit en leurs santés, qui en feront vn perpetuel recit à la posterité. Les anciens croyent que la description des histoires estoit vne chose affectee, presomptueuse, & infidelle, on atribue l'hystoire à Cliõ comme à celle qui est la mere de gloire: i'ay dit infidelle & affectee pour le rapport qui ne se peut seurement apparier en la medecine d'vn malade à vn autre: que s'il n'y a rien si doux que la brieueté, si ie voulois representer les euenemens heureux de nos Bains, ie me rendrois odieux, & serois estimé vn Faiseur de comptes, tenu pour suspect en la loüange des singularités de ma patrie, & donnant a la mesme verité, vn soupçon reprochable à vn Bourbonnois de naissance, & à vn medecin de profession: Ioingt que I'ay apris de Galien que les histoires medicinales se doyuēt iuger par raison & experiance: I'adiioüe & recognois les histoires Epidimiques d'Hyppocrate auoir esté necessaires en l'origine de la medecine, mais preuoyant l'abus que le vulgaire commettroit, il taist les remedes & les procedures qu'il auoit gardees, dis-

Ciceron.

ſimule ſa methode, bref ce qu'il faiſoit à la gueriſon de tels malades, de façon qu'ayãt iugé les hiſtoires des particuliers, eſtre vaines & inutiles pour nos Bains, aſſés celebres & cognus par leurs effects, & que leur heureux ſucces à Pierre, pouuoit eſtre pernicieux à Iean, comme l'hydromel qui eſt vrayement propre aux Pleuretiques, mais non indifferament à touts, parce qu'il eſt perilleux aux Bilieux, & à ceux qui ont le foye grand: Et que toute la medecine reçoit pour maxime, que tout ainſi que nulle maladie eſt ſemblable à touts, que auſſi meſme genre de remede ne peut auoir pareille force enuers touts: Ce qui a fait condamner les Empyriques par Platon *Si quelqu'vn ſe vante de ſcauoir beaucoup de ſecrets en l'art, & les facultés des remedes & qu'il ne ſache à qu'elles perſonnes il les faut diſpancer, en quel temps, & combien, qu'il ſoit eſtimé vn fol.* N'ayant appris d'Hyppocrate que l'hydromel fait ſuer les vns, & vriner les autres, & emeut le ventre à quelques vns: Ce qui a fait eſcrire à Celſe que la medecine eſtoit *Ars cõiecturalis, neque reſpondet ei plerumque non ſolũ coniectura, ſed etiam experientia.* De ſorte que poſant icy les hiſtoires des cures que i'ay veu fauorablement, voire diuinement reüſſir à nos Bains le vulgaire ſans differẽce & deduction artificieuſe des cautions & conditions c'y deuãt premiſes abuſeroit & temairerement profaneroit ces merueilles affectees pour eſtre ſeulement cõduittes par ceux de la famil-

Hyppocr. 3. acut.

In Phædre.

3. acut.

l. 1. c. 2.

le d'Æculape. Mais pour ne trop mysterieusemẽt receler en forme de cabale, ce qui doit estre cognu & communiqué à tous, estant voüé à la santé publique, i'ay en gros dressé vn bref estat des maladies recognües par raison & experiance auoir esté, & pouuoir estre parfaittement gueries par les Bains de Bourbon & leurs parties, sous l'adresse du docte Medecin preposé, qui rapportera aux cautions presises comme à la regle de Polyclete, les especes, differences, mouuemens, & mœurs des malades, & de leurs maladies: cest le pyuot où est appuyé, & sur lequel tourne tout mon desseing: Le defaut de poil dit la pelade, causé par le vice ou corruption de sa matiere, comme pituite salee, ou quelqu'autre mauuais suc, ou du vice du cerueau, du foye, de l'estomach, de la ratte, & de la matrice; La teigne: la pouilleure: & semblables infe-ctions, les douleurs de teste, & micraines inueterees: causees d'vne vapeur ou vent froid ou de la pituite: Les vertiges, ou tournemens de teste: s'ympathiques, ou idyopathiques au cerueau: La Lethargie prouenüe d'vne cause pituiteuse, deprauee en sa substãce pourrie, accrüe en qualité, & quantité, vn peu echaufee, grossiere & glaireuse: La melancholie, ou priuation de sens par l'intemperie froide du cerueau, ou de la masse du sang: La memoire est fort aydee par les Bains, s'y la cause de sa diminution est vne intemperie froide, L'Incube, suscité par vapeurs

Gal aph. 31 sect. 4.

Auic.

Auic. c. at.

Gal. c. 2 l. 3. de symp caus.

epesses

espesses, & par crudités de l'estomach, & quelquefois par la vapeur grossiere du propre aliment du cerueau. Le mal caduc engendré d'vne vapeur grossiere, froide & d'vne matiere pituiteuse, Sympathique, ou Idyopathique. Ils sont aussi fort commodes à ceux qui sont enclins aux apoplexies & catherres: à l'endormye soit les yeux ouuerts, ou clos. Et à la roideur & impuissance de tout le corps, au tremblement de quelque partie que ce soit, non par defaut d'esprits, comme aux vieillarts & Ectiques, mais par l'empeschemẽt que le phlegme donne à l'esprit animal de s'escouler corporellement, & non par la simple irradiation: à l'estonnement, à la stupeur, à la paralysie de quelque cause quelle soit deriuee, primitiue & successiue, voire des coliques bilieuses, des fiebures longues, & intermittãtes, ou par les voyes ordinaires: à la cõuulsion & retraction par repletion seulement de toutes humeurs (hors la bilieuse, qui peut irriter, mais non remplir) oüi bien par quelque vapeur grossiere & froide, de quelque lieu qu'elle s'eleue, remplissant les muscles, à la torsion, à la rigueur du col, de mesme en toute espece de retirement dit *Tetan⁹*, soit en deuant, ou en derriere ou tout droit. Les catherres froids, & humides, sont soulagés & gueris de quelque lieu qu'ils procedent, soit des reliques de l'aliment indigest, Ou que les vapeurs eleuees des Hypochondres ne s'euaporent par les coustures du cra-

Auic.

Gal. l. 3. 17. de loc. aff.

Gal. c. 2. l. 2. de simp. caus.

Gal. c. vlt. l. 2. de temp.

c. g. l. 1. de san. tuenda

Aristot de som. & virg. & c. 7. l. de part. animal.

ne. Les Hydrocephales entre les Menynges, le crane & pericrane. Et le pericrane & le cuir ayant pour cause vn excrement superflu, aigueux, et pituiteux. Les yeux chassieux, rouges, pleurants, ennemis de la lumiere, à cause de la pituite douce & salee, ou par des vents grossiers (la matiere n'estant ny bilieuse, ny en son mouuement) reçoyuent vn merueilleux soulagement par les Bains. Les Cataractes de mesme, & autres suffusions, soit d'vn estomach cru & vaporeux, ou du cerueau pituiteux, ou apres les longues maladies, & que la cataracte est recente, ou quand pressee elle se dilatte: les taches des yeux rouges, ou bleuës dittes sugillations, qui prouiennent d'vn sang respandu ou coulé des veines des tayes des yeux, les fistules des yeux mal soignés apres leurs inflammations & tumeurs, la demangaison des paupieres, & des sourcils causee de pituite salee, la difficulté de l'ouye, le sifflement des aureilles, par vne vapeur grossiere, ou par vents enclos, & les vers qui s'y engendrent. Nos Bains aussi assistent fort l'odorat, consolident les vlceres du nés, corrigent sa puanteur, soulagent son oppression à cause des distilations, subtilient le sentiment, preuoyent par leur vsage aux douleurs de dents à leurs vermouleures, agassement causé de choses froides: à leur noirceur à cause des humeurs vitieuses qui s'y attachent, à la surcrüe de la chair des gensiues, les affermissent pour la seurté des dents, sont propres contre les

Ætius l. 6. 51

Gal. c. 2. l. 4. de loc. aff.

Gal. c. 1. l. 15. de loc. aff.

Gal. c. 8. l. 5 de loc. aff.

paralysies, defluxions, & tortures de la machoire inferieure, rendent la couleur belle, & le teint frais au visage, dechargent les glandes de la bouche, & autres tumeurs causees par defluxions froides. La fange ou marc des baĩs est vn salutaire cataplasme pour les esquinances, meilleur beaucoup que celuy du nid d'hirondelle. Le gouytre ou broncocele est parfaittement resoult par les Bains, la difficulté de respirer soit par l'empeschement du phlegme qui apesantit, abreue, & englüe les æsles du poulmõ, ou s'attache aux demy-cercles de la cãne pulmõaire, et y cause des tuberosités, qui se fõdent & deprennẽt par les Baĩs: le seul air autour des Baĩs inspiré, par successiõ de temps guerit la toux, comme aussi les douleurs de costé sans fiebure, es restes de l'empyeme. Les palpitations de cœur causees par des vents grossiers, par humeurs melancholiques & froides, par vne abondance d'humeur sereuse contenüe au pericarde, reiouissent le cœur & les esprits attristés. Les Bains aussi sont propres aux difficultés d'aualler, causees par intemperie froide, humide, soit ou des alimens solides ou liquides, embaumẽt les esselles puantes, auec quelques astringẽts aromatiques, fomentés apres le Bain, eloignent, r'acourcissent & resserrent les mammelles trop proches, & pandantes, r'amollissent leurs tumeurs schirreuses, & le laict caillonné dit *collustra*. Secourent la pleuresie causee du froid de l'air d'autour, resserrãt les

Gal. c. 7. l. de diff mor.

Gal. 4. de rat. vict.

Gal. 5. l. de palp.

pores & empeschant la transpiration du cuir, nuisent beaucoup aux phtisiques, aux crachemens de sang, toutesfois seiourner prés des Bains, inspirer leur fumee & par interualles, aualer quelques onces d'eau chaude, auec le Syrop de tussilage, ils aporteroient de la commodité. De mesme fut guerie par Galien ceste femme phtisique, seiournant autour d'vn four duquel elle humoit l'air rechaufé, toutes sortes de degouttemés & appetits deprauës, diminüés, maux, non de cœur, mais de l'orifice superieur de l'estomach, les vomissemens, la faim de chien, l'intemperie froide & humide de l'estomach, les inflations, tensions, rapports, douleurs, & relaxations d'iceluy, le hocquet, les frequents baillemens & sanglots, les coliques, les replis illiaques, les douleurs des intestins, les flux de ventre, & les vers, & autres insectes qui s'engendrent au corps, les trances & epraintes du ventre, toutte espece de mauuaise disposition d'hydropisie, *L'hydropic, dit Paul Æginette, doit estre plongé dans les eaux chandes, & se garder de toutes autres.* Mais encore se faut garder des Bains chauds aux hydropysies faittes par vne intemperie chaude du foye, ayant desseché & entr'ouuert sa substance comme la terre se fent par secheresse: la iaunisse, l'intemperie froide du foye, ses imbecillités, obstructions, celles de mesme de la ratte, du mesentere, & du pancreas, auec toutes leurs tumeurs, les melancholies hypochondriaques, non tant à rai-

Hypp.2. epid in bione

Auic.2. primi fen.2.c.19

Alexand.l. 15.c.2. ex paulo Æg.

ó de leur cause chaude, que de leurs accidēts roids. Ioingt que l'humeur melancholique ie peut estre que soulagee, sa froideur & epesseur ayant besoing d'estre echaufee & subtiiee, les passages estouppés ou de la vessie du iel, ou du rameau splenique, semblablemēt es empeschemens d'vrine soit, n'estant attiree par la faculté attractiue des veines emulgentes, & des roignons, ou par quelque phlegme opposé dans le crible en la substance du roignon, ou se coule l'vrine d'auec le sang deputé pour sa nourriture, ou par le fable & petits cailloux, qui se rendent ordinairement par nos eaux chaudes par petits fragmens, & d'autres entiers, ou au flux d'vrine par imbecillité des roignons & organes vrinaires. La gale & vlceres de la vessie, aux suppressions d'vrine, à l'incontinance d'vrine, à tous flux de la semence, aux carnosités ou veroliques, ou causees par grumeaux de sang, à la satyriase, tentige, meües par des vents suscités de la debile chaleur d'vne matiere crasse & viscide. Les tumeurs des testicules en sont resoutes, toute impuissance accidentelle d'egendrer, tout vice de semence (s'il n'est naturel) est miraculeusement corrigé & melioré par les Bains, les causes de sterilité retrāchees, & la conceptiō rādüe heureuse, voire en l'aage de cinquante ans, comme il s'est veu maintefois (fauorable foment aux refroidis & maleficies, par imtemperie froide) simple ou composee de matiere pituiteuse & grossiere,

Alex. bened. 22. c. c. II.

Æt. l. 3. c. 30. ex archig.

Æt. teiral. 3. c. l. xv.

remplissát les muscles, & les nerfs cauerneux autheurs de l'erection. Ils guerissent aussi les hernies aigueuses & venteuses, solicitent aux femmes les purgations long temps arrestees meliorent l'intemperie froide & humide de la matrice, les relaxations, imbecillités, & replis d'icelle, les fleurs blanches & autres steriles, & continuelles pertes, sont amandees comme aussi les mouuemens, eleuations extrordinaires & suffocations de matrice, causees par vne humeur pituiteuse, melancholique, retention & corruption de la semence, des hemorrües & des mois : sont souuerains aux vlceres de la matrice, aux schirres, moles ou amas d'eaux, de vents, qui s'y engendrent & autres fausses conceptions de quelque matiere qu'elles soient, aux precipitations & cheuttes de la matrice, les auortemēts y treuuent vn secours nonpareil, comme font les enfans lors que vn an, deux ou trois apres ils meurēt de catherres, & les Pere & Mere ne les peuuent eleuer, l'vsage de nos Bains dispose si proprement la mere, que les enfans apres qu'elle cōçoit sont de tres longue & saine vie. l'Ischiatique, la relaxatiō du siege, les hemorrües impures, externes, enflees, transparantes d'eau ou de vents, les gouttes, les reliefs de la verole, comme douleurs, enfleures ou pesanteurs de iambes, debilité des parties autrefois blessees, oppressees, foullees, toutes tumeurs froides, flatueuses, œdemateuses, toutes durtés faittes par tension ou cōcretion (& non par secheresse) aux vents grossiers & hu-

Gal. l. 5. c. 14 simp.

mides, qui s'enferment dans les articles, aux fantes & creuasses, à la gangrene causee par le froid, comme i'ay veu arriuer à plusieurs à Beaufort en Sauoye l'an 1600 : le sang & les Esprits ne pouuants aborder iusques aux artels, qui pour ceste occasion se separoient du pied sans doulleur. *Virg. 4. georg.*

Et cum tristis hyems etiam nunc frigore saxa
Rumperet.

Les Bains sont encore propres à ceux qui ont les iambes debiles & enflees par le vice de l'estomach, ne digerant comme il s'apartient, aux fractures, luxations, à ceux qui süẽt ordinairement, dautant que telles personnes lauees d'eau chaude ou froide cessent de süer. Aristote en rend la cause disant la süeur estre vn excremẽt superflu du corps, & ceste süeur estre empeschee par l'eau chaude, qui attire au dehors la chaleur qui fondoit la sueur: ainsi le vomissement, guerit le vomissement, par la matiere, & le reiect de la cause qui faisoit le vomissement : toute espece de gale, de demãgaison, tout vice du cuir, ou il y a du phlegme, ou de la pituite salee, la lepre, les ecroüelles y treuuẽt de l'ayde, les vlceres corrosifs, fistules, & les loups. Les varices, les longues fiebures, intermittentes, lentes, nocturnes, vagabondes causées de la pituite aigrie. Les hemitritees par la quantité de pituites, & telles autres fieures passageres & extraordinaires sous la caution cy apres rapportee, l'epesseur du cuir & de l'epiderme empeschant la transpiration, la goutte crampe degressent les

Æt. ex Arch. c. l. 17

Anthille.

Arist. quest. nat. sect. 2.

Æt. tetr. ser. 3. c. xxvj

Æt tetr. 3. c. 6.

corps surchargés d'ebō-point, proffitent à la morsure des bestes veneneuses, aux mules des talons, & à vne infinité de taches, qui souillēt & en-laidissent le cuir, bref peu y a, ou point de maladies en tout le corps (les cōuentions & cautiōs cy dessus obseruees, qui doyuent deuancer ou conduire l'vsage du Bain) qui ne soient soulagees par nos eaux Bourbonnoises: mais au souuenir de sy grands bienfaits qui nous sont en ces Bains, si largement concedés par le Createur, disons auec l'Apostre. *O altitudo diuitiarum, sapientiæ & scientiæ Dei, quā incomprehensibilia sunt iudicia eius, & inuestigabiles viæ eius. Quis enim cognouit sēsū domini aut quis consiliarius eius fuit, aut quis prior dedit illi, & retribuetur ei? quoniam ex ipso, & per ipsum & in ipso sunt omnia, ipsi honor & gloria in secula seculorum.*

S. Paul Rom c. 11.

A SCAVOIR SI LES BAINS DE BOVRBON ONT autant de vertu qu'ils auoient iadis.

QVESTION. I.

C'EST vn scrupule qui s'est glissé parmi nous, que nos Bains naturels suyuoient le declin vniuersel des choses crees, & que leur faculté estoit moindre qu'elle n'estoit en leurs premiers bouillons: les authoritez Chrestiennes & Payennes souscriuēt à ceste opinion, que toutes choses diminüent tous les iours, que les elemens se lassent de produire, & que les choses anciennes estoiēt meilleures. *Considere que tu es de moindre stature que ceux qui t'ont precedé, & que ceux qui te succederont l'auront encore plus petite que toy, ainsi qu'vne creature vieillissant & outrepassant la fleur de sa ieunesse.* Virgile parlant de la posterité, qui admireroit les grands ossemens de ses deuanciers: dit, Esdr. l. 5. c. 4.

Tempus veniet, quo finibus illis 4. Georg.
Agricola incuruo terram molitus aratro
Exesa inueniet scabra rubigine pila,
Aut grauibus rastris galeas pulsabit inanes
GRANDIAQVE *effossis mirabitur* OSSA *sepulchris.*

Ce qu'il auoit desia dit par termes plus expres parlant du deschet des choses, & du grād soing qu'il y faut auoir pour les conseruer.

Vidi lecta diu, & multo spectata labore Virg. 1. Georg.
Degenerare tamen, ne vis humana quotannis
Maxima quæque manu legeret, sic omnia fatis
In peius ruere, ac RETRO SVBLAPSA REFERRI.

Horace a creu la mesme chose.

DAMNOSA *quid non* IMMINVIT DIES Horac. l. 3. carm.
ÆTAS *parentum? peior auis tulit*
Nos nequiores, mox DATVRI
PROGENIEM VITIOSIOREM.

Lucrece grand Philosophe a eu quelque

L. 2. ſentiment de ceſte decadence,

Iamque adeo EFFOETA EST ÆTAS, EFFOETAQVE TELLVS.
Vix animalia parua creet, quæ cuncta creauit
Secla, DEDITQVE FERARVM INGENTIA CORPORA PARTV.

Serapion I. Breuiar. Meſüe & les autres Practiciens parlant de la compoſition des medicamens, ne peuuent rendre autre raiſon de l'inſuportable action de l'ellebore en ceſt aage, que la debilité de la nature.

Ceſte durée de vie que nos Anceſtres ont prolongé par tant de ſiecles, & celle que nous viuõs à preſent ſi courte, doit entrer en preuue de la meliorité & vigueur des aages precedans: non ſeulement pour les hommes, mais pour les autres choſes, & notament pour nos Bains de Bourbon, auſquels il faut ſ'il ſemble, vn plus grand ſoing, pour l'eternel entretien de ceſte matiere, qui conſerue ſi longuement ſa chaleur ſi vniforme, & diſtribüe par vne largeſſe incroyable des nouueaux mineraux, auec des facultez auſſi puiſſantes qu'elles furẽt iamais: d'autãt que tout ce qui ſ'engẽdre, ſ'engẽdre ou du finy, ou de l'infiny: mais nos Bains ne ſ'engendrẽt de l'infiny, la nature n'y pouuãt attaindre, ouy du finy, lequel n'eut peu ſi long tẽps durer, ſi la nature depuis les teſmoignages ſuſdits ſe fut debilitée iuſques auiourd'huy, & par le cours des ſiecles paſſez, elle euſt, ou ceſſé du tout, ou l'on recognoiſtroit en toutes choſes, vne plus manifeſte decadẽce: & puis la rai-

Ariſtot. 3. Phiſ. & 1. de gener. & corrupt.

on ſe ioinct à ce que la creance nous enſeigne que le monde a ſes aages ſelon les ordonnances diuines, pour la raiſon des tẽps, que Dieu ſe reſerue: non veritablement ſelon la nature, d'autant que tout ainſi que la naiſſance du monde n'a eſté naturelle, de meſme ſera ſon aneantiſſement futur. I'aduoüe que quelque portion de terre trop ſolicitée, & ſouuent deſpouillée, ſe peut rendre moins liberale que de couſtume, mais nõ toute la terre, & que ceſte portion de terre repoſée, pourra vne autrefois eſtre auſſi fertile qu'elle aye iamais eſté: ioinct qu'il ſemble que toutes choſes ſ'entreſuyuent par vn circuit & viciſſitude perpetuelle, notament celles qui ſont communes. Mais ce que Dieu a inſtitué pour le ſalut des hommes, qui ſont ſes delices, il le veille & cõſerue par vn ſoing plus particulier (ſans ſoing à luy) & meſmes tous les iours nous ſuggere & aſſiſte de nouueaux ſecours pour la medecine, la Rheubarbe, le Gayac, le Saſſafras, les Gommes caranes, & Tacamaca, les Eſſences, extraict & diſtillatiõs des ſimples, le Bezoar, & mille autres ſubſides, que la prouidence diuine en noſtre aage liberalement enſeigne aux hommes, auſquels tant ſ'en faut qu'il racourciſſe ſes benedictions, qu'il leur eſtend encore plus qu'aux ſiecles paſſez, ayant par procuration qu'il donna au Sage contracté auec le Medecin vne alliance, promeſſe de ſecours, & aſſiſtance eternelle en ſes remedes, parlant des ouurages du Medecin: Il promet, *Qu'ils*

Eccleſiaſt. c. 38.

ne seront iamais consommez, & que la paix de Dieu est sur la face de la terre. Ce qui se voit en nos Bains, les ayant depuis la creation du mõde miraculeusement conserué parmy les embrazemens, inondations, changemens, & ruines d'estats, pour les faire refleurir souz le regne d'vn Grand Roy, & les honorer aussi bien de son soing & authorité Royalle, comme ils ont de gloire par l'Auguste nom de Bourbõ: Ceste preuoyãce diuine a fait durer nos sources sans aucun rabbais de facultez, lesquelles sa pitié paternelle accroistra plustost en faueur de son peuple, que iadis, lors que l'infidelité possedoit ces rares thresors, en ignorant autãt la cause que l'autheur. Et tout ainsi qu'il a creé la medecine, a commandé qu'on luy deferast tout honneur, & que le Medecin n'abandonneroit iamais les hommes: s'il ne fournissoit des moyens pour les assister, dequoy seruiroit aux hommes la presence du Medecin. *Donne lieu au Medecin, car Dieu l'a creé: que ses ouurages ne s'esloignent de toy, car ils te sont necessaires.* Mais auant que pronõcer l'arrest de ce different, il faut respondre aux authoritez obiectées. Les Theologiens tiennent le quatriesme d'Esdras supposé, pour les autres, elles sont fondées sur fausses hypotheses, par lesquelles leurs asserteurs se persuadoiẽt le commencement du monde estre naturel, & auoir eu à son principe plus de force, & que la traitte des siecles par ordre de nature, & de fatalité, peu à peu l'aneantiroit: ce qui se voit par le mesme Lucrece:

Ecclesiast. 38

In se magna ruunt, latis hunc numina rebus
Crescendi posuere modum.

Fato placuit nullius rei eodem semper loco stare fortunam, nihil enim mutationis periculo exceptū, non terra, non cœlum, non totus hic rerum omnium contextus: certis eunt cuncta temporibus, nasci debent, crescere, extingui: Et Aristote, *Ou la terre est maintenant, iadis la mer flottoit:* Ces Practiciens qui soupçonnent la nature presente debilitée, pour ne pouuoir porter l'ellebore comme anciennement: couurent l'ignorance de la preparation ancienne de l'ellebore, souz ce pretexte de diminution des corps, lesquels en sont offencez, non tant par la mescognoissance de sa preparation en ces siecles, que par la façon de viure plus liberale, & plus humide, qui s'accommode auec des Remedes plus benins & gracieux, dont nos siecles sont riches, d'autant que les precedās en ont esté steriles. Ainsi du temps d'Hyppocrate la façon de vie estant plus estroitte, & de viandes seiches, il pouuoit dire que les enfans, les femmes & les Eunuques n'estoient attaints de la goutte, ce que nous voyons maintenant du contraire: q̄ si on se veut rapporter aux Spagyriques & Empiriques de ce temps, ils maintiendront, qu'il y a des hōmes à present qui portent sans lesion vne excessiue quantité d'argent vif, & d'antimoine, ce qui seroit scandale à l'antiquité. Ce n'est donc pas la foiblesse de la nature qui ne peut porter l'ellebore; c'est le defaut de sa preparation dont nous sommes priuez, & la commodité & abondance de re-

Senecq. 2. l.

1. Meteor.

9. Aphor.

medes benings que nous auons, auec la façon de vie plus liberale & humide. Que s'il falloit arguer la decadence des choses par la foiblesse de la nature, pour estre à sa periode, plustost nous disons qu'elle se roidiroit & efforceroit d'auantage proche de sa fin : ainsi l'expiration de ceux qui meurent est plus forte que l'inspiration, nature pressée en ces abois, faisant des eslans, & des efforts merueilleux. Nous instruicts en meilleure escole soustenons la naissance du monde releuer de la seule volonté de Dieu, & par consequent sa decadence future, disons que ces anciennes prolongations d'aages que l'on racompte de nos Peres, prouenoient, non d'vne force plus vigoureuse, mais ou de la prouidence diuine, a peupler l'Vniuers dauantage, qui estoit la fin de son œuure, ou bien que leurs ans & leurs mois n'auoiët mesme nombre de iours que les nostres, qui est l'opinion des grands hommes, Xenophon, Berose, Pline, & sur tous du Royal chantre :

Hyppocr.

l. de æquinoc.
3. antiquor.
L. 7. nat. hist. c. 48.
Psal. 8.

Mais si les Grands par la vieillesse
Sont conduicts à quatre-vingts ans,
Ce n'est plus qu'ennuy & tristesse
Dont ils sont tousiours languissans.

Concluons que ceste Nature vniuerselle, sage œconome, preuoyante, soucieuse de la cõseruation des choses, comme en l'octroy & largesse des Bains de Bourbon pour la santé des hõmes, elle s'est rendüe merueilleuse, que aussi par cõuention eternelle protestée pour e secours des hommes, par vne fœcondité admirable, elle preuoit non seulement à leur entretient soit de leur eau, & de leur chaleur, mais encore à la substitution sans fin des mineraux, par poids esgal en nombre, mesure, & facultez, & ceste admirable Puissance que ie nôme Nature, n'estre autre chose qu'vne perpetuelle presence de Dieu par tout, *Qui pulcherrimo decore voluit ornari ad sui idæam omnia quæ condidit, & nusquam non homini obtrudere, & in quaque herba præsens suum numen, idcirco vim quandam dimanare sinit in hac mundi pomeria, cœlestia primum mœnia peruadens, & quidquid ambitu mundi concluditur trayciens.* Heurnius

A SCAVOIR SI LES BAINS DE BOVRBON purgent vniuersellement, auec vne reprise de la preparation.

QVESTION II.

EN la doctrine de Galien il y a des passages asserteurs, que les Bains purgent vniuersellement, & d'autres que l'euacuation qui se faict par le Bain est petite, par l'aduis qu'il reitere souuẽt

Gal.l.de Maraſ.

de purger vniuerſellement auant l'vſage du Bain: diſant que, *Le Bain adoucist les douleurs, & meurit le cras: mais la purgation premiſe, ſans laquelle les defluxions ſe desbordent ſur les parties malades.* Or puis qu'il ordonne la purgation deuoir preceder le Bain, il ſuppoſe le Bain n'eſtre ſuffiſant pour purger vniuerſellement, ce qu'il ratifie, *L'euacuation qui ſe faict par le Bain* EST PETITE ET A PEINE VVIDE LE SEVL CVIR, *mais les excremens qui ſont diffus par le corps, & les parties ſolides ne ſont* SVFFISAMENT *vacuées par le Bain.* Il ſemble tenir le contraire ailleurs: Diſant que le Bain purge tout le corps, & plus amplement depoſe, que, *les Bains chauds principalement les nitreux, ſouphrez, bitumineux, purgent* ESGALEMENT TOVT LE CORPS. Ceſte contrarieté d'opiniõs nous tiendra touſiours incertains en la creãce des facultez, & effects de nos Bains, & n'eſtant accordées, ſuſpenderont l'vſage d'iceux: à quoy pour obuier, il faut les examiner ſeparement, & ne faire comme des eſprits rioteux nourris au contredict, qui nient la beauté d'vn viſage pour vne petite rouce, & ſe plaiſent plus au rencontre des eſpines que des roſes. Eſtabliſſons pour principe, qu'en Galien il y a deux ſortes de purgations, vne particuliere, l'autre vniuerſelle: particuliere qui ſoulage vne partie oppreſſée d'excremens: vniuerſelle, qui attire de tout le corps les humeurs ſuperflües emprainctes ſous le cuir. Ainſi quand Galien eſcrit que tout le corps eſt vuidé par le Bain, il n'entend que les parties

Gal. com in Aph. 15. ſ. 2.

11. Meth. cõ. in aph. 11. ſect. 4.

parties profondes soient parfaictement purgées, comme l'estomach, les intestins, le pancreas, la partie caue du foye & autres qui font la premiere region du corps, mais il veut dire que l'vniuerselle purgation qui se faict de la sueur par le Bain, est fort commode à vuider tout ce qui est compris en la circonferãce du corps, & que de la en outre, par succession le Bain poursuyue son action, mais auec moins d'effect, ce que Galien authorise par la suitte de ces mots : que, *la vacuation des superfluitez embües aux muscles & esparses aux parties solides qui se faict par le Bain* N'EST SVFFISANTE, Et lors encore qu'il dit que les seules immondices qui sont en l'habitude & superficie du cuir sont vuidées, il adiouste (A PEINE:) d'où ressortent deux solutions, l'vne qui declare la vraye signification de tout, & l'autre par l'addition de ces mots (A PEINE, ET SVFFISAMENT.) Que si le Bain d'eau douce, doué d'vne legere faculté de digerer & resoudre, peut vuider de tout le corps, combien dauantage & plus puissamment les Bains de Bourbon souphrez, nitreux, salez? ausquels neantmoins se doit premettre la purgation vniuerselle, pour sans hasard plus heureusement insinüer leurs facultez aux plus secrettes parties du corps : mais quel est ce gẽre de vacuation duquel Galien entend parler qui doit preceder l'vsage du Bain? C'est celuy qui a esté dressé pour la repletion, car s'il eut presumé parler de l'autre, qui est reseruée aux humeurs cor- *Gal. 10. meth. Aphor. 42. sect. 7. & 71. sect. 6.*

rompües, dicte Cacochimie qui se vuide par medicamens purgatifs, en vain il eust faict mention de la concoction, laquelle est comprise souz ceste purgation: car à l'imitation de nature nous ne vuidons les humeurs, qu'elles ne soient preparées, suyuant ce Canon, *Concocta medicari oportet, non cruda,* & ceste cuitte ou preparatiõ n'est point tant pour le respect du Bain, que de la purgation: car apres la cuitte des humeurs il ne sera licite d'vser immediatement du Bain, si ceste purgation de tout le corps doit preceder. Dauãtage Galien souuent ordonne separement, maintenant la purgation, & ailleurs la cuitte auant le Bain, non que les Bains soient vtiles, ou quelque inflammation est esprise, ou sans inflamation quelque humeur pourrie, qui couue vne chaleur, auant que les humeurs corrõpües soient purgées ou alterées. Doncques l'opinion de Galien est: que, aux malades ausquels les Bains sont profitables, s'ils sont replets, que la repletion doit estre purgée, & puis attendre la cuitte de l'humeur corrompüe, qui doit estre attirée par le Bain: Que si nous sçauons prẽdre au poil ceste oportunité, non seulemẽt le Bain sera propre & fauorable pour la purgation, mais encore paracheuera la cuitte non encore du tout accõplie, & apres s'estre prudemmẽt baigné trois ou quatre fois, on peut reprendre encore quelque leger purgatif, voire souffrir la seignee, les humeurs estans cõme degelees, fluides & separees par le Bain, sans le

Aph. 47. sect. 7.

longe d'vne vaine crainte du contraire mouuemét, insupportable à la nature, car ces iours de purgation & de saignee seront absolus, & sans Bain : afin qu'il succede selon Galien, qui asseure que le Bain aide la cuitte, s'il est practiqué apres la purgation du corps, les humeurs rendües coulantes, les passages expediez, la nature soulagee & fortifiee, s'affrãchira de ses incommoditez, ayant tousiours esgard que la premiere region soit nette d'excremens, autrement le dommage accroistra, & peut estre plus grand qu'il n'estoit: C'est pourquoy pendant mesme l'vsage du Bain les clysteres, & les pillules communes, ou d'autre composition peuuent empescher le comble de tels excremens, & les mettre hors dés qu'ils y sont conceuz & deposez, n'entrant au Bain que l'operation de ces remedes ne soit paracheuée (encore que en certaines occasions on peut faire rencontrer le Bain auec des remedes pris interieurement) mais le tout balancé par le medecin : on opposera à ces preuoyãces au Bain, que beaucoup de Pauures necessiteux se baignent sans autre appareil, ausquels plusieurs fois il succede bien, & que mesme c'est de l'opinion de Celse, *Non quo, non interdum etiam temeraria medicina proficiat*: mais il dit aussi en suitte, *Sed quo sæpius vtique in hoc fallat, in quo plura & genera & tempora periculi sunt*: C'est pousser à la foule des Athées pour entrer par vn curieux POVRQVOY au cabinet de la prouidence, *Quæ dat niuem sicut lanam*: c'est à dire, le

L. de Maras.

L. 1. c. 2.

froid selon la robe, & soigne particulierement le pauure despourueu d'assistãce & de secours humain, & ne doit-on trop legerement presumer du bon euenement du Bain entrepris à la
Cels. l. 3. c. 1. volée, *In nullo quidem morbo minus sibi vindicare fortuna, quam ars potest.* Et ce que Celse dict generalement pour la medecine, l'Hyppocra-
Sect. 5. aph. 22. te le restrainct du tout au Bain: *Les hommes qui ne sont duement preparez ne doiuẽt vser du Bain: Car si quelqu'vn se baigne inconsiderément, Il tombera en de grands inconueniens.*

A SCAVOIR SI LES BAINS CHAVDS DE BOURbon sont plus vtiles, que les Bains froids.

QVESTION III.

L'Indiscretion du vulguaire, qui d'vne experience particuliere se forge vne cõsequence vniuerselle, me force de reprendre l'abus qui se commet à nos Bains, lors que sans adueu de la medecine, on s'emãcipe à l'vsage du Bain, souz vn ouy dire populaire, que les Bains secourent toutes les maladies: I'ay dõc à reformer ceste legere persuasion, pour leuer la calomnie de laquelle à tort on charge nos Bains: Ce qu'auparauant que

l'entreprendre il faut preuuer par authoritez
vsage des Bains naturels, contre ceux qui les
eprochēt, & ce fondement posé, sçauoir cō-
ne le Medecin se doit comporter aux Bains
nuers les maladies incurables. Hyppocrate
st celuy qui presse le plus à condamner les
aux minerales, lors qu'il dit, que, *Les eaux* L. De aer. loc. aquis.
haudes ou il naist du fer, de l'airain, de l'argent,
u de l'or, ou du souphre, ou de l'alun, ou du bitu-
ne, ou du nitre sont toutes dures à l'estomach, le-
quel elles eschauffent trop, retiennent les vrines, re-
errent le ventre, & se doiuēt du tout defendre au
boire: Le mesme escrit, que, *Ceux qui vsent trop* Hypp. sect. 5. Aph. 16.
long temps d'eau chaude qu'elle leur rēd les chairs
molles & lasches, les nerfs debiles, confusion à l'e-
sprit, suscite des flux de sang, & des foiblesses de
cœur, par la dissipation des esprits, accidens qui
sont suyuis de la mort. Anthille Medecin ancien
depose, que l'eau souphrée relasche & renuer- Oribas.
se l'estomach: Agathin tresdocte Medecin repreuue les Baïs chauds. Ceux qui vsent d'eaux
chaudes ont les chairs molles & toutes leurs
functions languissantes, qui sont valides aux
autres, ce qui faict que les corps des Barbares
qui se baignent dans l'eau froide, & y plon-
gent leurs enfans, ont les corps plus fermes, &
leurs enfans sont moins suiects au mal caduc que les nostres. Numanus se moquant
de la foiblesse des Troyés, se disoit & ceux de sa
nation forts & robustes, parce qu'ils se baignoient souuent dans l'eau froide, ce qui les
rendoit plus vigoureux & laborieux.

Virg. 9. æne. DVRVM *à stirpe genus, natos ad* FLVMINA PRIMVM
Deferimus, sæuoque gelu DVRAMVS ET VNDIS.

Galien raconte d'vn certain, qui pour s'estre laué dans des eaux alumineuses fut surpris de fieure ephemere. Ætius discourāt selon l'opi-nion d'Archigene, dit les eaux souphrées des-baucher l'estomach & le preparer au vomisse-mēt, & les eaux bitumineuses remplir la teste, offencer les instrumens des sens.

Tetrabibl. ser. 3. c. 167.

De tout ce que i'ay dit des Bains en ce traité, on peut soustenir le contraire, assisté de toute l'antiquité, & de l'experience ordinaire, & de tous les plus celebres autheurs qui maintien-nent les eaux chaudes & minerales estre tres-vtiles aux maladies, & commençant par Hyp-pocrate, *Il y a*, dit-il, *certaines natures & mala-dies ausquelles les eaux chaudes & minerales sont commodes estant bues*, que si elles sont permises au boire, elles le sōt encore plus au lauemēt du corps, & vn peu plus bas au mesme endroit, à ceux qui ont le ventre inferieur mol, humide, pituiteux les eaux salées leur profitēt, les des-seichant & fortifiant, & ailleurs, le Bain salé es-chauffe & desseiche. Scribon Largus, Galien, Vitruue, Pline, Ætius, Archigene, Oribase, A-lexandre Trallian, Auicéne auec plusieurs au-tres concluent tous pour le secours merueil-leux que rapportent aux infirmitez les Bains chauds, souphrez, nitreux, alumineux, bitumi-nez & salez, sans alleguer leur particuliere de-

L. de aer. loc. aquis.
Hypp. l. de aer. loc. aq.
Hypp. de rat. vict. l. 1. c. 246.
3. & 4. de sanit. tuend.
11. method. l. 8. c. 3.
l. 31. c. 6.
l. 11. c. 30.
10. coll. 5.
c. de colic.
l. 3. fen. 6. c. 52.

position, qui s'vnit à vne mesme attestation de l'excellence & necessité des eaux chaudes & minerales, pouuãt dire par leur chaleur actuelle ce que l'on dit du feu aux maladies, *& qua nõ sanant pharmaca, sanat ferrum, & qua non sanat ferrum, sanat ignis*; ce qui me faict couler ces tesmoignages, de peur de rendre par paroles souspeçonneux ce qui est vray de soy, & par suffrages mandiez vouloir estançonner la dignité des Bains chauds, que l'antiquité reuere & croit, & ce que l'experience qui est par dessus tous les Autheurs, nous faict voir tous les iours, qui seule est absolüe au fait des eaux releuãt tousiours du iugemẽt, *Facultas singularũ aquarũ* SPONTE NASCENTIVM *assumenda est ijs*, QVÆ EXPERIENTIA *comprobãtur, quia ne in omnibus quidem est cognitio, qua facultatibus medicamentorum proportione respondeat*: Ce que i'ay verifié par tesmoignages irreprochables au chapitre de la qualité de nos Baĩs. La reuerence que ie dois à Hyppocrate ne me permet entrer en reproche cõtre luy, mais biẽ l'interpreter: la responce que ie luy fais est double, l'vne que ce qui dit est contre l'experience, laquelle en nos eaux fait voir le contraire de ce qu'il dit, & qu'il n'y a demonstration si forte que la foy des sens: ou disons que ce passage se doit entendre des eaux chaudes, desquelles la miniere est ennemie de la nature de l'homme, comme il y en a beaucoup, & en laquelle le nitre, l'airain & autres ne sont seuls, d'autant

Oribas. l. 10. c. 5.

que raremẽt les eaux minerales sont simples, mais meslées de plusieurs choses pernicieuses, & quelquesfois se trouuent souz ces grottes terrestres quelque mixtion estrãge, soit de mineraux indigests, imparfaits, ou de quelque exhalation & vapeur maligne: en quoy nos eaux de Bourbõ sont admirables, de ce qu'elles n'ont en elles aucune expiration corrompüe, quelque metallique pernicieux de sa substãce, ou commerce auec quelqu'autre impurité de la terre, & que la nature en aye vne cure particuliere pour les faire couler tousiours saines, pures, abondantes, *Mirum est, cum in subterraneis possent aquæ indiscriminatim & prauas, & salubres combibere impressiones, at naturæ prudentia, tanquam ab intelligentia quadã non errante, vitant incurrentes malos terræ commeatus, noxiosque suo motu, & attritu vapores expellunt, vel si conceperint, lõgo terrarum occursu remittunt, & syncera emanant: argumentum Diuinitatis ob vniuersitatem & speciem æternã:* ainsi à l'expurgation de l'empyeme par les vrines, nature cõduit l'apostem e par le trauers du cœur, sans souiller & infecter les esprits vitaux (diuins penates, & gardiens de la vie dans ce fouyer sacré) & puis de là par la grosse artere iusques aux arteres emulgentes: la difference des eaux bõnes ou mauuaises restraint la sentence d'Hyppocrate que l'on voudroit rẽdre generale, car luy mesme atteste, *Qu'il ne se peut faire que les eaux soient toutes semblables, mais que quelquesvnes sõt douces, les autres salées,*

Baccius.

Hypp. sect. 2. l. 1. epid. Gal. c. 4. l. 6. de loc. aff. Hypp. l. de aer. loc. acq.

alumineuses, & d'autres chaudes, & encore mes-lees les vnes auec les autres : elles different, celle toutesfois estant plus cognoissable qui à esté plus forte en la mixtion, aussi toute eau n'est tousiours pourueüe de mesmes facultés, qui changent, selon ce qui se mesle en icelle. Et apres ceste difference il conclud au mesme lieu susdit que *ces eaus conuiennent à certaines natures & maladies.* Et sur l'vsage des eaux chaudes reiettees par Hyppocrate nous respondons qu'il adiouste ces deux dictions de (SOVVENT ET BEAVCOVP) ainsi ailleurs, *beaucoup & promptement purger, remplir, echaufer, rafraichir, ou en quelqu'autre façon emouuoir le corps est trop perilleux, le trop estant ennemi de la Nature.* Ce qu'il dit n'est des eaux minerales, mais des eaux chaudes sans mineral, lesquelles n'ont aucune astriction, mais relachet & r'amollissent seullement : telles que sont celles dont Pline escrit. *Nec vero omnes quæ sunt calidæ medicatas esse credendum est, sicut in Egesta, Sicilia Laryssa, Troade, Magnesia, Lipara.* De sëblables eaux qui vseroit beaucoup & souuent encourroit les dengers recités par Hyppocrate, & Agathin : Nous accordons que les corps des barbares accoustumés à l'eau froide sont plus fermes, & que, *ab assuetis nulla fit passio.* Mais que à nous le Bain d'eau froide inacoustumé est pernicieux, ainsi qu'il arriua à Alexandre qui se baignant au fleuue Cyrrhus qui est en Cilicie, perdit tout sentiment, mouuement & parole, & demeura

à Hypp. sect. 2. aph. 51.

l. 3. c. 6.

Aristot.

Iustin.

Vitruue l. 8. c. 3.

long temps en peril de mort, ſans Philippe ſon Medecin qui le remit. Et apres luy Federic premier dit Barberoſſe, qui pour s'eſtre baigné dans l'eau froide mourut ſoudainemẽt

Hyppocr. 5. v. aph. 27.

Le froid rapportãt des conuulſions, rigueurs, friſſons, ennemy des nerfs, des os, de la mœlle d'orſale & des vlceres. Ainſi pluſieurs bons nageurs apres auoir trop demeuré dans l'eau, voulãt paſſer & repaſſer des riuieres ſont ſumergés, eſtant arreſtés ſubitemẽt par quelque rigueur de membres, que l'on appelle goutte grampe. On nous reproche que nos enfans ſont plus ſuiects à l'Epilepſie que ceux des barbares. Ie reſponds ce lauement extraordinaire auoit eſté vne fautte commiſe par les nourrices, qui ſe perſuadoiẽt ne pouuoir endormir leurs enfançons, s'il ne les l'auoient dans l'eau tiede.

Herodote.

Ce que Oribaſe rapporte d'Anthillus, & Æti9 d'Archigene, que l'eau ſimplement ou ſouſouphree, ou bituminee ſans ſel-nitre, ou ſans alum peut cauſer ces incommodités, mais que nos eaux de Bourbon ſont ſalees, nitreuſes & alumineuſes comme auſſi ſouphrees & bitumineuſes, & que rarement on voit des eaus ſouphrees ſãs alum. *Nuſquam vena ſyncera, quin & alia praeſertim alumen, quod veluti omnium metallorum ſtragulum reperitur.* Pour celuy qui ſe laua dans des eaux alumineuſes qui luy cauſerent l'ephemere, ie reſponds que ce fut par l'aſtrictiõ de la quãtité de l'alum qui reſſerra les pores, & reteint les excremens ſous le cuir, ce qui ſeroit à craindre à nos Bains

Pline. l. 31. c. 6.

s'ils estoient tout alumineux, comme celuy-la, & s'ils n'auoient le souphre & le bitume pour relacher ceste astriction : De sorte que ces instances & distinctiõs bien entendües ne peuuét condamner nos Bains, apreuués de toute antiquité, par leur structure merueilleuse, qui ne sont simplement ou chauds, ou souphrés, ou bitumineux, salés, nitreux, alumineux, mais chauds, souphrés-bitumineux, nitreux-alumineux, & salés, par vne mixtiõ & proportion admirable, signalee par vne infinité d'experiances en la guerison de plusieurs maladies conduittes par le Medecin.

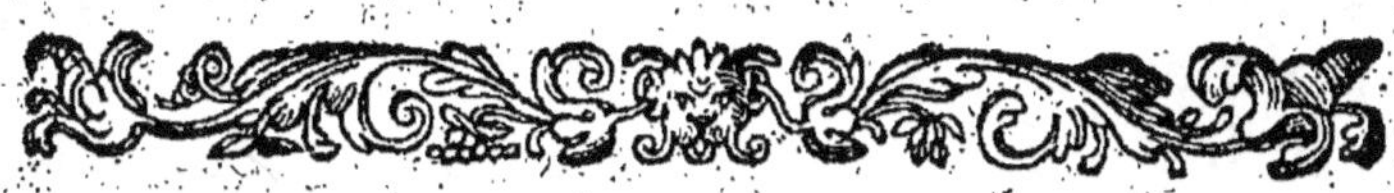

A SCAVOIR SI LE MEDECIN DOIT ENTREPRANDRE la guerison de toutes maladies par les Baïs de Bourbõ, & cõme il s'y doit gouuerner.

QVESTION. IIII.

AVx merueilles publiees de nos Bains, & au recit & denombrement des maladies qui s'y guerissent, beaucoup de personnes desireuses de leur santé y pourront accourir, les vnes auec aduis des Medecins estrangeres, les autres sans autre aduis, ou que du desespoir des autres remedes vains, ou de leur negligence & temerité. Surquoy i'ay dressé ceste demande, sçauoir si touts les malades peuuent recouurer leur santé premiere, par les Bains de Bourbon : pour la decision de ceste question quatre choses doyuēt estre examinees, le malade, la maladie, le medecin, & le remede, qui est le Bain : i'ay en mes præcautions montré que toutes personnes, natures, temperaments, habitudes n'estoyēt propres pour le Bain, que, ou l'horreur naturelle du Bain, l'impatience, l'inaçoustumance, la foiblesse extreme, ou semblables, s'opposoient au Bain, & que si qu'elqu'vne des choses defaut qui rend le Bain proffitable, qu'il ne se faut baigner, mais lors seulement que toutes choses requises au Bain, sont presentes, & y consentent : Que si Hyppocrate a esté si scrupuleux pour les Bains d'eau douce, combien dauantage le deuons nous estre à nos Bains naturellement chauds, desquels l'action plus violante, fait des reuolutions & impressions plus fortes aux corps, qui ne sont capables des Bains : c'est pourquoy (si cōme ordinairement il se voit) on nous r'enuoye par decharge des malades aux Bains de Bourbon, comme anciennement à Tabie, si debiles & depourueus de forces, auec vn chagrin & depit de leurs langueurs passees & presentes, auec vn degout & rebut des remedes, si tels malades ne reçoyuent le fruit de nos

Hyppocr. Sect. 4. de rat. vit. ac.

Bains qu'il se sont presumés, qu'ils s'en prennent à leur extreme debilité, qui suspend la plus grand part de l'vsage des Bains, ou à leur nature particuliere tellemẽt alteree & dechüe de son estat de santé premiere, que la mort souuent anticippe le fruit du Bain. Bref aux autres relations semblables, contraires, indisposees, ou irreconciliables aux Bains, aussi qu'ils se souuiennent de la maxime d'Hyppocrate que *naturæ sunt morborum medicatrices.* Et que sans l'ayde & consentement de la Nature tout est inutile, & vain en la medecine: Pour la maladie, il est tout certain, que toute maladie n'est guerissable, & qu'il y en a beaucoup de mortelles par leur espece, ou qui ne peuuent receuoir grand secours du Bain. *Les Baĩs ont esté tres vtiles à plusieurs maladies presque tousiours, & non à quelques vnes, ou il ne faut vser du Bain, si les hommes ny sont preparés, car rarement aux maisons se treuuent les choses necessaires au Baĩ.* Vn Ectique au troisiesme degré, ou vne autre maladie, en laquelle le temperament du corps est du tout changé, ne peut estre remise par le Bain, en son ancien estat selon le Philosophe *à Priuatione ad habitũ nõ fit regressus*, ou quãd la maladie est cõtraire au temperament du malade, ou autre incidẽt. qui reproche le Bain, là il faut diligẽmẽt soigner, & dõner autãt de credit au Baĩ cõme les choses poisẽt *Nihil omnino ob vnam causã fit, sed id pro causa aprehendi quod cõtulisse plurimũ videtur, potest autem id dum solum est non mo-*

Hyppocr. sect. 4. de rat. vict. ac.

Aristot.

Celsus. l. 1.

uere, quod iunctum aliis maxime mouet: Le medecin doit estre particulierement versé à la longue cognoissance des qualités des eaux, & de leurs effects, doit estre iudicieux & experimenté, & ces deux qualités estre en luy inseparables. Car sa doctrine & son iugemét ne suffisent seuls, ce que Hyppocrate dispute contre Gorgias Leontin, & les disciples de Pol, qui touts atestoient le seul iugemét estre requis à la medecine, sás l'vsage: luy au cótraire dit que la medecine des Æsculapiens procedoit de l'vsage des choses obseruees aux corps humain, & du iugement certain & cófirmé par les vsages. *Nam talibus experimentis optime creditur*, Non tels qu'ils sont dans les liures, ou par ouy-dire, car touts les liures du monde ne firent iamais vn bon Pilote, vn bó Capitaine, ou quelque rare ouurier consommé en son art, d'autant que l'vsage passe tout. *Vsus omnium magistrorum præcepta superat. Scriptorum monumenta magis instruunt, quam faciunt artificem, vsus & experientia dominantur in artibus*, Et puis encor ailleurs. *Ingenio peruestigandum quod litteris tradi non potest.* C'est enquoy sont à reprandre les medecins estrangers, qui par des memoires & regimes vniuersels, abusent les malades qui vont aux eaux, tant ailleurs que à Bourbon, ou ils n'aprocherent iamais, & seulement en ont ouy parler, ou leu dás leur Mótagnana ou d'ou Sauanarole, & tels autres plus railleurs, que doctes & aigus. Que diroit-on de moy, qui ayan

Hyppocr. l. de veter. medic.

Plinius.

Cicer. de oratore

Columella. de re rustich.

Iason prates.

quelque legere cognoiſſance des Bains de Bourbon, que l'on me rapportaſt y en auoir en Canada auſſi, & que pour la en vſer, ie dreſſaſſe des memoires & inſtructions à quelque malade. Ie ſerois blaſmable de particulariſer vn fait que ie ne cognois que par raport, & reputatiõ, cõme auſſi ceſt à eux trop temerairemẽt preſumer, de ſcauoir quels ſerõt les mouuemẽs de la Nature, & des infirmités de leurs malades : leurs euenemens & metamorphoſes, ſolicitees par la chaleur, & facultés minerales des eaux, qu'ils balancent toutesfois en leurs eſtudes, & pointent leurs memoires, en deſpit des reuolutions ordinaires des temps, des malades, & des maladies, qu'ils diſent toucher du doigt, & les tenir touſiours par les cheueux, diſpoſant par parolle de preſẽt de ceſte tant obſcure maxime Hyppocratique, veritable de ſoy. QVO NATVRA VERGIT, EO DVCENDVM. De ſorte qu'il aduient ſouuent que ſelon la nature du malade, & de ſa maladie, les mouuemens qu'ils auront proietté de loing, & à perte de veüe ſe deuoir terminer par vrines, ſe feront aux eaux par ſueurs, flux de ventre, ou vomiſſements, & puis (qui eſt la baſe de la medecine) qui pourra aſſeurer les purgations ſe faire, ou par la force de la nature, ou de la maladie? Et les deſtourner, arreſter, ou ſoliciter, ſi l'on eſt abſent? Car ſe promettre les euenemens des maladies aux Bains, & les anoncer infaillibles, predire les mouuemens des natures particulieres, &

Hypp. ſect. 1. aph. 21.

des maladies irritees, & aduancées par les Baĩs c'est se faire à croire plus que Hyppocrate qui entre les medecins est tel, *Qualis Tyresias apud morthuos, hic enim apud inferos solus sapit, reliquæ vero vmbræ volitant.* Et toutesfois cest Hyppocrate confesse les ignorer, pour les predire à point nommé: La nature estant biẽ aprise, sage, armee d'ongles & de dents pour sa conseruation: Ioingt que le medecin eloigné ne pourra discerner, si l'appareil & les choses necessaires au Bain sont biẽ disposees, sans lesquelles le Bain porte plus de dõmage que de profit: car seulement *Ces biens & vtilités sont au Bain, auquel toutes choses sont apropriees, que si il y a quelques defauts d'icelles, en vne, ou en plusieurs, il est à craindre qu'il nuise plus qu'il n'ayde.* Mais il ne sufit d'estre present aux Bains & au malade, c'est le tout de sçauoir & diligemment recognoistre si telle maladie, & telle personne se peut, en tel temps guerir par ce Bain: que si le malade est deploré de secours, que l'on se represente deux aduertissements, l'vn d'Hippocrate, l'autre de Celse: Celuy d'Hyppocrate est, qu'il ne faut temerairement profaner les remedes qui ont esté salutaires à plusieurs, ce que nous pouuons dire de nos Bains: Celuy de Celse, *est enim prudẽtis (hominis) primum eum qui seruari non potest, non attingere, nec subire speciem eius vt occisi, quem sors ipsius perimit.* De peur que les Bains ne soient à tort coulpables de la faute du medecin, ou de la temerité du malade

Raison pratĩ.

Hyppocr. 4. rat. vict.

lade qui les aura pris sansconseil, bien que en faueur de la pieté nous soyons obligés d'assister, voire les desesperés des Prognostiques: ainsi Galien nous enseigne auoir fait enuers les Ectiques, estant plus à propos pour le secours inopiné qui suruient à des natures de *Anceps experiri balneum, quam nullum*: Que si la grãdeur du mal effarouché par le Bain, ou quelq'autre incident suruenu, ou du malade, ou du Bain, suspand son vsage, & le rende moins fructueux, la prudence est necessaire pour sauoir s'il se deura continüer, c'est vn crime atroce de temerairement hazarder le corps humain, le domicile de l'ame immortelle, l'ouurage de Dieu & la retraitte du sainct Esprit, mais si le medecin ayant fait son deuoir, & les Bains, encore le malade n'est gueri, le medecin & les Bains sont hors de calomnie. *Adeo in meditina vbi perpetuum est, quod fieri debet, non tamen perpetuũ est id quod sequi conuenit.* Dauantage sous le medecin no⁹ comprenons touts ceux qui assistent le malade qui sont ces EXTERNES d'Hyppocrate, qui adioustent ou diminüent aux succes des maladies, des remedes, & plus particulierement *aux Bains, ou les moindres fautes sont extremes.* C'est appareil des Bains & les personnes qui les doyuẽt administrer sont expresses en Hyppocrate, admettant ou reiettant le Bain selon la presance, disposition, & adresse des Ministres & autres choses presãtes. Reste le Bain, auquel outre ce que nous auons dit aux pra-

x. method,

Celsus. lvii

Aph. sect. i I.

4. de rat. vit

cautions il faut adiouster, que ceux qui en vsent sont ou sains, ou neutres, ou malades, les Bains en cest endroit sont aucunement semblables aux medicaments purgatifs, violants qui nuisent aux personnes saines, encore que le Bain temperé pris de la personne saine, loïg, deuant, ou apres le repas, & en temps propre confirme la santé: Les Neutres preparés, en peuuent plus librement vser, & plus hardiment que touts les malades valides, le Bain ayant en eux vn obiect, pour agir contre, sans s'adresser aux parties saines & aux humeurs pures: Et iaçoit qu'il ne proffite aux premiers iours on ne doit se rebuter & defier de sa guerison: c'est l'pinion d'Hyppocrate, *si quelqu'un à propos vse de la diette, des remedes auec prouision de forces, & le consentement de la Nature commune & particuliere, & de la coustume, il ne doit promptement & temerairement changer son remede, bien qu'il ne luy proffite beaucoup, pourueu que la premiere intension qui decerne le Bain, soit encore sur pieds, & qu'il aye treues du mal & des accidents.* Ainsi ne faut il legeremēt se depiter du Bain & passer à vn autre remede: Mais y persister si longuement que l'on en reçoyue vn parfait soulagement. *Neque desistēdum est, sæpe enim pertinacia iuuantis malum corporis vincit.* Concluons que tous malades & toutes especes de maladies ne peuuēt estre gueries par les Bains de Bourbon, que sous l'adueu d'vn Mededin, qui les a long temps practiqués, & que à tort ils sont blamés si

Hyppocr. sec. 2. aph. 36.

Hyppocr. sect. 2. aph. 52.

Celsus. l. 3. c. 5

par eux il ne reussit tousiours bien aux malades qui s'y vouent, ouy bien l'abus que l'on y cõmet, & non leur discret vsage, qui est tousiours semblable a soy pour leur respect, & fort proffitable si le malade, la maladie, le iugemẽt du medecin, & la qualité du Bain conspirent vnanimement leur secours, autrement ils sõt nuisibles, ainsi que toute la medecine laquelle Herophile nomme rien & la main de Dieu, & qu'il est vray à nos Bains de Bourbon ce que anciennemẽt estoit affiché aux Bains, qui proffitoient & nuisoient, selon la prudance de l'vsage, & l'indiscretion de l'abus.

Balnea, vina, Venus corrũpunt corpora sana,
Corpora sana dabunt, balnea, vina Venus.

A SCAVOIR SI LES BAINS DE BOVRBON SONT propres aux Gouttes, & aux Ischiatiques.

QVESTION V.

L'ERREVR populaire entretenüe par des contentions indecises, cause de grands preiudices à ceux qui se laissent emporter au decry des Bains, auec autant d'iniustice, que d'ignorance, I'ay

creu bien employer vne heure, la donnant à l'instruction des malades, à la confusion des opiniastres, qui pesle mesle aproprïãt les Baïs à toutes personnes, & maladies, les apreuuent ou reiettent à la goutte: sans au prealable prẽdre lãgue des causes des gouttes, de leurs mouuemens, temps, & differances, lesquelles comme Cynosures fidelles au Pilote, de mesme elles presidẽt en la medecine methodique. La plus commune erreur, & qui a plus de partisans parmy le vulgaire est, qu'il ne faut iamais mouiller les membres goutteux, soit d'eau chaude ou froide, & pour repreuuer les Bains auec plus d'authorité, ils s'aydent de
sect. 5. aph. 25. celle d'Hyppocrate qui loüe l'eau froide pour les gouttes, & que si quelque lauement doit estre permis c'est d'eau froide, *Les enfleures tumeurs & douleurs d'articles sans vlcere & meslange d'humeur bilieuse, & les conuulsions sont soulagees & temperees par vne abondante affusion d'eau froide.*
Hyppocr. sec. 5. aph. 21. Ils fortifient ce tesmoignage par vn autre que l'vsage a receu, *Au tetane ou rigueur de tout le corps exempte d'vlcere, à vn ieune homme charnu & quarré, au milieu de l'Esté le copieux arousement d'eau froide, suscite la chaleur naturelle retiree au profond de la partie, pour faire par la presance de son contraire, vn effort, & vn eclair en toute la superficie, & dissiper la chose conioin te froide*:
Suetō. in Aug. Ils rapportent vne experiãce d'Auguste qui s'allegea par l'eau froide de ses douleurs articulaires *Quia calida fomenta*

non proderant frigidis lauari coactum esse. Au cõtraire touts les medecins practiques & rationels maintiennent les Bains naturels, alumineux, salés, nitreux, & souphrés tels que les nostres estre souuerains pour les gouttes : l'ãtiquité s'y adioint par l'authorité de ce graue Chancelier Cassiodore par la permission que le Roy donne à Honorius d'aller aux Bains pour y estre soulagé des goutes. *Limosa podagræ, subita inũdatione cõpultus,* AQVAS BORINAS POTIVS SICCATIVAS, SALVTARES, HVIC SPECIALITER PASSIONI *velle te petere postulasti, desiderium tuum remediali iussione sanamus, vt sospitatem quam merito in te querimus, iussionis beneficio compleamus,* mais pour apointer ce differant il faut sçauoir premierement quelles gouttes, & auquel de leurs temps nos Bains leur peuuent estre propres. Galien demonstre, toutte goutte ne se faire de mesme matiere, à raison de la diuersité de la couleur, tumeur, rougeur, accidens, & de la façon de leur guerison : La couleur rouge, iaunatre, blanche, la tumeur & la douleur par fois plus grande, & plus petite qui se resout promptement, ou longuement, auec froid, & autrefois auec chaud, ou l'air froid offence les vnes, & soulage les autres, l'air chaud de mesmes, qui sont signes asseurés, que quelques goutes naissent de matieres chaudes, les autres de froides, les vnes par l'euacuation de la bile, ou de la melancholie, les autres de la pi-

Varia.

Gal. com aph. 49. sect. 6.

tuite, ou du sang sont allegees, voire gueries. Ceste diuersité ne prouient de la douleur qui attire, ny du suiect qui reçoit, & la matiere de la goutte n'est tousiours la pituite sereuse & subtile contre les modernes. Que si par ces differences de couleur, douleur, symptomes, & façon de guerir par remedes chauds ou froids, nous n'establissons vne matiere diuerse aux goutes, toutes les depositions des signes sont reprochables, toutes les procedures faittes par demonstrations fabuleuses, & toute la medecine renuersee: C'est ce qui nous fait arrester VNE DIVERSE MATIERE, ET NON VNE SEVLLE TOVIOVRS DE MESME causer les goutes. Le lieu d'ou ruisselle ceste matiere est parfois le sommet de la teste. Mais non tousiours, car quelquefois elle se debõde de tout le corps, ou d'vne seulle partie, souuẽt du foye, de la ratte, de l'estomach, de la matrice, ou de quelq'autre partie interne, qui ebranle les humeurs: Les voyes par lesquelles se distribüe ceste matiere sont les espaces vuides du corps, les veines, les arteres, lesquelles par la pointe & vigueur de la faculté expultrice, se degorgent du dedans au dehors. Ceste matiere froide, ou chaude, est poussee & instillee sur les iointures, les eleuant en tumeur: la matiere plus ordinaire est pituiteuse, sereuse, meslee quelquefois de sang, de bile ou de melancholie, plus ou moins. Ce melange cause la diuersité des accidents susdits, car de croire qu'il y aye des goutes purement & entierement bilieuses, melancoliques, ou sanguines, les euenemés y contredisent. La bile par son erosió feroit des vlceres ou elle passeroit: la melancholie ne s'égendre en telle quantité au corps, qu'elle regorge, & sa consistance, epesse & terrestre incapable aux flus s'y oppose, le sang sans melange hors de son vaisseau se pourrit & fait vn aposteme: de sorte qu'il est credible que les gouttes soient de plusieurs humeurs meslees, lesquelles selon qu'elles maistrisent, s'estāt par indices fait recognoistre pour souueraines, donnent le nom aux gouttes sereuses, phlegmatiques, bilieuses, sanguines, & par fois melancoliques & venteuses, & lors que la bile s'y mesle, cest en petite quantité pour detramper le phlegme, & luy seruir de chariot, pour le distribuer & faire couler sur les ioītures: Le mesme se fait par la serosité, & par l'excrement plus cru, & plus subtil de la premiere coction: touts lesquels dissoluent les humeurs glaireuses, les eguillonnent & randent plus fluxiles, pour se pancher non sur les nerfs, car remplis d'humeurs ils fairoient plustost des conuulsions que des tumeurs, mais sur les membranes & ligaments, lesquels embus d'humeurs foulent les nerfs, & les tendós, font bander les mébranes vosines, ce qui fait la douleur. Or donc la plus frequente matiere des gouttes cest l'humeur pituiteuse, & sereu par la couleur blancheatre, mollesse de la tumeur, et la longueur de sa resolutió auec l'inclination du tẽperament vniuersel, & le genre de vie qui y contribuent. En semblables gouttes apres les purgations vniuerselles, & le calme des accés, & du mouuement des humeurs, les restes du mal reçoyuent vne grãde ayde par nos Bains, lesqluels outre qu'ils resoluent les reliefs de la matiere goutteuse, ils desfechent & fortifiét l'imbecilité des articles causee d'vne intemperie froide, humide, infuse par la nature, ou contractee par oysiueté, & façon de vie trop liberale, attermoyent à lõgs iours, ou rendent plus tractables les assauts qui suruiennent par debordement de vie, ou par l'inclination que la nature & le droit hereditaire a donné au corps, qui se rend fort rebelle à touts remedes, par les reprises de sa propre fœcondité, fomentee de nostre luxe. *Deserit quidem dolor, sed dimittit reliquias fortiores, & nouo infœlicitatis exemplo passio videtur abscedere, & æger non desinit ægrotare, appendia ipsa cruciatis debitoribus aliquando soluuntur, ista enim vincula sunt, quæ cum semel potuerint illigare captum, nesciunt in tota vita dissoluere: infœlicia signa relinquit abscendens, hospitum corporis occupatum suis indiciis violenta deffendit, ne vbi ferox ista cepit succedere, aduersa illuc iterum sanitas audeat fortassis intrare.* Et cest pourquoy touts les ans il faut reuenir aux Bains & y seiourner long temps, & bien que i'aye

Cassiodor. variar.

permis le Bain à la goutte phlegmatique & sereuse, ie ne le veux du tout interdire à la bilieuse & sanguine, mais plus considerément, & lors que tout sera à requoy, & à la declinaison, ou qui est encore plus asseuré prenant le Bain par anticipation auant l'assaut des gouttes. Il y a encore d'autres especes de gouttes comprises souz ce nom de genre, ausquelles les Bains de Bourbon sont du tout propres, telle est la goutte vniuerselle, ou les mains, les genoux, & les pieds sont enflez, & vne autre espece suscitée par des vents furieux & insolents, qui tempestent tout autour du corps, se transportent d'vn lieu à autre & se nomme NAKIR. Les Bains de Bourbon sont aussi tres-salutaires aux gouttes successiues aux maladies par le transport des matieres cuittes par la nature, & réuoyées aux articles moins forts, comme il arriue apres les longues coliques, *Celuy qui du costé droict ressentoit de la douleur à l'intestin colon, & qui estoit par fois saisi de douleurs articulaires estoit pl⁹ trãquille:* Les gouttes aussi qui suyuent les fieures quartes, les douleurs d'estomach & de reins, celles aussi qui trauaillent les fémes par la suppression de leurs mois, ou de leur arriere-faix, *La femme n'est affligée des gouttes si ses mois ne defaillent*, les gouttes aussi qui par l'intemperance des mesmes femmes, les trauaillent au preiudice du priuilege qu'Hyppocrate leur donne, les disant exemptes des gouttes, aduantage duquel les femmes sont descheües, depuis mesme le téps

Dodon. hist. plant. pemp. 3. l. 5. c. 3.

Albucas. l. 1. c. 16. histor. mirab.

Hypp. de morb. vulg.

Hypp. 6. de morb. vulg.

Hypp sect. 6. Aph. 29.

Gal. com. in aph. 28. sect. 6.

de Seneque, *Mulieres cum virorum licentiam æquarint, corporum quoque virilium vitia æquarunt, neque enim minus peruigilant, non minus potant, ac oleo & mero viros prouocant, atque inuitis ingesta visceribus per os reddunt, vinumque omne vomitu reyciunt, atque niuem rodunt, solatium stomachi æstuantis, libidine vero neque maribus quidem cedunt, pati innatæ, quid ergo mirandum est maximum medicorum, ac naturæ peritissimũ, in mendacio prehendi? cum tot* FOEMINÆ PODAGRICÆ SINT, *beneficium sexus suis vitys perdiderunt, & quia fœminam exuerunt, damnatæ sunt morbis virilibus.*

L.5 epist.95.

Bref, les Bains en toutes especes de gouttes ont vn effect singulier, les conditions gardées des purgations vniuerselles & les mouuemés du mal appaisez: ainsi Galien fomẽte & guerit le goutteux auec du sel, ce que les Practiciens suyuent auec Bain de bois, & de bayes de geneurier, ou auec l'eau marine bouillie guerissent les goutteux: mais les gouttes inueterées, noüées & renoüées, desseichées, pierreuses, & en la vieillesse, ayant desia contrefaict & racourcy la figure des membres, sont incurables par les Bains, & autres remedes, & pour rendre ceste espece de goutte plus cognoissable en voicy le crayon pour ne s'y trõper aux Bains, & ne la point entreprendre: *Miro in modo membra virentia infusione pœnalis humoris cogit arescere, nodosque mobiles replet marmoreo tumore crescentes, cum norit alia cuncta vacuare iuncturæ petit concauas lacunas, vbi*

Mathiol.l.1. c.87. Cardan l. art. par. Iason l. 2. Anton. mizald. de mirabil.

Casiod. var. fol.247.

palustri statione pigrescens, saxa perficit de liquore, & quæ ad decorem flexionis natura laxauerat, in turpissimum rigorem soliditate peregrina constringit: hæc passio insanabilis, & sanitas passibilis, ligat, solutos contrahit neruos, & decrescere facit corpora, quæ nulla sunt mutilatione truncata, constantibus membris proceritatis mensura perit, & minor cernitur cum nihil subductum esse sentitur, subtrahuntur superstiti ministeria membrorum, & corpus viuum est, nec mouetur, & inter insensibilia redactum, iam non proprio voto, sed motu fertur alieno, hæc viua mors supra omnia tormenta sana dicitur, &c. Ce que i'ay tout au long voulu fidellement rapporter, afin que par ces marques on cogneut, qu'elle espece de gouttes estoit incurable, non seulement par les Bains, mais de toute la medecine selon le reproche du Poëte.

Soluere nodosam nescit medicina podagram. Ouide.

Iaçoit que Galien aye maintenu la medecine cõtre ce defy, disant auoir resou des nœux goutteux par le fromage pourry, apliqué en forme d'emplastre, les Ischiatiques procedées d'humeur bilieuses, ou par la seicheresse de l'article sont incurables par les Bains, ceste seicheresse ne se doit entendre par l'intemperie seiche des parties solides, qui font l'articulation: mais bien la cõsommation de ceste cole humide de laquelle naturellement l'article est nourry, par le soing de la nature, aussi pour la souplesse de son mouuement. Que si ceste humidité gluãte est desseichée par quelque cau-

10. de simp. m. fac.

Hyppocr. l. de pass.

ſe que ce ſoit, telle eſpece d'iſchiatique eſt incurable par les Bains, & autres remedes chauds : ce meſme vice eſt commun aux autres articles comme à l'Iſchion, & ſouuent à faux eſt iugé pour gouttes : ſemblables douleurs ſe recognoiſſent d'auec les vrayes gouttes, par leurs cauſes qui ſont fort eſchauffantes & deſſeichantes, ſoit ou par la cõſtitution ſeiche de l'air, apres les longues maladies, fieures extenuantes, phtyſies, vn violent exercice au ſoleil, & ſemblables autres qui deuorent & conſomment ceſte humidité glutineuſe, en tels cas ſoit ſuppoſez pour eſtre gouttes, ou pour leur eſſence propre & vraye cognoiſſance, nos Bains ſouphrez ſont pernicieux, & leur doiuent ſucceder les Bains d'eau douce. Nos meſmes Bains ne ſont moins a craindre à ceſte Iſchiatique emüe par vne humeur retenüe dans l'article, laquelle ſ'y eſchauffe & ſe pourrit, & apres communique ſon inflammation aux parties voiſines, ſeichant peu à peu la cuiſſe premierement, puis le genouil & finalemẽt tout le reſte du corps, appellée ISCHIADICA PHTISIS, ou *Tabes Coxaria*, aux autres Iſchiatiques ou la pituite ſeigneurie les humeurs aſſociées, nos Bains ſont tres-propres, ſouz les cautions cy deſſus. Reſte a ſatisfaire aux authoritez d'Hyppocrate, par leſquelles il appreuue l'eau froide aux gouttes : nous reſpõdons Hyppocrate auoir eu eſgard ou aux gouttes bilieuſes, ou il veut ſeulement que pour quelques momẽs, l'eau froide ſoit Ano-

Hypp. sect. 3. Aph. 16.

Iacot. com. ad coac.

Hypp. p. 22.

dyn, & non remede guerissant la goutte, la fin de son Aphorisme le tesmoigne, lors qu'il dit, que, *par l'vsage de l'eau froide suruient vne legere stupeur en la partie, qui cede la douleur*, & encore veux-ie Hyppocrate auoir eu en ce cas mesme caution qu'à celuy qu'il a du roidissemẽt vniuersel du corps, dit Tetanus, lors qu'il y ordonne l'arrousement d'eau froide, il adiouste, *A vn ieune homme, charnu, & bien habitué, au milieu de l'Esté*: La mesme consideration nous doit retenir de ne courre brusquement à l'eau froide: que si nous y sommes forcez par la violante instance de la douleur, il faut, la douleur vn peu relaschée, leuer l'impression de l'eau froide, par l'eau du Bain, ou autres foments chauds: ainsi cest expert Hollier se comporte auec vn goutteux, qui souloit pendant la tyrannie des douleurs atroces, tremper sa iambe dans l'eau froide, de laquelle luy restoit vn endormissement en la partie qui estoit leué auec le *Petrol*, ou le *Castoreum*, mais ce docte Practitiẽ adiouste que ce goutteux *estoit charnu & bien composé*, autrement le lauement d'eau froide est tres-dãgereux, cause des suffocations, & des difficultez de respirer, par le renuoy des matieres repoussées, des tremblemens & des paralysies. Concluõs que les Bains de Bourbon, & toutes leurs parties sont propres à toutes gouttes, & ischiatiques, hors à celles qui sont noüées & pierreuses, qui ont cõtrefaict & racourcy les membres, comme aussi sont pernicieux aux ischiatiques

Comm. ad aph. 25. l. 5. Hypp. 13.

Trincavell. de rat. cur. l. 12. c. 2. Iul. Cæs. Scaliger exerc. 152.

seiches ou enflammées: que les purgations vniuerselles doiuent deuancer tout autre appareil apres les mouuemens des humeurs, & l'acoisement des douleurs, lors que la partie reste impuissante, & imbecille, prenant les Bains ou par preuoyance anticipant le mal, ou apres que les assauts plus furieux sont passez du tout, ou pour le moins amortis, afin que par le Bain les restes du mal soiẽt resouz, les ioinctures resserrées, les ligamens & tendons desseichez, auec la discretion si souuent redite pour l'vsage de nos Bains, pour lequel ie conclus auec Cassiodore escriuant à Honorius goutteux, *Vtere igitur* AQVIS ILLIS *primum potu deliniterijs, deinde Thermarum exhibitionibus siccatiuis, vbi meritò* INDOMABILIS ILLA CERVIX PASSIONIS FLECTITVR, *quãdo interna plurima effusione mundantur, exteriora, attractiua virtute libera fiunt, & velut duobus auxilijs congregatis in medium missa superantur, amentur illic* MVNERA CONCESSA DIVINITVS, CONTRA ILLAM HVMANI GENERIS DEBELLATRICEM DATA SVNT OPORTVNA MVNIMINA LAVACRORVM, *& quam non edomat iuge decennium, non mille potionum mollit introitus, voluptuosis* ILLIC *remedijs effugatur.*

Variar. ibid.

A SCAVOIR SY LES BAINS DE BOVRBON ſont propres à la Verole, dicte mal de Naples.

QVESTION VI.

LEs Iuriſconſultes ne peuuent pertinemment reſpondre du droict, qu'ils n'ayẽt cognoiſſance du faict, *Inſere facti ſpeciem, & congruum reſponſum accipies*: Auſſi nous ne pouuons conſeiller les Bains, ſi nous ne ſommes d'accord de la nature & eſſence de la maladie, à laquelle nous aſſortiſſons les Bains, *La cognoiſſance de la maladie, eſtant la matiere des remedes*: le vulguaire flotte incertain ſur ceſte demande, & par fois loüe nos Bains pour la Verole, & d'autrefois les rejecte, non pour aucune raiſon, mais pour la pluralité de voix: quelques Medecins oppoſent que les Bains ſalez & alumineux reſſerrent le cuir, & empeſchent l'exhalation du venin verolic: ils s'arment de l'opinion d'Auicenne qui dit que les Bains nuiſent à la teſte, qu'ils cauſent les defluxions ſur les yeux, & troublent les ſens, ce qui eſt fort ſuſpect à la verole: que ſi ſeulement on a egard à la rebellion de ceſte maladie, & à la mali-

Auic. tract. 4. de remed.

gnité qui la rend farouche & intraictable, & que pendant ses furieux accés depité des autres remedes, on se precipite aux Bains, on empire la maladie : mais si apres sa fureur amortie, on desire estre soulagé, des reliefs qui sont rebours aux autres remedes, à cela nos Bains sous l'authorité du Medecin sont singuliers : ce que pour plus seurement entreprendre, pour estre informez de la nature du mal, & de ses mœurs, & que par raison nous instituons les Bains, nous deuons estre d'accord, que toute humeur du corps est capable de la verole, qui est vne infection maligne de toute sa substance procedée d'vn corps impur, pourrissant & corrompant le sang, & les autres humeurs plus ou moins, selon leur disposition bonne ou mauuaise, & la qualité infuse du venin contagieux. Ceste matiere est pourrie, car si elle n'estoit telle, elle ne seroit contagieuse: & ceste venenosité (voire en vne matiere pituiteuse qui est la plus commune) en sa naissance est chaude, qui se faict de tant plus recognoistre, par douleurs & ferueurs, plus la matiere est copieuse, laquelle ne peut estre toute changee en venin verolic, car lors qu'il se concree & fige des nœux, ou autres dures eminances (ou par la pituite epessie, ou par la melancholie) vne portion de ceste matiere veneneuse souuent est dissipee par l'ayde des remedes, & la matiere froide reside, qui n'est veneneuse, & la tumeur qui reste n'est plus verolee : dauantage la matiere verolique

Aristot. in Problem.

a ii

à ie ne sçay quoy de cole & de glus : car afin que le mal se fasse contagieux, il faut que son impression & action soit forte, qui ne peut estre telle sans vn seiour, & vn arrest proportionné : la verole semblablement se peut coupler auec toute sorte d'intemperie : mais principalement à l'intemperie chaude & humide du foye, & des reins, non que la seule intemperie soit la cause & la forme de la verole ; mais bien vne MATIERE PERNICIEVSE escoulée d'vn corps infect, alterant les esprits naturels, & corrompant les humeurs, communiquant sa qualité contagieuse à tout le corps, & bien que le voisinage & temperature chaud humide du foye, le dispose plus cõmunement q̃ les autres parties, d'estre le siege de la verole : toutesfois ou tout le corps, ou quelqu'autre partie interne le peut estre aussi, & ce plus raremẽt, *Omne enim agens in passum proximum agit*, Et selon que la contagion aura esté premierement receüe par vne partie, en la mesme les vestiges y seront plustost apparãs : Mais ie n'ay entrepris ce discours pour l'estẽdre par ses causes, & differẽces, ains seulemẽt pour esbaucher la nature & essence de ceste maladie, afin d'y rapporter par conference de qualitez contraires l'vsage de nos Bains, proposant tousiours l'aduis d'vn Medecin present, qui par sa prudence, *Quam in omnibus necessariam dicit Aristoteles* : ayant recognu *In Ethic.* l'humeur plus souillée du venin verolic estre ou la pituite, ou la melãcholie (& plus discrettement la bile ou le sang) les purgations vniuerselles precedées, les sudorifiques, vnctiōs, & antidotes ayant esté deüemēt administrez: bref la furie des premiers bouillons escumée, il doit sainement conseiller nos Bains, leur Lauement, Potion, Douche, Fomentations & Fanges, pour amender les intēperies passées, & forcer les reliques rebelles aux remedes: telles reliques sont ordinairement, la pelade, douleurs de teste, & des autres parties du corps, le sifflement des oreilles, des fantes & creuasses, des absces & fistules (sans inflammation toutesfois) des nœuds, & des tumeurs, des flux insolens & non volontaires de semēce, & des carnositez à la verge: tous ces reliefs reçoiuent vn merueilleux soulagement: voire vne parfaicte guerison par nos Bains: lesquels outre ces aydes manifestes, qu'ils conferent par qualitez opposées, retirent l'argent vif du centre du corps en la superficie, soit qu'il soit ramassé au cerueau, ou dās l'estomach, ou ailleurs, comme remarquent Fernel, & Alexandre: ils leuent aussi l'incommodité que souffrent tous ceux qui ont esté frottez d'argent vif, d'estre durs aux purgatifs, & tellement refroidis & lents, que toutes leurs functions en sont moindres: *Qui semel hydrargiro vncti ægrè medicamentis purgantibus mouentur, vt ea duplo validiora quam antea ferant, quod à frigida causa proficiscitur, calorem obtundēte, vt in actum non ducat cathartica, sed & partes & humores ita refrigerat & humectat, vix vt vel me-*

L. de Lue Venerea.

dicamentorum vim sentire, vel inflammationem pati possint. Que si nous venons à l'experience, nous dirons qu'vn Suysse ayant la verole, sans autre appareil & consideration de sa remise, se fit iecter dans vn bouillon d'eau souphrée, qui est à Vichy en Bourbõnois, & là y demeura trois iours viuant à la Suysse, & en sortit sain de sa verole, ce que ie ne dicts pour inciter quelqu'autre a faire le semblable: car c'est vne temerité, & vne consequence reprochable qu'il puisse succeder de mesme à vn autre, mais seulement monstrer la force du moins au plus, & que nos Bains auront encore plus de certitude a guerir la verole, si on obserue les conditions presises: que si les Practiciens ne laissent de dõner le gayac qui est chaud & sec au second degré, encore que la fieure soit esprise en la verole, & n'intermettent ceste decoction, sinon lors que la fieure a esté accidẽtairement causée par le gayac, ou si elle tire sur l'ectique: pourquoy craindrons nous l'vsage de nos Bains, lors que les fougues du mal sont remises & esuentées par les vniuersels precedans, puis qu'ils ne laissent de donner le gayac mesme en la vigueur du mal, (la fieure ayant son siege & son essence au venin verolic) On me respondra que le gayac rompant la force du venin, la fieure cessera: ie l'accorde, mais qu'ils consentent que les Bains aussi ont mesme raison d'Antidote à la verole que le gayac, & qu'ils sont cõtraires aux venins par la voix mesme d'Aristote, appellant pour ce suiect les

Cappinace.

24. Probl. 18

eaux chaudes minerales SACREES. De sorte, que non seulement par ce qu'ils eschauffent, desseichent, resoluent, consolident, sont propres à la verole & à ses restes (qui sont coustumierement froids, bien que leur cause aye esté chaude) : mais encore par vne FORCE SECRETTE, ET SACREE, ils combatent la qualité maligne, & le leuain de la verole, en la victoire duquel gist le triumphe de la medecine, & ne sert l'obiectiõ, qu'ils sont alumineux astringeans, car ils sont encore plus resolutifs par le souphre, parquoy nos Bains de Bourbon sont vtiles à la verole.

A SCAVOIR SI LES BAINS DE BOVRBON sont vtiles à la Lepre.

QVESTION VII.

LE discord qu'il y-a entre les Grecs & les Arabes, pour la cause de la Lepre, suspend l'vsage de nos Bains, bien que les Practiciens les ordõnent. Ce que pour estre plus authentiquemẽt reçeu, il faut briefuemẽt examiner l'vne & l'autre opinion. Galien dit la cause de la lepre prouenir d'vn humeur melancholique, nõ telle qu'elle est coustumieremẽt : mais d'vne humeur, noire brus-

Clau̇dius.

lée rongeant le corps, voire la terre ou elle tõbe. Auicenne dit la cause de la lepre estre froide & seicne, qui sont qualitez ennemies de la vie, qui s'entretient par la seule chaleur & humidité, opinion que beaucoup de modernes ont reçeu.

Entreprendre vn arbitrage pour reconcilier ses deux grands partis, ie crois estre impossible, & ne me veux entremettre de les appoincter, sinon qu'en ce qui concernera nos Bains, qui sont pernicieux à la lepre, qui a des accidens & indices d'ardeur & d'embrazemẽt: mais sont propres & salutaires à la lepre, qui paroistra estre causée de pituite, qui par succession de temps s'est rendüe nitreuse, ou de Bile vitelline, de laquelle ceux qui en sont infectez se nomment vulguairement Ladres blancs, qui sont incommodez de morphées & autres ordures du cuir, à semblable lepre nos Bains sont commodes. Que si nous auons esgard à Galien, qui soustient l'humeur atrabilaire froide, parce qu'elle est terrestre, ayant toutesfois quelque estincelle de chaleur comme la cédre & le vinaigre, nos Bains serõt encore requis, la froideur estant plus considerable, pour vn plus grand bien, que ce peu de chaleur incommode qu'ils pourroient acquerir par les Bains. Ioinct, que si on m'opiniastre la cause tousiours chaude, ie diray que i'ay esgard aux accidens qui sont froids. Et de mesme, que les Practiciens donnent grand allegemẽt à la lepre par la decoction du bois d'or-

Montuus Chyrurg. 33. Arnald. de Vill. No. meau, parce qu'il est sudorifique, ou auec le Bain fait de la cuitte des rameaux du Larix, dit vulguairemẽt le Large, si par le frottemẽt d'vn arriere-faix recent suspoudré de sel-nitre dans vn Bain, ils soulagent les lepreux: combien dauantage nos Bains nitreux, salez, alumineux profiteront-ils à telle indisposition, gouuernez par vn Medecin qui les assaisonnera selõ qu'il verra estre propre d'approcher, ou exceder le Bain tiede, plus la cause de la lepre est recognüe bruslante & acre. Ainsi Pline parlant L. 26. c. 1. de la cure de la lepre, selon la cause diuerse tẽpere diuersement le Bain. *Balnea & solia temperantur ad medelam.*

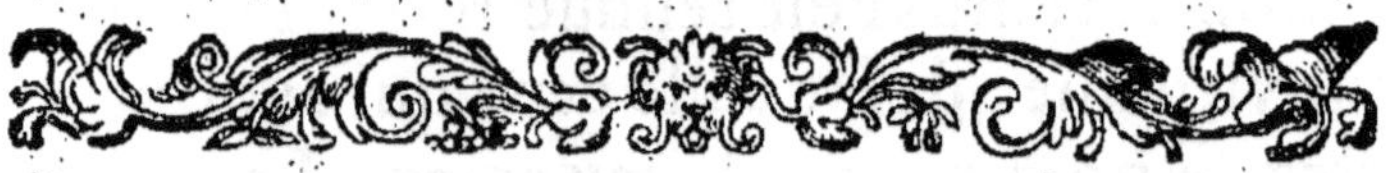

A SCAVOIR SI LES BAINS DE BOVRBON sont propres aux fieures, & s'ils eschauffent le foye.

QVESTION VIII.

LEs sens tant soient-ils aigus ne sont tousiours fideles à leur rapport, & en matiere des Bains de Bourbon, leur effect posterieur est plus asseuré pour la cognoissance de leurs qualitez, que leur premier abord: C'est ce qu'en Philosophie nous appellons, *Notitia à priori & posteriori*: Qui verra bouillir nos Fontaines, & qui se voudra lauer de leur eau, la iugera fort chaude, & ne se pourra persuader que telle eau n'eschauffe le foye, & ne soit cõtraire aux maladies chaudes, & du tout opposée aux fieures: iusques à tãt qu'il en appelle à l'experiẽce, regente & maistresse de la vie, à laquelle il ne faut nõ plus mescroire qu'aux sens, discussion faicte des causes de la maladie, & de l'action du Bain, auparauãt que luy adherer du tout. Galien reproche les Bains pour les fieures: *Car si la fieure ardente s'engendre par la pituite salée pourrie, on doit sçauoir le Bain estre cõtraire, outre que l'humeur pituiteuse, ne se dissout par le cuir cõme la bilieuse, tant à raison de sa cole & espesseur, que parce qu'elle n'est si tost disposée à la resolution occupãt à sa cuitte plus long tẽps la nature.* Il y-a des raisons qui se ioignent à ceste authorité, premierement que les humeurs qui sont à requoy sont esmeües & fondües par la chaleur du Bain, & esparses par toute l'habitude, ou elles font beaucoup d'obstructions: secondement que l'intemperie accroit par le Bain chaud, & que le foye est receuit par la qualité de l'eau, & le meslange des mineraux. De sorte qu'on ne peut sans peril euidant se baigner aux Bains de Bourbon ayãt la fieure, ou le foye chaud. Hyppocrate au cõtraire poursuyt par vn grand traict l'appareil, & les circonstances du Bain qu'il commande aux fieures. Celse dit que le Bain, *modo febrem*

Gal. l. 3. de rat. vict.

Sect. 4. de rat. vict.

L. 2. c. 17.

ipsam tollit, fereque adhibetur, vbi summam cutem relaxari, euocarique corruptum humorem, & habitum corporis mutari expedit.

Gal. ad Glaucon. Galien discourant de la guerison de la fieure tierce, & respondant à la question, pourquoy au sortir du Bain l'vrine est plus froide, dit que, *Tout Bain chaud lors qu'il attire du centre à la circonference, eschauffe exterieurement le corps, mais qu'il le raffraischit interieurement:* *Cliuol.* beaucoup de doctes modernes instruicts de ceste cognoissance *à posteriori*, tiennent que les Bains chauds & souphrez s'ils eschauffent par leur premiere action, qu'ils humectent & raffraischissent par accident, & par action posterieure: d'autant qu'ils attirent & euaporent hors du cuir les humeurs chaudes, & poignãtes, qui couuoient souz le cuir, & estoient la cause conioincte des fieures, & notament des pituiteuses, lesquelles reçoiuent grãd secours par les Bains chauds: ioinct qu'estant froides, elles n'ont besoing d'estre beaucoup humectées & raffraischies: mais doucemẽt eschauffées de quelques remedes mediocrement chauds: que si la guerison se faict par contraires, nos Bains estant chauds & secs incisifs, seront vn remede singulier à vne cause froide, rebelle, & gluante aux mouuemens de la nature, qui sera desgelée, & deprise par la chaleur des Bains. Estant tout asseuré ce que dit le *Heurn. prax. l. 1.* disert moderne Medecin parlãt du Bain, *Doloresq; lassitudinésq; mulcet, exhauritq; inquinamẽta acriora sub cute latẽtia, intẽperiem omnẽ corrigit.*

PERFVGIVM VLTIMVM IN MORBIFICA CAVSA CONTVMACIORE. Touts effects, requis à la guerison des fiebures pituiteuses & longues contre lesquels on dispute en vain ceste chaleur souphree, qui n'est en nos eaux en pareil degré de chaleur comme le mineral y est & la quãtité de l'eau l'auoir tellement r'abatüe, & sa chaleur actuelle euaporee, des sa source, que nostre Bain reste au mesme temperamẽt, ou peu s'en faut, que le Bain d'eau tiede: & que puis que ceste mesme raison a lieu aux eaux vitriolees, qui se boyuent en abondance, pour rafraichir le foye, & les roignons: que la nature aussi se comporte de mesme à nos Bains chauds, les dispançant en tel degré qu'ils ne peuuent incommoder aux fiebures & aux intemperies chaudes du foye: Et que tout ainsi que le foudre ensouphré, fond la chesne d'or dans le sein d'vne Damoyselle, sãs l'interresser en la chair, rayt le poil à d'autres, sans les offencer par aucune bruleure, que de mesme nos Bains souphrés peuuent auoir sẽblable action, & immediatement fondre les humeurs superflües & gelees qui sont en la superficie du cuir, sãs faire preiudicier au foye chaud, & accroitre l'intemperie de la fieure intermise, ou remise du tout, ayant pour obiet les extremẽs du corps. Oseray ie douter si par leur chaleur ils attirent mesme celle de la fiebure & du foye, puisque l'experiance no⁹ aprand que la guerison d'vne bruleure se fait par la chaleur du feu longuement soufferte?

Ces effects me representent ceux qui sõt narrés par le Poëte Philosophe, quand il parle du feu qui s'eprit iadis à la perruque d'Ascanius qui ardoit sans consommer le suiet ou il estoit allumé.

Ecce leuis summo de vertice visus Iuli
Fundere lumen apex, tactuque innoxia molli
Lambere flamma comas, et circũ tempora pasci.

Ces feintes sont des accessoires de la verité, & des demi-preuues, qui peuuent iointes à la raison, l'eclaircir beaucoup: mais pour venir au fõds, & vuider ce different, il faut decider quelles fieures, auquel de leur temps, quelles personnes, quel Bain, & quelle façon en son vsage doit estre practiquee. Les fieures intermittantes, longues, passageres, erratiques, nocturnes, comme tierces, quartes, hemitritees, doubletierces, & fiebures dittes quintaines, sextaines, &c. Les fieures continües symptomatiques, lentes par l'obstruction de la ratte, ou du mesantere, &c. *Manentibus ad huc febribus si hac sunt lenta* LIENESQVE *iamdiu male habent* RECTE MEDICINA *ista tentatur*, parlant du Bain. Le temps pour vser du Bain doit estre le iour du repos & de l'intermission, ou lors que la fiebure est du tout remise, afin que l'habitude premiere alteree se recouure, & les restes de la fieure qui font des recidiues soient forclus par le Bain *Neq; terrere autem ea res, si tempestiua est, debet, &* ANTE TEMPVS NOCET, *quisquis febre liberatus est, simul atque ea vno die non accessit, eo qui*

Celsus. l. 2. c. 17.

Celsus ibidẽ.

proximus est post TEMPVS ACCESSIONIS TVTO LAVARI POTEST, *at si circuitum habere ea febris solita est, sic vt tertio quartoue die non reuertatur, quandocumque non* ACCESSIT BALNEVM TVTVM EST. Voyla en quel tẽps on doit vser du Bain pour les intermittantes: Reste a notter celuy des lentes & longues. *In his vero qui lentis febriculis diu continentur cum aut ex toto recessit accessio, aut si id non potest, certè lenita est, iam que corpus tam integrum est quam, maxime in eo genere valetudinis solet.* Toutes persõnes ne sont capables du Bain, mais selõ que leur temperament s'accommode, ou cõtredit à leur maladie, cõme i'ay dit plus haut: car s'il se rencontre vne fieure intermittante, ou lente à vn corps bilieux, sec, aride, impatient du Bain, la consideration du Bain sera plus grande, que si il est phlegmatique, bouffy, souffrant le Bain: Encore se doit on conduire par l'aduis de Celse au mesme chapitre *Cum eo tamen ne præcordia dura sint, neue ea tumeant, neue lingua aspera sit, neue aut in medio capite dolor vllus sit, neue tum febris increscat:* Le Bain doit estre tẽperé le plus qui se pourra auec conseruation de sa faculté, & non de telle qualité qu'il est ordinairement, mais se faudra accoustumer de le souffrir à la cuue en chambre, & puis par le progrés du profit, & le dechet de la maladie, de la en auant, le malade estant fortifié & accoustumé, le conduit au grand Bain, le tout auec grande prudence. Que si quelque scrupuleux fait l'entendu sur la chaleur du foye, arguant les facultés du ſel, du nitre, & de l'alum, qui ſont aſtrigeantes & ſiccatiues, qu'il repreuue ce que i'ay eſcrit au chapitre de la qualité des eaux, que le ſel, l'alum le ſouphre, ny eſtoyent maiſtres, mais ſi exactement & mediocrement doſées, corrigées, & meſlees par la Nature, qu'il ne s'y cognoit qu'vne tierce faculté, qui n'eſt ny alum ni ſel, ni ſouphre, mais vn tiers composé de touts. Et pour rendre plus authentique ma declaration, oyons Hyppocrate parlant comme le Bain ſalé rafraichit. *Le Bain ſalé (dit-il) echauſe & deſſeche, & les Bains chauds afoibliſſent, & rafraichiſſent l'homme à ieun, car par leur chaleur ils epuiſent l'humidité du corps laquelle eſtant hors la chair, le corps ſe refroidit.* Nous auons a ſatisfaire à Galien, duquel l'obiectiõ ne deroge rien de noſtre intẽtion qui eſt de guerir par le Bain les maladies pituiteuſes, & les fieures ſuſnommees, ſous les conditions declarees. Parce que en la fieure lors que dans les grandes veines la pituite pourrit, elle reſiſte doublement à la purgatiõ, par ſa qualité epeſſe, & gluante, & par la diſtance des parties, auſquelles premierement le Bain agit. I'accorde la chaleur du Bain eſtre pernicieuſe à la fieure ardante & continüe, & que le malade receuroit plus d'incommodité de la chaleur d'icelùy, qu'il ne feroit de rafraichiſſement par l'euaporation, de la matiere chaude affichee ſous le cuir. Mais non aux

Hyp. 2. de ſ at. vict.

fieures intermittantes, longues, erratiques, lentes &c. ou les Bains profitent sans s'imaginer vne vaine crainte d'echaufer le foye. Ie ne veux que l'on presume que ie veuille m'assister de l'authorité seulle de Virgille, & rapporter vne feinte à la verité d'vne chose si importante à la santé, & dont la consequence est si notable pour la vie: aussi ie coule par dessus cest allegué, pour establir mon opinion par la practique ordinaire de la medecine, qui ordonne le Rheubarbe chaud aux fieures ardãtes, & cõtinües, decerne les sudorifics chauds contre la peste auec vn euenement heureux: & vne terreur imaginaire nous retiendra d'vser des Bains, parce qu'on les soupçonne echaufer le foye! ce que veritablement on ne doit attanter par premiere intention mais solicités par des indications plus fortes, & importantes, ausquelles nous addressons les Bains, & dont le profit, surpasse de beaucoup la legere impression d'vne chaleur passagere au foye. Il ne faut non plus aprehender que nous faisons aux maladies, & Symptomes accouplés lors que nous preferons vne vtilité necessaire à la vie, ou à la guerison de la partie à vn dommage momentin, & de facile remise: Galien atteste que ceux qui ont le foye chaud, ont communement l'estomach refroidi. En ce cas qui nous peut interdire le Bain moderé pour le r'establissement de l'estomach, duquel la *function interrompue & negligee fait en tout le corps vne confusion & rẽ-*

l. art. par.

Hyppocr. *sect. 3. l. 6. epid.*

plit les vaisseaux d'impurités. Que le foye & les autres parties ne peuuent amander. Aussi Paul-Æginette ne craint en ce cas de donner le poyure rompu en gros, quelque intemperie chaude qu'aye le foye: Et nous craindrons des esprits, des vapeurs, des sucs, des mineraux destrampés par vne dose incomprehensible, dans vne affluence inestimable d'eaus, rechaufees par le feu actuel, mais euaporees relâties, & destournées, bref remises à telle qualité qu'il nous plaist auant que d'en vser: Si on me nie la preparation & correction de la medecine on luy sappe ses fondemens. Dautant qu'elle se sert de la pierre d'azur, des venins, des viperes, infus, preparés, corrigés, non encore à l'egal de l'industrie dont la nature dispance les mineraux, le feu, & les eaus, des Bains de Bourbon. Nous nous pouuons encore fortifier du conseil de Celse.

l.1.c.10. *Sed est circonspecti quoque hominis, & nouare interdum, & augere morbum, & febres accendere, quia curationem vbi id quod est non recipit, potest recipere id quod futurum erat.* Ainsi que beaucoup de fieures longues, & rebelles, lesquelles il faut emouuoir, changer, & attiser, pour les vaincre mais *hoc opus hic labor est*, que ne doit toutesfois retenir le Medecin, ceste difficulté n'estât qu'vn exercice de ses iudiciaires meditations. Aussi Galien rendant la raisõ pourquoy le Bain est cõtraire, ne nie pas, que la pituite ne se puisse attirer & resoudre par le cuir, mais il adioute

(*comme, si facilement que la bile*) Comme s'il aduoüoit, que l'vne & l'autre se resoluent par les sueurs, & transpiration insensible au Baĩ, mais que la facilité de la resolution n'est egale Ainsi il ne repreuue du tout le Bain en ceste espece de fieure, mais seulement le temps du Bain, deuant la cuitte de l'humeur, qui est beaucoup plus necessaire à la pituite, que à la bile: Icy si encore on s'eleue contre moy sur les authorités alleguees d'Hyppocrate, Celse, Galien, sur ce qu'ils entendent parler du Baĩ tẽperé, & quoy? qui empesche que nos Baĩs par leur subtilité, abstersion, & chaleur plus promptement, & puissament n'agissent, ne preparent les humeurs, matieres des fieures, ne debouchent les pores fermés, n'euentent les humeurs moysies, & pourries, fautte de transpiration. Ne rafraichissent tout le corps par l'entree qu'ils donnent à l'air d'autour, & la liberté de respirer à la chaleur estouffee & enclose, temperee par les soupiraux du cuir, qui sont relachés & ouuerts par le Bain commun. Ie ne veux empescher que hors du Bain par aliments, decoctions, fomentations, vnctions, on ne secoure le foye, mais ie veux conclure que en suitte de ce que dessus, nos Bains sont cõmodes aux fieures intermitantes, lentes, & longues, & qu'ils n'echausent le foye comme on crie, sans les auoir frequentés, à quoy regardans deux grands Praticiens en la medecine, concluent auec moy. *Oribas. l. x. c. 1.*
Que la vacuation des excremens est tres vtile, à

toute fieure, & non moins la resolution & relaxation, la chaleur toutesfois & la fonte qui se fait par le Bain n'est pas de mesme, car la chaleur est ennemie de toute fieure : Mais il n'est hors de raison de fondre egalement les excremens aux parties solides de l'animal. Et vne ligne plus bas. *Donques la diffusion & dissipation des excremēs acres, & erosifs est tres commode en ces indispositions chaudes & seches, car la fonte & resolutiō d'iceux est sans peril.* Ceste deposition est suyuie d'vne autre, non moins expresse que irreprochable. *On doit sçauoir que* LE BAIN *n'est pas seulement* VTILE *à ceux qui ont des fieures ectiques, mais encore aux temperaments froids & secs, contractés par la vieillesse, ou par la maladie, & outre cela les* BAINS *ont ce point* DIGNE D'ADMIRATION, *de soulager egalement les intemperies froides, humides, & en fin si quelqu'vn à la cognoissance, & peut* DVEMENT ADMINISTRER *ces diuerses façons de baigner, il pourra* ECHAVFER *& remettre, en son premier degré* TOVTTE INTEMPERIE. Et en mesme lieu ordonānt le Bain aux fieures tierces dit, que *le Bain comme vne ayde singuliere se doit dauantage octroyer à ceux qui sont doües* D'VN TEMPERAMENT CHAVD, ET SEC : Il ne sert de rien d'interpreter ces authorités du Bain d'eau douce, puis que les nostres se peuuent reduire au mesme temperament, & peuuent dauantage fournir telle qualité, que l'ō requiert d'eux, ce qui me fait les estimer pl⁹ que nuls autres Bains, & dire des Bains Bourbonnois

Allexand. traillanus. l. 12.

bonnois ce que Martial chante des Bains Hetrusciens.

BORBONI *nisi* THERMVLIS *lauẽris*
ILLOTVS *morieris Oppiane*
NVLLÆ *sic tibi* BLANDIENTVR VNDÆ,
Non fontes Aponi rudes puellis,
Non mollis Sinueſſa, feruidique
Fluctus Paſſeris, aut ſuperbus Anxur,
Nec Phœbi vada, principeſque Baiæ.

CONCLVSION.

LES BAINS DE BOVRBON SONT LES PLVS SINGVLIERS de l'vniuers, & ne ſe peuuent imiter par Art.

CEVX qui ne ſe veulent commetre à la mercy des mers, qui veulẽt epargner des loingtains voyages, & neantmoins ont deſir de voir & entendre les pays & les mœurs de diuers peuples, peuuent ſans bouger d'vn lieu, eſtre aucunement ſatisfaits par tables Geografiques ſoit de Ptolomee ou d'Ortelius, & en icelles voyant l'vniuers r'accourcy ſe cõtanter par leurs addreſſes des dimentions, distances, & confins, se treuuer au lieu souhaitté. La cognoissance que i'ay du demerite de mon œuure, me fait deffier que persõne ne voudra fournir ceste lõgue carriere, ains pour mieux employer le temps, sera tres aise, si en ce tableau ie luy r'acourcys les longues traittes & disgressions d'authorités, de raisons, & d'experiances, & que pour obiet de sa curiosité, & l'alegement de sa santé, ie luy enseigne & preuue les Bains de Bourbon estre les plus souuerains qui soiẽt en l'vniuers, & qu'ils ne se peuuẽt imiter par industrie humaine. Leur origine parüe des la creation du monde. La cognoissance & practique que l'ãtiquité Gauloise & Romaine a eu de leurs proprietés, attestees par ces masses de cymẽts de pierres fusiles, enrichissements, par les encrousteures de marbres, iaspes, & porphire, d'enceintes de maisons priuees, foison de medailles des Empereurs Romaĩs, & des Præteurs & Proconsuls des Gaules, l'affluance de leurs eaux tousiours semblables en qualité, quantité, & effects naturels, & sur-naturels, iusques aux diuins, leur integrité & innocence de ne iamais nuire, que par le luxe, incredulité, ou temerité de ceux qui s'y precipitẽt sans aduis, & sans aprobation de la medecine, leur exhalation gratieuse en odeur, & salutaire au corps, l'vsage sauoureux de leurs eaux chaudes fort plaisantes au boire commun, aux potages & en toutes autres commodités de la vie, l'experiance d'vne infinité de cures de toute espece de maladies, conduittes a temps opportun, & sous les formes, conditions, & regles essentielles de la medecine iudicieuse: ces preuues estant fortes & sans reproche, ces qualités & proprietés d'eau naturelles & diuines, ces solemnelles attestations d'experiances ordinaires les rendent tellement celebres & recommandés, que la seulle comparaison d'autres Bains a eux, n'est seulement odieuse, mais encore comme criminelle de lese-Verité. Au bruit de telles merueilles qui retentissent au dela de la France, beaucoup se pourront rendre si curieux qu'ils voudront sçauoir, si par Art on pourroit imiter telles facultés des Bains, pour s'en ayder ailleurs que en Bourbonnois, ce que ie crois impossible, par authorités & par raisons. Hyppocrate en plusieurs lieux escrit que la nature est bien instruitte, & qu'elle fait toutes choses en ordre, nombre, & mesure inimitable, & apres luy Ciceron. *Que la nature a des actions & des mouuemens si expres & necessaires, que nulle industrie nul art, nul ouurier en l'imitant se peut aquerir.* *2. de nat. deorum.* Mercurial repreuue ceux qui nient le fer se pouuoir mesler & donner qualité aux eaus, par ce que aux choses externes la difficulté y est grande, toutesfois dit il, cela est *aux forges & entrailles de la terre, ou la nature attise vn feu clandestin, & precieux qui y ramollit & fōd les metaux encore tendres ambryons.* *l. de baln. pisan.* Ainsi il se fait des mixtions sous terre, lesquelles hors d'icelle par aucun artifice ne se peuuent imiter, ce que les AlKimistes à l'interest de leur chose domestique, & confusion de leur honneur recognoissent assés, lesquels tenãt pour maxime le souphre & l'argent vif estre les prĩcipes de l'or, si ne peuuent ils rencontrer la dose, & la façon de leur melange, ioingt que rien ne resiste tant au feu que l'or, & rien ne conçoit si promptement la flamme que le le souphre, aussi l'or dans le feu mesme n'a aucune odeur de souphre, & toutesfois on tiẽt le Pere de l'or estre le souphre, & la Mere l'argent vif, l'vn ayant lieu d'agent, l'autre de patient. Mais que ce melange est si bien proportionné, preparé, & confondu par la nature, que nulle industrie humaine ne la peut ensuyure: Ainsi nous maintenons que outre les mineraux preparés par la Nature, mieux & plus parfaittemẽt qu'en nul autre lieu, qu'elle les y mesle, par vn certain degré de chaleur & poids de correctifs, que de ceste inimitable mixtion ressort vne qualité qui ne se doit du tout rapporter à l'vn ou à l'autre des ingrediens, mais au concert, & congrés de touts; Regle que la mesme nature garde en nos corps, car qu'elle chaleur se peut il treuuer, voire imaginer, que l'art ou intelligence laquelle à l'imitation de la chaleur naturelle, & la faculté nee en l'hõme, puisse du pain, de la chair, du vin, & des herbages, engendrer du Chile, du sang, & apres de la chair, des os, & les autres parties similaires? Ces priuileges estant particuliers à la nature, ie ne me puis persuader que par art on puisse imiter les Bains de Bourbon, pour ioüir des facultés pareilles aux leurs, ie sçay bien que l'art peut aucunement imiter la nature, mais non l'attaindre, ce qui a fait prononcer ceste sentence à Oribase qui sera l'epilogue de ce discours. *La force & la vertu des Bains* NATVRELS *, est beaucoup plus* GRANDE, *& d'vn effet plus* SIGNALE *, que celle des Bains qui se preparent par Art.* Concluons les Bains Bourbõnois authentiques en leur origine, & frequẽce des nations Gauloise & Romaine, signalés par leur structure, celebres par leur nom, fameux & nonpareils par leur douceur & innocence, apreuués par experiances en la generalité des maladies, aduoüées du Medecin, estre les plus souuerains de l'vniuers, aussi biẽ que inimitables par tout artifice humain, desquels il faut dire, ce que Martial poussoit de la gloire Romaine. *v. l. x. c. 3. ex lib. anthilli.*

Omnia BORBONIS *cedant miracula* THERMIS

Natura HIC *posuit quidquid vbique fuit.*

Et pour tant en actions de graces, pour tant de tresors qui nous sont elargis en ces eaus chaudes, par l'immense bonté du grand Dieu marions nostre voix aux Sacrés Entousiasmes du Royal Prophete, & faisons sur sa harpe retentir les loüanges de sa grandeur lesquelles luy mesme, pour ce suiet a plusieurs fois chantees, raui des merueilles des eaus.

CANTIQVE.

OVurages, dont la main feconde
Du Seigneur peupla ce grand mõde,
O Euures, ou son art il fait voir
Et ou il se fait voir soy mesme
Touts, benissés son nom supreme.
Et loüés son diuin pouuoir.

Pluye, & rosee desiree
Au sein de la terre alteree
Et vous vents, chantés son honneur
FEV, dont la nature est si VIVE
Foments sacrés, chaleur actiue
Sur tout, exaltés le Seigneur.

Et vous, ô BOVILLANTES FONTEINES
De l'esprit DIVIN toutes plenes
Qui dés lors du monde naissant
Fondit vos anciennes glaces
Dedans vous, influant ces graces
Allés son sainct nom benissant.

Chantés sa bonté coustumiere,
Terre des viuans nourriciere
Monts, coustaux, vallons abaissés
Tout ce qui dans terre se germe,
Et touts MINERAVX qu'elle enferme,
Touts ce grand seigneur benissés.

Cette voix, & sainte parolle
Qui forma l'vn, & l'autre pole, Psal. 28.
Sur les EAVX sa force estandant,
Contre nos douleurs ordinaires
En a fait des BAINS salutaires
Pour aux hommes aller aydant.

Il s'est promené sur les ONDES, Psal. 76.
Pour ainsi les rendre fœcondes,
Sans qu'on y puisse apercevoir
Ses pas, qui n'y peuuent paroistre,
Bien pourtant y peut on cognoistre
Par L'VSAGE, SON SAINT POVVOIR.

FIN.

Egredior SACROS ausus recludere FONTES. Virgil. 2. Georg.

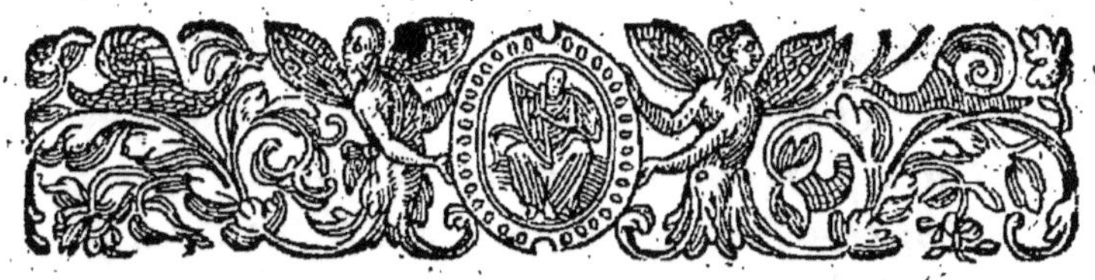

INDICE GENERAL DES CHAPITRES contenus en tout le present œuure.

AV PREMIER LIVRE.

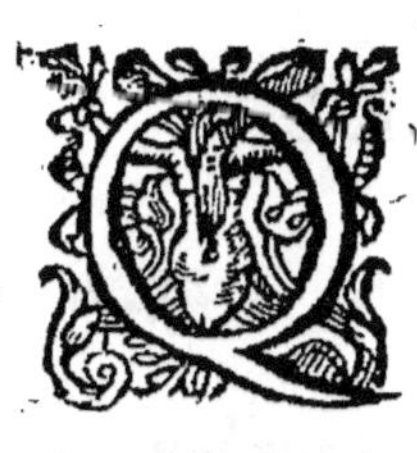

AV SECOND LIVRE.

AV TROISIESME LIVRE.

AVX QVESTIONS.

CONCLVSION.

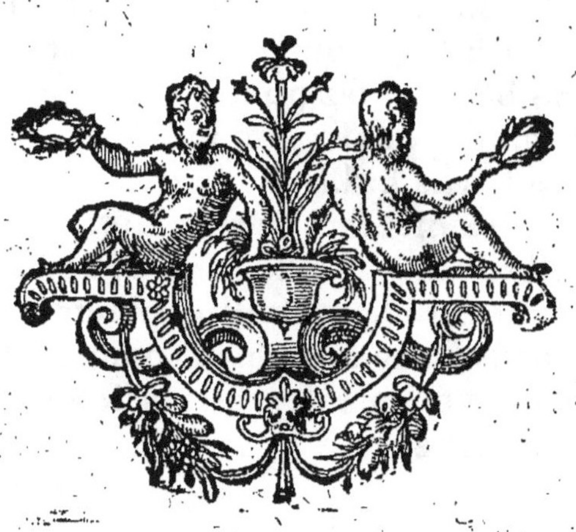

Amy Lecteur, ie te supplie de corriger toutes ces fautes qui sont passées souz la Presse, & de prendre la peine de remettre ces corrections aux lignes où le chiffre t'enuoye. A DIEV.

FAVTES A CORRIGER.

FEveillet 1.b. ligne 15. lisez enuironnées f. 2.a. l. 10. lisez dessouz. f. 5. a. l. 16. pour Chrestiennes, lisez Payēnes f. 6 a. l. 27. pour *opes*, lisez *aquas*. f. 7. b. l. 21. lisez vingt-cinq ans. f 1[illegible]. b. l. 30. lisez acquis. f. 17. b. l. 1[illegible]. pour *vltro* lisez *vitro*. f. 21. b. l. 4. lisez l[illegible]. f. 39. a. l. 30. mentiōnez, au mesme b. l 14. lequel f 32. a. l. 22. lisez STRVCTILI. f. 50. b. l. 23. pour oüys lisez tué. f. 53. a l. 12. lisez Diou f. 54. b. l. 26 pour balerne lisez Balaruc, au mesme l. 27. lisez Euos f. 5[illegible]. a. l. 29 lisez du Ionc. f. 59. a. l. 3. lisez se conserue & confere par les eaux. f. 61. a. l. 2. lisez souuenir. au mesme b. l. 29. pour pert lisez print. f. 72. a. l. 11. lisez *doux* f. 76. b. l. 26. lisez pour au mesme. l. 27. lisez lieu. f. 94. a. l. 19. lis *reposees* f. 110 b. l. 12. lis d'autres. f. 144. b. l. 19. lisez *qui* f. 151. a. l. 3. l. *limine* f. 255. b. l. 13. lisez s'adioinct. f. 161. b. l. 22. lisez sans aucune. f. 163. b. l. 25 lisez l'estomach est refroidy gonfle. f. 176. a. l. 10. lisez disparition, au mesme l. 11. lisez au solstice hiuernal. f 207. b. l. 30. lisez, ou dans. f. 209. b. l. 15. lisez l'opinion. f. 212. b. l. 8. lisez lesquels. au mesme l. 27. lisez *abscedens, hospitium*. f. 219. a. l. 3. lisez seiche.